Au service
de l'histoire de la médecine
2006-2023

Anniversaire d'une collection éditoriale

Médecine à travers les siècles

Collection dirigée par le Docteur Xavier Riaud

L'objectif de cette collection est de constituer « une histoire grand public » de la médecine ainsi que de ses acteurs plus ou moins connus, de l'Antiquité à nos jours.
Si elle se veut un hommage à ceux qui ont contribué au progrès de l'humanité, elle ne néglige pas pour autant les zones d'ombre ou les dérives de la science médicale.
C'est en ce sens que – conformément à ce que devrait être l'enseignement de l'histoire –, elle ambitionne une « vision globale » et non partielle ou partiale comme cela est trop souvent le cas.

Dernières parutions

Élisabeth CLEMENTZ-METZ, *Les lépreux en Alsace. Volume I : Marginaux, exclus, intercesseurs ?*, 2023.
Élisabeth CLEMENTZ-METZ, *Les lépreux en Alsace. Volume II : Documents*, 2023.
Pierre AUBRY et Bernard-Alex GAÜZÈRE, *Formation et vie des médecins, chirurgiens et apothicaires de la Marine et des Colonies du XVIe à la fin du XIXe siècle en France*, 2022.
Jean DUPOUY-CAMET, *La mission d'étude française de 1866 sur la trichinose en Allemagne*, 2022.
Xavier RIAUD, *Grands dentistes résistants. Pour la France !*, 2022.
Sous la direction de Dominique LE NEN et Pascal BRIOIST, *Léonard de Vinci. Le corps… à la croisée des sciences et de l'art*, 2022.
Michel A. GERMAIN et Corinne BECKER, *Guérir du Lymphœdème. Histoire et avancées médicales*, 2022.
Maxime GATELIER, Quentin LECARDINAL, *Prothèses dentaires de soldats de la Première Guerre mondiale. Etude médico-légale*, 2022.
Philippe HECKETSWEILER, *Les maladies et la mort de Gustave Flaubert. Rouen 1821 – 1880*, 2022.
Pierre AUBRY et Bernard-Alex GAÜZÈRE, *La France et ses médecins en Extrême-Orient du XVIe au milieu du XXe siècle*, 2022.

Sous la direction de
Xavier Riaud

Au service de l'histoire de la médecine 2006-2023

Anniversaire d'une collection éditoriale

L'Harmattan

5-7, rue de l'Ecole-Polytechnique, 75005 Paris
http://www.editions-harmattan.fr
ISBN : 978-2-14-033478-8
EAN : 9782140334788

On ne connaît pas complètement une science
tant qu'on n'en sait pas l'histoire.

Auguste Comte (1798-1857)
Cours de philosophie positive

Avant-propos

Souvenez-vous, dans le précédent recueil *Médecine à travers les siècles – 10 ans déjà (2006-2016) !* paru en 2017, j'écrivais ces mots : « *Lorsque j'ai créé la collection Médecine à travers les siècles, je suis parti sur un coup de tête, sans mesurer l'engouement des gens pour l'histoire de la médecine ni la générosité des auteurs qui allaient se présenter à moi.* Quinze[1] *années plus tard, cette petite collection, balbutiante en 2006, est devenue, avec son* bientôt 150e *livre ici présent, la collection n° 1 en France en histoire de la médecine, au nombre de livres publiés.*

Comment sais-je cela ? Tout simplement parce que j'ai été compter chez mes principaux rivaux leurs livres parus dans cette discipline. Alors, attention, je ne publie pas pour publier. Il faut une idée cohérente, un manuscrit intelligible, un auteur. En apparence, ce sont trois choses assez évidentes et, pourtant, pas si aisées que cela à réunir, car, parfois, mon travail de directeur de collection, bénévole, je le signale, m'impose, pour aider une idée, un auteur ou encore un manuscrit, de faire des recherches, de développer une argumentation grâce à celles-ci, voire de réécrire un ouvrage, de corriger un texte à la virgule près et parfois, de dépenser mes propres deniers pour favoriser la concrétisation d'un projet. Je le fais sans regret, avec foi et passion, entièrement au service de l'histoire de la médecine, dans le seul but de transmettre un savoir et de permettre à d'autres de vivre ce que j'ai eu l'immense privilège de vivre jusqu'à présent.

Aujourd'hui, c'est une histoire de la médecine éclectique que je peux offrir au lecteur, comme vous allez pouvoir le constater à travers ces quelques pages. Si, au début, ma collection s'est naturellement ouverte - et elle l'est toujours -, de par ma profession, à la chirurgie dentaire, en permettant des parutions en histoire de l'art dentaire comme jamais il y en a eu auparavant[2]*, depuis 2006, elle a offert aussi une tribune aux historiens de la médecine, à des chercheurs, à des médecins, à des chirurgiens et à des anthropologues. Tous les sujets imaginables ont été abordés. Malgré tout,*

---

[1] Modification apportée au texte d'origine.

[2] D'où la création, par mes soins, du prix Georges Villain d'histoire de l'art dentaire en 2013 qui connaîtra son dixième récipiendaire à la fin 2022.

il en reste tellement à considérer, l'histoire de la médecine offrant un éventail de thèmes, d'études possibles si vastes, si diversifiés que la collection peut envisager l'avenir avec espoir et sérénité devant une telle profusion. Dans tous les cas, je continuerai le labeur entrepris depuis sa création, sans relâche et avec la même ferveur.

C'est ainsi que l'idée d'une première *journée, le 8 novembre 2014, a germé dans mon esprit. Elle a offert la possibilité à quelques auteurs de la collection Médecine à travers les siècles de présenter leurs ouvrages devant un public averti ou profane, mais toujours curieux.*

Les Éditions L'Harmattan nous ont prêté, à cet effet, une salle aménagée pour ce type de réunion. À l'annonce d'une telle rencontre, les auteurs se sont bousculés aussitôt pour y participer. Mettre en place un programme cohérent n'a pas été chose facile pour moi, mais j'avoue que l'aide inestimable du Pr Michel Germain (…) a *grandement simplifié son organisation. C'était la première fois que je mettais en place un tel colloque. Cela a été, pour moi, une source intense d'angoisse. Et si… ? Et si… ? Autant de questions qui sont demeurées sans aucune réponse devant le succès bien réel qu'a connu cette journée, malgré quelques maladresses, conséquences inévitables de mon manque d'expérience. À la fin, la coupe de Champagne fut libératrice…* »

En 2021, est venue l'heure de programmer une réunion pour fêter l'anniversaire des 15 ans de la collection Médecine à travers les siècles aux Éditions L'Harmattan que j'ai créée en 2006. Pendant un an, nous avons travaillé de concert avec tous les amis et partenaires concernés à l'organisation de cet événement. Depuis 2016, il s'est passé tellement de choses. Aujourd'hui, les vicissitudes pandémiques nous autorisent une autre réunion qui n'aurait pas été possible peut-être l'an passé. Nous avons fêté samedi 12 novembre 2022 les 15 ans de la collection Médecine à travers les siècles aux Éditions L'Harmattan que j'ai fondée en 2006 et que je dirige depuis. Ils ont eu lieu en 2021. Nous avons fêté également le 150e livre de la collection. Officiellement, sur le site Internet de la Collection, il y a actuellement 149 livres. Plusieurs autres projets sont lancés en plus.

Dans cet anniversaire, nous n'avons pas été seuls. L'Académie nationale de chirurgie nous a accompagnés toute la journée. Son Secrétaire général, M. le Professeur Hubert Johanet, et son ancien Président et ancien Secrétaire général, le Dr Philippe Marre, nous ont fait la gentillesse et l'honneur de leur présence à nos côtés. Qu'ils soient tous deux assurés de notre gratitude !

La direction éditoriale a suivi ma proposition tout de suite et nous a gentiment prêté à nouveau une salle plus fonctionnelle, plus aérée que la fois précédente, située au 21 bis, rue des Écoles, Paris V^{e}. Il a fallu prévoir un restaurant L'Annexe proche de la salle pour le midi, le même qui s'est chargé des pauses entre les communications. De même, il a fallu réserver pour le repas de gala le soir. Le Procope, plus vieux café littéraire de Paris où nous avions terminé la soirée en 2016, s'est révélé difficile. Notre choix a finalement porté sur La Coupole. Nous avons réitéré, d'un choix commun, l'idée originelle du Pr Germain et de ma femme d'une formation de musique classique pour finir la journée sur une note festive. Il a fallu également commander les médailles que je souhaitais remettre pour l'occasion à divers auteurs, ce que j'ai fait par moi-même. De son côté, Mme Isabelle Cavé s'est chargée de la promotion de l'événement. Elle a démarché toutes les institutions médicales de la ville de Paris. De nombreux sites Internet ont relayé l'information. L'affluence a été moins importante que la session précédente, mais le nombre de ventes de livres a été plus importante, ce qui fait de cette journée un succès d'estime malgré tout.

La journée était fin prête, mais, évidemment, il fallait susciter l'intérêt des auteurs. À l'annonce de cette journée littéraire, j'ai eu un engagement massif de ceux-ci. Malheureusement, un auteur accidenté n'a pas pu venir : le Pr Michel Bertrand. J'espère que ce n'est pas trop grave pour lui. L'occasion m'a été ainsi donnée de rendre un hommage vibrant à trois auteurs et amis disparus : les Drs Henri Lamendin, Jean Granat et André Julien Fabre.

La règle était claire et a été énoncée des mois avant à plusieurs reprises dans plusieurs mails : les communications ne pouvaient pas excéder 20 minutes. Une ou deux minutes de tolérance, mais, au-delà, nous devions interrompre et passer au conférencier suivant. Le timing de la journée avant tout. Nous ne voulions pas reproduire les erreurs de la journée de 2014 : cet auteur qui digresse et part dans une communication soporifique de ¾ d'heure que personne n'ose interrompre parce qu'il est un éminent professeur ; celui-là encore qui fait la promotion de sa discipline en entrant dans des considérations plus ou moins techniques et en oubliant de présenter l'ouvrage pour lequel il est venu ; celui-ci encore qui règle ses comptes en mettant en avant nos échanges de mails parce qu'il n'a pas apprécié certains aspects de notre relation en oubliant sciemment de rappeler son incapacité, son incompétence à mettre son livre en pages, à corriger ses fautes de syntaxe, d'orthographe, pendant plus de six mois au point qu'il a fallu que je prenne son travail en charge pour pouvoir le sortir de l'impasse où cet homme s'était mis tout seul.

De fait, il a été convenu que Michel Germain devait assumer le minutage des conférences et rappeler à l'ordre les auteurs qui ne respecteraient pas cette règle. Un seul auteur a dû être interrompu. Une tribune plus grande leur sera accordée dans le livre des actes de cette journée prolifique.

De même, pour les présents actes, une date butoir le 9 janvier 2023 a été instaurée. Celle-ci a été communiquée rapidement après la journée du 12 novembre, à l'ensemble des participants, et sera rappelée par la suite à plusieurs reprises par mails. Pour avoir participé à de nombreux livres collectifs, les comités éditoriaux sont sans pitié avec ceux qui ne respectent pas les règles édictées. Il n'y a pas de retour avec eux.

Il n'est pas question pour moi de courir après un texte pendant trois années, comme j'ai pu le voir dans des livres collectifs mal gérés auxquels j'ai contribué, mais il n'était pas non plus question d'écarter ou de pénaliser un auteur arbitrairement. Si une date butoir est importante, il est primordial pour moi que tous les auteurs soient présents dans ces actes. Heureusement, ici, tous les auteurs ont joué le jeu. Je les en remercie chaleureusement.

C'est donc, en définitive, tous les auteurs de la journée du 12 novembre 2022 que je publie dans ce livre aujourd'hui. Tous devenus des amis, je l'espère.

Bonne lecture ! Bon anniversaire !

Dr Xavier Riaud

Directeur de la collection « Médecine à travers les siècles »
aux Éditions L'Harmattan

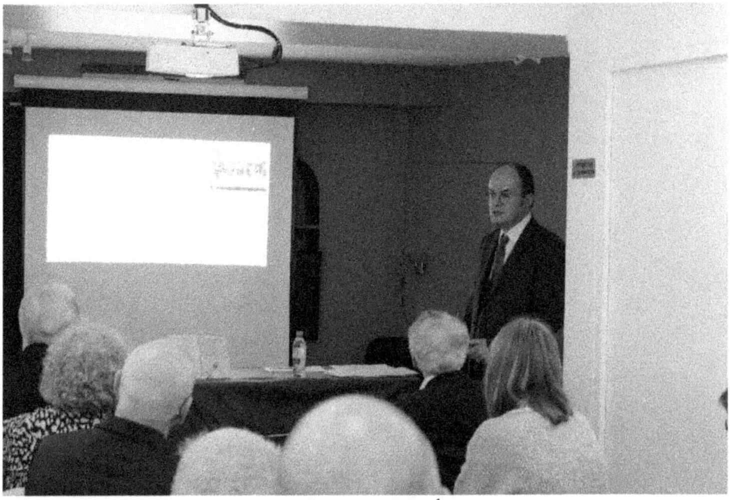

Dr Xavier Riaud[1].

[1] Collection privée du Dr Céline Clément, © Céline Clément, 2022.

LIVRES PARUS DANS LA COLLECTION « MÉDECINE À TRAVERS LES SIÈCLES »

« L'objectif de cette collection est de constituer "une histoire grand public" de la médecine ainsi que de ses acteurs plus ou moins connus, de l'Antiquité à nos jours. Si elle se veut un hommage à ceux qui ont contribué au progrès de l'humanité, elle ne néglige pas pour autant les zones d'ombre ou les dérives de la science médicale. C'est en ce sens que - conformément à ce que devrait être l'enseignement de l'histoire -, elle ambitionne une "vision globale" et non partielle ou partiale comme cela est trop souvent le cas. »

Année de création : 2006.
Fondateur : Dr Xavier Riaud.
149 livres publiés.

HISTOIRE DE LA MÉDECINE À L'ÎLE BOURBON-LA RÉUNION
De la découverte de l'île à nos jours
Pierre Aubry & Bernard-Alex Gaüzère, 2017.

HISTOIRE DE LA MÉDECINE À L'ÎLE BOURBON-LA RÉUNION
Histoire des maladies
Pierre Aubry & Bernard-Alex Gaüzère, 2017.

MÉDECIN CONCHYLIOLOGUE ET OCÉAN INDO-PACIFIQUE
Pierre Aubry – avec la collaboration de Bernard-Alex Gaüzère, 2018.

JEAN ET CHARLES-GUILLAUME VIGUERIE
La chirurgie toulousaine aux XVIIIe et XIXe siècles
Pierre Aubry – avec la collaboration de Bernard-Alex Gaüzère, 2018.

MÉDECINS ET EXPÉDITIONS COLONIALES FRANÇAISES AU XIXe SIÈCLE
(Afrique noire et Madagascar)
Pierre Aubry – avec la collaboration de Bernard-Alex Gaüzère, 2020.

LA FRANCE ET SES MÉDECINS AUX AMÉRIQUES
Du XVIe au XIXe siècle
Pierre Aubry & Bernard-Alex Gaüzère, 2021.

LA FRANCE ET SES MÉDECINS DANS LES OCÉANS INDIEN ET PACIFIQUE
Du XVIe au XIXe siècle
Pierre Aubry & Bernard-Alex Gaüzère, 2022.

LA FRANCE ET SES MÉDECINS EN EXTRÊME-ORIENT
Du XVIe au milieu du XIXe siècle
Pierre Aubry & Bernard-Alex Gaüzère, 2022.

MÉDECINS, CHIRURGIENS, APOTHICAIRES FRANÇAIS DE LA MARINE ET DES COLONIES XVIe – XIXe SIÈCLE
Pierre Aubry & Bernard-Alex Gaüzère, 2022.

ÉTUDE DE SOLDATS DE LA PREMIÈRE GUERRE MONDIALE INHUMÉS À SPINCOURT
Estimation du sexe, de l'âge et état bucco-dentaire
Lauriane Baumann, 2021.

GUÉRIR DU LYMPHŒDÈME
Histoire et avancées médicales
Corinne Becker & Michel A. Germain, 2022.

HORACE WELLS (1815-1848) ET WILLIAM T. G. MORTON (1819-1868)
La rencontre improbable de deux précurseurs de l'anesthésie
Mathieu Bertrand, 2013.

LA CARDIOLOGIE INTERVENTIONNELLE
Histoire et évolution
Michel E. Bertrand, 2022.

LES SOLDATS ALIÉNÉS À L'ASILE DE VILLE-EVRARD
Mars 1915 – décembre 1918
Hubert Bieser, 2015.

CHIRURGIEN DE CAMPAGNE SOUS LE ROI SOLEIL
Traité des playes de teste 1674
(Réédition du livre de 1674 commentée par la Dr Françoise Guillon-Metz)
Antoine Boirel, 2019.

DANS LE SILLAGE DES MÉDECINS DE MARINE
De l'Antiquité à nos jours
Sofiane Bouhdiba, 2018.

DE NEZ À NEZ
Histoire du nez
Vincent Bouton, 2014.

FRANÇOIS II
La mort d'un roi de seize ans
Vincent Bouton, 2017.

CORPS ET ÂMES
Les hommes et la médecine au XVIIIe siècle
Annie Boyer-Labrouche, 2017.

LA FOLIE A ROME
Roland Brunner, 2014.

LES MEDECINS-LEGISLATEURS ET LE MOUVEMENT HYGIÉNISTE SOUS LA IIIe RÉPUBLIQUE
Isabelle Cavé, 2015.

ÉTAT, SANTÉ PUBLIQUE ET MÉDECINE À LA FIN DU XIXe SIÈCLE
Isabelle Cavé, 2016.

LES ACCIDENTS PROFESSIONNELS
Enjeux sociaux et médicaux de la loi du 10 avril 1898 – Préludes à la médecine du travail
Isabelle Cavé, 2019.

LA NEUROCHIRURGIE EN AUVERGNE
Quarante années fondatrices (1953-1993)
Jacques Chabannes, 2018.

LE GESTE QUI SAUVE
L'étonnante histoire du défibrillateur cardiaque externe
Michel Chauvin, 2016.

CARACTÉRISTIQUES DENTO-CRÂNIO-FACIALES DES HOMININES
Elsa Combes Fruitet, 2014.

UN ORDRE POUR LES CHIRURGIENS-DENTISTES EN FRANCE
24 septembre 1945
Maxime Cournault, 2018.

HYGIÈNE BUCCO-DENTAIRE DU XVIIE AU XIXE SIÈCLE EN FRANCE
Clément David, 2010.

ODONTOLOGIE MÉDICO-LÉGALE ET SECONDE GUERRE MONDIALE
Mélanie Decobert, 2016.

L'ASEPSIE UN DEMI-SIECLE AVANT PASTEUR
Ignace Semmelweis (1818-1865)
Robert Delavault, 2007.

LES BOITEUX
Mythes, génétique et chirurgie
Frédéric Dubrana, 2011.

L'EXPÉRIENCE CHIRURGICALE
De la vivisection… à l'expérimentation
Frédéric Dubrana, 2014.

LA NAISSANCE DE LA MÉDECINE OPÉRATOIRE EN OCCIDENT
De Hammourabi au concile de Latran
Frédéric Dubrana, 2021.

LA MISSION D'ÉTUDE FRANÇAISE DE 1866 SUR LA TRICHINOSE EN ALLEMAGNE
Jean Dupouy-Camet, 2022.

LES DENTS DE L'HOMME
De la Préhistoire à l'ère moderne
Florie Duranteau, 2011.

DE GRANDS MÉDECINS MÉCONNUS...
André Fabre, 2010.

HASCHISCH, CHANVRE ET CANNABIS : L'ÉTERNEL RETOUR
André Fabre, 2011.
Prix Ampli-Gem du Groupement des écrivains médecins 2012.

AXEL MUNTHE, MÉDECIN VAGABOND DE L'EUROPE
André Fabre, 2012.

LES MÉDECINS DE VENISE
André Fabre, 2014.

MÉDECINS ET POLITIQUE
Galerie de portraits de médecins politiciens à travers les âges
André Fabre, 2018.

PETIT LEXIQUE BUCCO-DENTAIRE DE PROVERBES ET AUTRES EXPRESSIONS
Thomas Ferrante, 2015.

COMMÉMORATION DES 75 ANS DE L'ORDRE NATIONAL DES CHIRURGIENS-DENTISTES
Réédition des Bulletins de 1945
Président Serge Fournier (sous la direction de), commentée par Xavier Riaud, 2021.
Prix « Ouvrage remarqué » de l'Académie vétérinaire de France, 2022.
Médaille de vermeil du Conseil national de l'Ordre des chirurgiens-dentistes 2022 pour le Dr Xavier Riaud.
Prix Georges Villain d'histoire de l'art dentaire 2021.

ENTRETIENS AVEC LE DOCTEUR LEVY-LEROY, MÉDECIN RÉSISTANT
Mathilde Fradin, 2013.

LE CHIRURGIEN-DENTISTE DANS LE CINÉMA ET LA LITTÉRATURE DU XXE SIÈCLE
Marie Franchiset, 2010.

HISTOIRE D'OS
Mémoires d'un chirurgien orthopédiste (1959-2017)
Alexandre Gérard, 2018.

L'ÉPOPÉE DES GANTS CHIRURGICAUX
Michel Germain, 2012.

ALEXIS CARREL, UN CHIRURGIEN ENTRE OMBRE ET LUMIÈRE
Michel Germain, 2013.

MUSICIENS CÉLÈBRES MALADES
Pourrait-on les sauver aujourd'hui ?
Michel Germain, 2015.

LES TABLES D'OPÉRATION
De l'Antiquité à nos jours.
Michel Germain, 2016.

FRÉDÉRIC CHOPIN (1810-1849)
Un musicien de génie atteint d'une maladie rare, la mucoviscidose
Michel Germain, 2018.

LES SARCOMES OSSEUX CHEZ L'ENFANT
Une longue histoire
Michel Germain, 2018.

MÉDECINES ANTIQUES DES ROMAINS ET DES GERMAINS
Confrontation et analyse
Michel Germain, 2021.

LA RECONSTRUCTION DU NEZ
Une longue histoire chirurgicale
Michel Germain, 2021.

« BÉBÉ », UN NAIN A LA COUR DE LUNÉVILLE (1741-1764)
Jean Granat & Évelyne Peyre, 2018.

LE CLOU DE GIROFLE EN MÉDECINE BUCCO-DENTAIRE
Gilles Gros, 2013.

HISTOIRE DE L'ANESTHÉSIE EN ODONTOLOGIE
De l'Antiquité au début du XXe siècle
Pauline Grüber, 2017.
Prix Georges Villain d'histoire de l'art dentaire 2018.

LOUIS XIV UN SOUVERAIN DIABÉTIQUE
Ou De Regis Gallicorum re medica
Françoise Guillon-Metz & Mélanie Guérin-Boyer, 2021.

ANDRÉ BRETON MÉDECIN MALGRÉ LUI
Gilbert Guiraud, 2012.

L'ODYSSÉE DE LA MÉDECINE
Des rives de l'Orient aux rivages de l'Occident
Ali Hamdan, 2020.

DE LA MÉDECINE COLONIALE A LA SANTÉ COMMUNAUTAIRE AU SÉNÉGAL
Ali Hamdan, 2020.

LES MALADIES ET LA MORT DE GUSTAVE FLAUBERT
Rouen 1821 – 1880
Philippe Hecketsweiler, 2022.

LA LONGUE MARCHE DU CORPS HUMAIN
De la bipédie à la parole
Jean-Louis Heim, 2013.

ENQUÊTE MÉDICO-LÉGALE SUR LE NAUFRAGE DU H. L. HUNLEY (1864)
Rozenn Henaff-Madec, 2009.

PIERRE LE DAMANY, GRAND MÉDECIN BRETON
Souvenirs d'un étudiant en médecine (1887-1891)
Geneviève Héry-Arnaud & Dominique Le Nen, 2020.

ODONTOLOGIE MÉDICO-LÉGALE :
Entre histoire et archéologie
Francis Janot & Xavier Riaud, 2010.

ALASTRIM
L'homme et la variole
Serge Kernbaum, 2014.

PRATICIENS DE L'ART DENTAIRE DU XIVe AU XXe S.
Recueil d'anecdodontes,
Henri Lamendin, 2006.

SOIGNEZ VOTRE BOUCHE PAR LES PLANTES
Remèdes d'hier et d'aujourd'hui
Henri Lamendin, 2007.

DE L'ART DENTAIRE A D'AUTRES ARTS
Henri Lamendin, 2007.

PRÉCURSEURS DE LA PHYTOTHÉRAPIE BUCCO-DENTAIRE OCCIDENTALE
Henri Lamendin, 2008.

HISTORIQUE DE L'ODONTO-STOMATOLOGIE DU SPORT EN FRANCE
Principaux acquis techniques et scientifiques
Henri Lamendin, 2009.

INVESTIGATIONS ET EXPÉRIMENTATIONS EN ODONTOLOGIE
40 années de recherches
Henri Lamendin, 2009.

CARL VON LINNÉ,
Médecin précurseur de la pharmacie moderne (1707-1778)
Henri Lamendin, 2012.

THOMAS W. EVANS (1823-1897)
Le dentiste de Napoléon III
Henri Lamendin, 2012.

LAZZARO SPALLANZANI (1729-1799)
Le père de la biologie médicale expérimentale
Henri Lamendin, 2013.

ANTONI VAN LEEUWENHOEK (1632-1723)
Le microscope et les spermatozoïdes
Henri Lamendin, 2013.

LES DE JUSSIEU, UNE FAMILLE DE BOTANISTES AUX XVIIIe ET XIXe SIÈCLES
Henri Lamendin, 2013.

FRANÇOIS-JOSEPH TALMA (1763-1826)
Dentiste et acteur favori de Napoléon Ier
Henri Lamendin, 2014.

DOCTEUR ALBERT CALMETTE (1863-1933)
Pasteurien et co-inventeur du BCG
Henri Lamendin, 2016.

L'ART DENTAIRE EN ÉGYPTE ANTIQUE
Pauline Ledent, 2014.

PROTHÈSES DENTAIRES DE SOLDATS DE LA PREMIÈRE GUERRE MONDIALE
Étude médico-légale
Quentin Lecardinal & Maxime Gatelier, 2022.
Prix Georges Villain d'histoire de l'art dentaire 2022.

L'ANATOMIE AU CREUX DES MAINS
Au confluent des sciences et de l'Art
Dominique Le Nen, 2008.

LÉONARD DE VINCI
Un anatomiste visionnaire
Dominique Le Nen, 2010.

LA MÉDECINE… ART OU SCIENCE ?
Dominique Le Nen & Frédéric Dubrana (sous la direction de), 2022.
Prix Littré-Suzanne Rafflé de Chevaniel 2022.

LÉONARD DE VINCI
Le corps… à la croisée des sciences et de l'art
Dominique Le Nen & Pascal Briost (sous la direction de), 2022.

ART DENTAIRE EN PRÉHISTOIRE
État des connaissances et reconstitution expérimentale.
Mathilde Longueville, 2019.

L'ODONTOTECHNIE OU L'ART DU DENTISTE
Poème didactique et descriptif en quatre chants dédié aux dames
(Réédition du livre de 1825 commentée par Jean-Pascal Durand & Xavier Riaud)
Julien Marmont, 2016.

L'ACADÉMIE NATIONALE DE CHIRURGIE AU SERVICE DE L'HISTOIRE
Séances solennelles : articles et conférences
Philippe Marre (sous la direction de), 2021.
Prix « Ouvrage remarqué » de l'Académie vétérinaire de France, 2022.

LA PSYCHIATRIE VÉCUE AU XIXe SIÈCLE
Lettres à Louisa
Bernard de Marsangy, 2016.

LA MÉDECINE DES PERSONNES ÂGÉES
De la Préhistoire à nos jours
Jean-Pierre Martin, 2012.

INSTRUMENTATION CHIRURGICALE EN FRANCE
Des origines au XIXe siècle
Jean-Pierre Martin, 2013.

INSTRUMENTATION MÉDICO-CHIRURGICALE EN CAOUTCHOUC EN FRANCE
(XVIIIe – XIXe siècles)
Jean-Pierre Martin, 2013.

OCULARISTES ET YEUX ARTIFICIELS
De l'Antiquité au XXe siècle
Jean-Pierre Martin, 2015.

LES DENTISTES FRANÇAIS AU XIXE SIÈCLE
Henri Morgenstern, 2009.

RECONSTITUTIONS FACIALES CHEZ LES MOMIES ÉGYPTIENNES
Morgane Morice, 2019.

LES MUSICIENS, LA MALADIE ET LA MÉDECINE
De Guillaume de Machaut à Béla Bartok
Patrice Pinet, 2017.

LA PHILOSOPHIE, LA MALADIE ET LA MÉDECINE
D'Épicure à David Hume
Patrice Pinet, 2021.

LA PHILOSOPHIE, LA MALADIE ET LA MÉDECINE
De Hegel à Michel Foucault
Patrice Pinet, 2021.

PSYCHOPATHIA SEXUALIS DE KRAFFT-EBING (1886-1924)
Patrick Albert Charles Pognant, 2011.

LA RÉPRESSION SEXUELLE PAR LES PSYCHIATRES (1850-1930) Corps coupables
Patrick Albert Charles Pognant, 2011.

LA FOLLE CLINIQUE SEXUELLE DU PROFESSEUR Pxxx
De la Belle Époque aux Années folles
Patrick Albert Charles Pognant, 2016.

JUMEAUX ET JUMELLES
Représentations dans l'art et les sciences de l'Europe moderne (1492-1789)
Jean-Claude Pons, 2015.

L'ÉTRANGE DESTIN DU DOCTEUR VORONOFF
En quête d'une jeunesse éternelle ?
René Predal, 2017.

LES MÉDECINS DE L'ASSISTANCE MÉDICALE EN INDOCHINE (1905-1939)
Mathieu Rayssac, 2015.

LE PAPYRUS MÉDICAL EDWIN SMITH
Chirurgie et magie en Égypte antique
François Resche, 2016.

L'INFLUENCE DES DENTISTES AMÉRICAINS PENDANT LA GUERRE DE SÉCESSION (1861-1865)
Xavier Riaud, 2006.

LES DENTISTES, DÉTECTIVES DE L'HISTOIRE
Xavier Riaud, 2007.

PREMIÈRE GUERRE MONDIALE ET STOMATOLOGIE
Des praticiens d'exception…
Xavier Riaud, 2008.

QUAND LA DENT MÈNE L'ENQUÊTE...
Xavier Riaud, 2008.

HISTOIRES DE LA MÉDECINE BUCCO-DENTAIRE
Xavier Riaud, 2010.

PIONNIERS DE LA CHIRURGIE MAXILLO-FACIALE (1914-1918)
Xavier Riaud, 2010.

DENTISTES HÉROÏQUES DE LA SECONDE GUERRE MONDIALE
Xavier Riaud, 2011.

CHRONIQUES ODONTOLOGIQUES DES ROIS DE FRANCE ET DE LA DYNASTIE NAPOLÉONIENNE
Xavier Riaud, 2011.

LES DENTISTES AMÉRICAINS DANS LA GUERRE DE SÉCESSION (1861-1865)
(2e édition)
Xavier Riaud, 2012.

NAPOLÉON Ier ET SES MÉDECINS
Xavier Riaud, 2012.
Prix de l'Association des Amis du Musée du Service de Santé des Armées au Val-de-Grâce 2012.

HISTOIRE INDEPENDENTAIRE
Xavier Riaud, 2013.

DES DENTISTES QUI ONT FAIT L'HISTOIRE
Xavier Riaud, 2013.

ODONTOLOGIE MEDICO-LEGALE ET SERIAL KILLERS
La dent qui en savait trop…
Xavier Riaud & Philippe Brousseau, 2014.

ET SI LA SECONDE GUERRE MONDIALE NOUS ÉTAIT RACONTÉE AUTREMENT…
Xavier Riaud, 2015.

MÉDECINE À TRAVERS LES SIÈCLES
Entre rencontres et découverte
Xavier Riaud (sous la direction de), 2015.

NAPOLÉON Ier ET SES DENTISTES
Xavier Riaud, 2016.

DENT ET ARCHÉOLOGIE
Une expérience vécue
Xavier Riaud, 2017.

MÉDECINE À TRAVERS LES SIÈCLES
10 ans déjà (2006-2016) !
Xavier Riaud (sous la direction de), 2017.

DENTISTE ET ESPION
Xavier Riaud, 2018.

CHARLES GODON (1854-1923) ET GEORGES VILLAIN (1881-1938), LE MAÎTRE ET L'ÉLÈVE
Xavier Riaud, 2018.

ADN, DENTS ET MALADIES
Xavier Riaud, 2019.

L'OR DENTAIRE DES NAZIS
Xavier Riaud, 2019.

LA GREFFE GÉNÉRALE
Journal satirique des blessés de la face de l'hôpital du Val-de-Grâce (1917-1918)
Réédition commentée par Xavier Riaud, 2020.

CARNET DE VOYAGE ACADÉMICIEN D'UN HISTORIEN DE LA MÉDECINE
Xavier Riaud, 2020.

PETIT MANUEL HISTORIQUE DE L'ODONTOLOGIE DU SPORT
Xavier Riaud, 2021.

AUX ORIGINES DE L'ODONTOLOGIE MÉDICO-LÉGALE
Des « Sherlock Holmes » français
Xavier Riaud, 2022.

GRANDS DENTISTES RÉSISTANTS
Pour la France !
Xavier Riaud, 2022.

MÉDECINS JUIFS DU Xe au XVIIe SIÈCLE
Régis-Nessim Sachs, 2014.

ALBERT CALMETTE
« Jusqu'à ce que mes yeux se ferment »
Philippe Scherpereel, 2016.

PIETRO D'ABANO
Médecin et philosophe de Padoue à l'aube de la Renaissance
Philippe Scherpereel, 2016.

MÉDECINS ET INFIRMIÈRES DANS LA GUERRE DE CRIMÉE (1854-1856)
Philippe Scherpereel, 2016.

PHILOSOPHIE ET MÉDECINE
Philippe Scherpereel, 2016.

HISTOIRE DE LA FACULTÉ DE MÉDECINE ET DES HÔPITAUX DE LILLE
Philippe Scherpereel, Marc Decoulx & Gérard Biserte, 2018.

EUGENE-LOUIS DOYEN
Chirurgien génial et scandaleux de la Belle Époque
Philippe Scherpereel, 2018.

ANDRÉ VÉSALE ET AMBROISE PARÉ
Destins croisés d'un anatomiste et d'un chirurgien de la Renaissance
Philippe Scherpereel, 2019.

LE SANG : IMAGINAIRE ET RÉALITÉS
Des excès de la saignée à la transfusion sanguine.
Philippe Scherpereel, 2020.

US ET COUTUMES DE LA SALLE DE GARDE
Gérard Terrier, 2019.

LA VIE ET LES ÉCRITS DE BERNARD NICOLAS LORINET (1749-1814)
Un médecin des Lumières dans la Révolution
Jean-Jacques Tomasso, 2013.

LA MUCOVISCIDOSE
Histoire d'une aventure médicale et humaine
Georges Travert, 2019.

SAINTE APOLLINE
Sainte patronne des dentistes et de ceux qui ont mal aux dents
Apolline Trioulaire, 2014.
Prix Georges Villain d'histoire de l'art dentaire 2014.

CONTRIBUTION À L'HISTOIRE DE L'ASILE D'ALIÉNÉS D'ÉVREUX
Tome I : Création de l'établissement
Jacques Vassault, 2018.

CONTRIBUTION À L'HISTOIRE DE L'ASILE D'ALIÉNÉS D'ÉVREUX
Tome II : Les pratiques
Jacques Vassault, 2018.

CONTRIBUTION À L'HISTOIRE DE L'ASILE D'ALIÉNÉS D'ÉVREUX
Tome III : Les comportements
Jacques Vassault, 2021.

MOLIERE ET LE MONDE MEDICAL AU XVIIe SIECLE
Christian Warolin, 2013.

Programme

Colloque placé sous le haut patronage du Président de l'Académie nationale de chirurgie, le Pr Albert-Claude Benhamou.

Communications :
9h00 – Accueil des auteurs.
9h05 – Dr Xavier Riaud, Académie nationale de chirurgie dentaire, Académie nationale de chirurgie, « *Présentation et bilan sur 15 ans d'existence de la Collection Médecine à travers les siècles* ».
9h20 – Dr Xavier Riaud, Académie nationale de chirurgie dentaire, Académie nationale de chirurgie, « *Hommages aux Drs Henri Lamendin, André Fabre et Jean Granat, trois auteurs disparus* ».
9h40 – Pr Frédéric Dubrana, « *L'expérience chirurgicale – De la vivisection à l'expérimentation* ».
10h00 – Pr Michel Germain, Académie nationale de médecine, Académie nationale de chirurgie, Académie vétérinaire de France, « *Frédéric Chopin (1810-1849), un musicien de génie atteint d'une maladie rare, la mucoviscidose* ».
10h20 – Dr Philippe Scherpereel, « *Le sang : imaginaire et réalités – Des excès de la saignée à la transfusion sanguine* ».

Pause

10h55 – Dr Françoise Guillon-Metz, « *Maître Antoine Boirel, chirurgien de campagne sous le Roi-Soleil – Traité des playes de teste 1674* ».
11h15 – Dr Philippe Marre, Académie nationale de chirurgie, « *L'Académie nationale de chirurgie au service de l'histoire – Séances solennelles : articles et conférences* ».
11h35 – Dr Xavier Riaud, Académie nationale de chirurgie dentaire, Académie nationale de chirurgie, « *Commémoration des 75 ans de l'Ordre national des chirurgiens-dentistes* ».
11h55 – Mme Isabelle Cavé, docteur en sciences humaines (EHESS), « *Les accidents professionnels – Enjeux sociaux et médicaux de la loi du 10 avril 1898 – Les préludes à la médecine du travail* ».

Repas

14h00 – Allocution de M. le Secrétaire général de l'Académie nationale de chirurgie, le Pr Hubert Johanet.
14h20 – Dr Patrice Pinet, *« Les musiciens, la maladie et la médecine – De Guillaume de Machaut à Béla Bartók ».*
14h40 – Pr Dominique Le Nen, Académie nationale de chirurgie, & Pr Frédéric Dubrana, *« La médecine... art ou science ? ».*
15h00 – Pr Michel Germain, Académie nationale de médecine, Académie nationale de chirurgie, Académie vétérinaire de France, *« Médecines antiques des Romains et des Germains – Confrontation et analyse ».*
15h20 – Pr Philippe Hecketsweiler, *« Les maladies et la mort de Gustave Flaubert – Rouen 1821-1880 ».*

Pause

15h55 – Dr Françoise Guillon-Metz, *« Louis XIV, un souverain diabétique ou De Regis Gallicorum re medica ».*
16h15 – Pr Frédéric Dubrana, *« La naissance de la médecine opératoire en Occident – de Hammourabi au concile de Latran »*
16h35 – Dr Xavier Riaud, Académie nationale de chirurgie dentaire, Académie nationale de chirurgie, *« Aux Origines de l'Odontologie médico-légale – Des « Sherlock Holmes » français ».*
16h55 – Pr Dominique Le Nen, Académie nationale de chirurgie, & Pr Geneviève Héry-Arnaud, *« Pierre Le Damany, un grand médecin breton – Souvenir d'un étudiant breton, Rennes (1887-1891) ».*
17h15 – Dr Patrice Pinet, *« Les philosophes, la maladie et la médecine ».*
17h35 – Dr Quentin Lecardinal & Dr Maxime Gatelier, *« Prothèses dentaires de soldats de la Première Guerre mondiale – Étude médico-légale ».*

Remise de médailles (6) : 4 en remerciements (Pr Hubert Johanet, Dr Philippe Marre, Pr Michel Germain et Mme Isabelle Cavé) & 2 pour le Prix Georges Villain d'histoire de l'art dentaire.

Remise du Prix Georges Villain d'histoire de l'art dentaire aux Drs Quentin Lecardinal & Maxime Gatelier.
(Président jury 2022 : Dr Xavier Riaud).

18h00 : Interlude musical (petite formation de musique classique).

18h30 – Clôture (verre de l'amitié).

Repas de gala avec les auteurs et leurs proches.

PRÉSENTATION ET BILAN SUR 15 ANS D'EXISTENCE DE LA COLLECTION « MÉDECINE À TRAVERS LES SIÈCLES » par Xavier Riaud[1]

Qu'est-ce qu'un directeur de collection ?
C'est une personne compétente dans le domaine de sa collection, indépendante, qui décide seul - sauf exception en cas de risque de polémique - de la publication d'un livre, mais qui n'est pas éditeur ni employé de l'éditeur, car bénévole chez L'Harmattan, bien que soumise in fine aux décisions de l'éditeur et à sa hiérarchie. La relation est basée sur la confiance entre l'éditeur et le directeur.
Un directeur de collection est censé recruter, lire les manuscrits proposés, faire envoyer les contrats éditoriaux et envoyer les normes de publication, valider les manuscrits mis en pages et les PDF de fabrication. Promouvoir à l'occasion. Mon action a dépassé cela depuis longtemps.
Il ne faut jamais perdre de vue que le travail de directeur de collection est *bénévole* et que je suis dentiste libéral. Beaucoup de choses sont gérées (validation des manuscrits, couvertures, contrats, etc.) entre deux patients.

Quid des Éditions L'Harmattan ?
Plusieurs sites :

- Les éditions ;
- Les librairies (au nombre de 5 dans le Quartier latin).

Fondée en 1975, elle occupe le premier rang de l'édition française au nombre de livres publiés (2 900 titres en 2018). Dixième rang des éditeurs indépendants en France, elles existent en en Italie, en Hongrie, au Mali, au Sénégal, au Burkina Faso, Cameroun, Congo, Togo, Guinée, en Côte d'Ivoire et en RDC.
Les Éditions L'Harmattan comprennent 30 000 auteurs, plus de 50 000 références au catalogue et plus de 1 000 collections[2].

---

[1] Docteur en chirurgie dentaire, Docteur en épistémologie, histoire des sciences et des techniques, Lauréat et membre titulaire de l'Académie nationale de chirurgie dentaire, membre libre de l'Académie nationale de chirurgie, médaille de vermeil du Conseil national de l'Ordre des chirurgiens-dentistes.
[2] Bien qu'actualisés, ces chiffres sont en constante évolution. Lorsque le présent ouvrage paraîtra, ils auront déjà changé.

Quelle a été la genèse de la collection ?
J'ai publié, en 2002, mon premier livre intitulé *La pratique dentaire dans les camps du IIIe Reich*, puis, en 2005, *les dentistes allemands sous le IIIe Reich*, dans la collection Allemagne d'hier et d'aujourd'hui aux Éditions L'Harmattan. Le projet de création d'une collection en 2006 autour de l'histoire de la médecine a germé dans mon esprit et a été proposé à l'éditeur qui m'a demandé, avant finalisation, d'en élaborer la maquette.

- Choix du nom

Trouver un nom n'a pas été simple et a demandé un temps de réflexion. « Histoire de la médecine » était trop banal, mais il ne fallait pas un nom trop complexe non plus. « Médecine à travers les siècles » s'est imposé de lui-même.

- Choix d'un texte référent qualifiant idéalement la collection (voir chapitre « Livres parus dans la collection Médecine à travers les siècles »). Celui-ci a été écrit par M. Thierry Feral.
- Choix d'un logo accompagnant l'intitulé de la collection. Le caducée était un choix évident.
- Parrainage

M. Thierry Feral est germaniste, spécialiste du national-socialisme, agrégé d'allemand, directeur de la collection Allemagne d'hier et d'aujourd'hui (106 livres) où j'ai publié mes deux premiers livres, auteur lui-même de nombreux ouvrages… Un maître à penser et un ami qui m'a offert très vite son soutien…

- Maquette avec des auteurs entrant dans le projet

Il a fallu fournir une liste de plusieurs ouvrages susceptibles de démarrer la collection. En réalité, sur la liste proposée, deux seulement seront publiés.

- Le premier ouvrage est paru en septembre 2006.

Je ne concevais pas d'ouvrir cette collection sans que le premier ouvrage ne soit pas un des miens. Cette recherche est la première du genre au monde et a été adaptée en BD[1] depuis à la fin de l'année 2014.

---

[1] N° 58 des *Tuniques bleues* - « Les bleus se mettent au vert ».

- À l'ouverture de la collection, j'ai contacté un confrère connu et reconnu pour ses travaux d'histoire de l'art dentaire, afin de lui proposer une collaboration.

Le Dr Henri Lamendin (4 doctorats, plus de 750 publications) a accepté tout de suite et, trois semaines plus tard, j'avais son premier manuscrit sur mon bureau qui a été publié en janvier 2007, le premier d'une série de douze livres[1]. Il est, à ce jour, l'auteur le plus prolifique de la collection…

- Choix d'une couverture typique de la collection

Le premier livre étant sur la guerre de Sécession, j'ai choisi au début un fond bleu. Je trouvais le rouge médical trop conventionnel, trop entendu. Au bout de deux ans, pour raviver l'intérêt porté à la collection, j'ai demandé à changer le fond de couverture. Il est passé en blanc. Et puis, en 2011, l'éditeur m'a fait une belle surprise ! Leur graphiste venait de modifier les couvertures en rendant libres les couleurs, mais en lui apposant un caducée de fond, ce qui allait dans l'esprit de la collection. Ceci est toujours très actuel.

Quel modus operandi pour envoyer des manuscrits ?

La première des méthodes consiste à envoyer son manuscrit (simple manuscrit, mémoire, thèse, etc.) aux Éditions L'Harmattan, 16, rue des Écoles, 75005 Paris, à l'attention de Mlle Virginie Hureau. Un routage le réoriente automatiquement vers ma collection. La deuxième façon de procéder consiste à me contacter directement à l'adresse suivante : 145, route de Vannes, 44800 Saint-Herblain, xavier.riaud@wanadoo.fr, ou via mon site Internet www.histoire-medecine.fr, www.riaud.fr. Le démarchage que j'entreprends régulièrement est une troisième méthode. J'effectue ainsi de nombreuses recherches et, parfois, je découvre des pépites écrites par divers auteurs que je m'empresse de contacter. Je n'hésite pas non plus à passer des annonces sur différents sites d'histoire de la santé. Des auteurs m'en envoient également d'autres. Cela a été notamment le cas, par exemple, du Pr Dominique Le Nen qui m'a envoyé son ami et collègue, le Pr Frédéric Dubrana. La plupart des auteurs qui publient un opus, s'ils évoluent dans une logique scientifique

---

[1] *Praticiens de l'art dentaire du XIVe au XXe siècle - Recueil d'anecdodontes..*

avérée, réitèrent l'opération avec moi et deviennent des amis avec qui, pour le plus grand nombre, je retravaille ultérieurement.

Quel est mon travail de directeur de collection ?
Recruter des auteurs, nous l'avons vu. Il faut aussi recevoir des manuscrits, les lire et faire envoyer des contrats éditoriaux aux auteurs. Je n'ai refusé que 8 manuscrits depuis 2006. Tous les sujets relatifs à l'histoire de la médecine m'intéressent. Il me faut évidemment entrer en contact avec les auteurs et leur faire suivre les consignes éditoriales de fabrication du livre (format 13,5 x 21,5 pour moins de 300 pages et 15,5 x 24 pour plus de 300 pages).
Le contrat est nominatif. Il désigne un livre avec un titre provisoire ou définitif, et il mentionne la future collection d'appartenance. Cinq exemplaires sont envoyés à l'auteur, une fois paru, et deux, au directeur de collection. La publication est à compte d'éditeur. Le contrat précise qu'il y a une franchise de 500 livres avant que l'auteur ne perçoive des droits, qui s'élèvent à 4 % au 501e et à 6 % au 1001e.
Il convient d'apprécier le travail de l'auteur au départ et de juger du mieux pour lui. Si un manuscrit proposé (mémoire, thèse) est trop volumineux, il ne faut pas hésiter à lui suggérer de le scinder en deux pour en faire deux ouvrages.
Il existe plusieurs possibilités de mise en pages en fonction de la qualité du manuscrit de départ :

- Soit le manuscrit de départ est sans fautes d'orthographe ni de syntaxe

La mise en pages peut être faite personnellement par l'auteur. Ce dernier peut aussi me demander de la faire (corrections orthographiques et syntaxiques à la virgule près). Il peut aussi solliciter l'éditeur qui la lui fera sur présentation d'un devis que l'auteur lui réglera au préalable.

- Soit le manuscrit de départ comporte de nombreuses fautes d'orthographe et de syntaxe

L'auteur trouve le moyen de faire les corrections lui-même et de faire sa propre mise en pages, ce qui est long et fastidieux par manque d'habitude. Plusieurs ont fait ainsi. Cela a duré plus de neuf mois. Il peut aussi me demander de faire la mise en pages et de corriger son manuscrit. J'ai ainsi mis en pages les 2/3 des livres de la collection. Mon travail est bénévole, je le rappelle. Je refuse

toute rémunération pour lui. Aucune modification apportée à un texte n'est faite *sans l'assentiment écrit* de tous les auteurs. Dans tous les cas, les auteurs ont toujours le choix de la solution de mise en pages envisagée. L'éditeur ne la fera pas si le manuscrit de départ comporte trop de fautes d'orthographe ou de syntaxe. Toutefois, sur présentation de devis, il peut l'envisager.
Mon rôle de directeur de collection consiste aussi à m'assurer que les droits photographiques sont bien payés. Il m'est arrivé de les payer pour un étudiant et d'aller requérir les droits pour des illustrations venues étoffer le manuscrit d'un confrère que je jugeais trop insipide sans.
Je dois aussi valider la mise en pages une fois faite et veiller au bon envoi du manuscrit à l'éditeur en lui signifiant mon accord pour fabrication, à l'adresse suivante :

Éditions L'Harmattan
À l'attention de Mlle Virginie Hureau
16, rue des Écoles
75005 Paris

Une version papier du manuscrit, ainsi qu'une version Word ou PDF sur clé USB ou CD-Rom, doivent arriver là-bas. Le livre arrive au service de fabrication où il subit un test orthographique. Dix pages sont prises au hasard et sont corrigées à la virgule près. S'il n'y a pas de faute, le manuscrit part en fabrication. S'il y a des fautes, il faut procéder à une relecture. Ainsi, des manuscrits me demandent jusqu'à 6 mois de travail. Au service de fabrication, je dois valider, par Internet, le PDF du livre, de la couverture et de la 4e de couverture. Une fois cela effectué, le livre est envoyé chez l'imprimeur. Environ dix jours après, il est publié.
Commence alors sa promotion que j'assure aussi (sites Internet, salons du livre, journaux appropriés, etc.). Le média le plus efficace est indiscutablement la TV. Deux livres de la collection en ont eu les honneurs. C'est aussi celui qui en est le plus vendu. Il y a peu, ou pas, d'impact des revues et des émissions radio. Les sites Internet sont beaucoup plus efficaces aujourd'hui.
Évidemment, la conception et la mise en place de tout cela ne se sont pas faites sans douleur, sans rencontrer de difficultés véritables.
Aujourd'hui, la collection Médecine à travers les siècles existe depuis 16 ans, comprend 147 ouvrages en novembre 2022. 75 auteurs ont été publiés dont 14 récurrents. Cinq livres sont en

préparation. Elle est la **numéro 1** en France en histoire de la médecine au nombre de livres publiés. Presque 22 000 livres ont été vendus en novembre 2022. Le nombre des ventes de livres oscille entre 50 et 1 000 exemplaires vendus.

Les livres de la collection ont reçu plusieurs prix littéraires :

- Le prix Georges Villain d'histoire de l'art dentaire a été décerné à quatre reprises : *Sainte Apolline, sainte patronne des dentistes et de ceux qui ont mal aux dents* par Apolline Trioulaire (2014), *Histoire de l'anesthésie en Odontologie de l'Antiquité au début du XXe siècle* par Pauline Gruber (2018), *Commémoration des 75 ans de l'Ordre national des chirurgiens-dentistes – Réédition des bulletins de 1945* sous la direction du Dr Serge Fournier et collaborateurs (2021 – prix non doté), *Prothèses dentaires de soldats de la Première Guerre mondiale – Étude médico-légale* par Quentin Lecardinal & Maxime Gatelier (2022) ;
- Le prix Ampli-Gem 2013 a été décerné en 2013 à André Fabre pour son livre *Haschisch, chanvre et cannabis, l'éternel retour* ;
- Le prix d'histoire de la médecine militaire de l'Association des Amis du Musée du Service de santé des Armées au Val-de-Grâce (AAMSSA) a été décerné en 2012 à mon livre *Napoléon Ier et ses médecins* ;
- La médaille de vermeil du Conseil national de l'Ordre des chirurgiens-dentistes a été décernée en 2022 à mon livre *Commémoration des 75 ans de l'Ordre national des chirurgiens-dentistes – Réédition des bulletins de 1945* ;
- Prix « Ouvrage remarqué » de l'Académie vétérinaire de France (2022) : *L'Académie nationale de chirurgie au service de l'histoire – Séances solennelles : articles et conférences* (2021) par Philippe Marre, *Commémoration des 75 ans de l'Ordre national des chirurgiens-dentistes – Réédition des bulletins de 1945* sous la direction du Dr Serge Fournier commentée par moi-même.
- Le prix Littré Suzanne Raffé de Chevaniel 2022 du Groupement des Écrivains médecins a été décerné à Dominique Le Nen & Frédéric Dubrana pour leur livre *La médecine, art ou science ?*

Mais, laissons plutôt la parole à mes amis auteurs, car c'est leur travail exceptionnel, avant tout, qui mérite d'être mis en lumière dans ces fameux actes, tant par sa qualité humaine que par sa qualité scientifique.

HOMMAGE AUX DRS ANDRÉ JULIEN FABRE, HENRI LAMENDIN ET JEAN GRANAT par Xavier Riaud[1]

Depuis 2016 et la dernière journée littéraire de la collection, trois auteurs importants nous ont malheureusement quittés. Piliers de la collection pour deux d'entre eux et ami de longue date pour le troisième, il m'est essentiel de leur rendre un hommage chaleureux.

Dr André Julien Fabre

Ancien webmestre de l'Académie nationale de médecine, délégué en France de la Société internationale d'histoire de la médecine, membre de l'Académie nationale de chirurgie, j'ai rencontré André lors d'un salon du livre du Groupement des Écrivains médecins en 2010. André était passionné par l'histoire de la médecine. Il a publié à cinq reprises dans la collection. Il est décédé en 2019 des suites d'un AVC. Chaque PowerPoint d'André était extraordinaire de précision, minutée à la dixième de seconde. C'était fascinant. André était un grand ami, toujours présent, toujours généreux, toujours prêt à aider.

- *De grands médecins méconnus* (2010) ;
- *Haschisch, chanvre et cannabis, l'éternel retour* (2011) ;
- *Axel Munthe, médecin vagabond de l'Europe* (2012) ;
- *Les médecins de Venise* (2014) ;
- *Médecins et politique, galerie de portraits de médecins politiciens à travers les âges* (2018).

Dr Henri Lamendin

Henri Lamendin était ce qu'on appelle communément un « nom » dans la profession dentaire. Il a laissé son nom à une formule célèbre de datation de l'âge des corps à partir des dents. Titulaire

[1] Docteur en chirurgie dentaire, Docteur en épistémologie, histoire des sciences et des techniques, Lauréat et membre titulaire de l'Académie nationale de chirurgie dentaire, membre libre de l'Académie nationale de chirurgie, médaille de vermeil du Conseil national de l'Ordre des chirurgiens-dentistes.

de quatre doctorats, il est l'auteur de nombreux livres et de plus de 750 publications en France et à l'étranger. Il était aussi membre titulaire de l'Académie nationale de chirurgie dentaire et un ami. Pendant mes études, j'ai lu nombre de ses articles relatifs à l'histoire de l'art dentaire dans des revues confraternelles. À l'ouverture de la collection, il m'a semblé évident de contacter le Dr Henri Lamendin pour lui proposer une collaboration. Il a accepté tout de suite et trois semaines plus tard, j'avais son premier manuscrit sur mon bureau. Il est paru en janvier 2007. Henri et moi ne nous sommes plus quittés et nous avons ainsi pu poursuivre notre collaboration jusqu'à sa mort. Il a été mon parrain lorsque j'ai intégré l'Académie nationale de chirurgie dentaire. Il m'a demandé de devenir son légataire intellectuel à sa mort en association avec un autre confrère de ses amis. J'ai pleuré lorsqu'il est parti en 2017. Henri était l'auteur le plus prolifique de la collection. Il a publié à douze reprises :

- *Praticiens de l'art dentaire du 14e au 20e siècle – Recueil d'anecdodontes* (2007) ;
- *Soignez votre bouche par les plantes – Remèdes d'hier et d'aujourd'hui* (2007) ;
- *De l'art dentaire à d'autres arts – Anecdodontes biographiques* (2007) ;
- *Précurseurs de la phytothérapie bucco-dentaire occidentale* (2008) ;
- *L'historique de l'odonto-stomatologie du sport en France – Principaux acquis techniques et scientifiques* (2009) ;
- *Investigations et expérimentations en odontologie – 40 années de recherches* (2009) ;
- *Carl von Linné, médecin précurseur de la pharmacie moderne (1707-1778)* (2012) ;
- *Thomas W. Evans (1823-1897), le dentiste de Napoléon III* (2012) ;
- *Lazzaro Spallanzani (1729-1799), le père de la biologie médicale expérimentale* (2013) ;
- *Antoni Van Leeuwenhoek (1632-1723), le microscope médical et les spermatozoïdes* (2013) ;

- *Les de Jussieu, une famille de botanistes du XVIIIe et du XIXe siècle* (2013) ;
- *François-Joseph Talma (1763-1826), dentiste et acteur de Napoléon Ier* (2014).
-

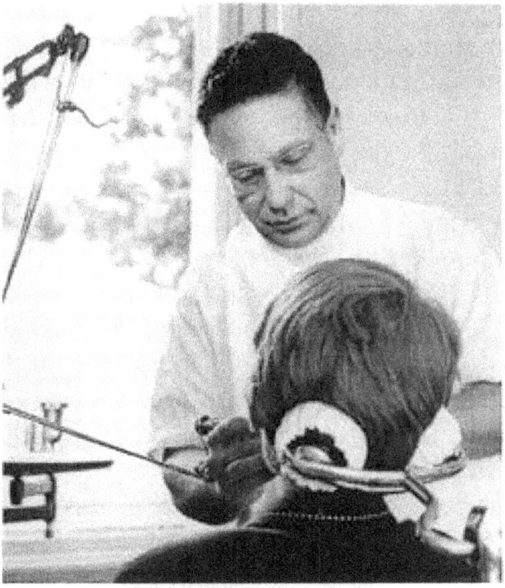

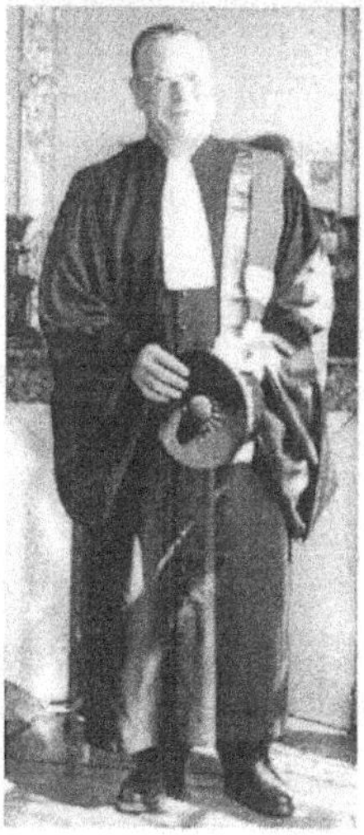
[1]

[1] Henri Lamendin, communication personnelle, 2009 (© Henri Lamendin).

Jean Granat était chercheur associé au Musée de l'Homme et membre titulaire de l'Académie nationale de chirurgie dentaire. Je l'ai rencontré pour la première fois en 2002 lors d'un congrès confraternel. Au cours de celui-ci, un révisionniste s'est insurgé publiquement et a essayé de faire annuler ma communication. Alors jeune confrère, ces praticiens plus âgés, dont Jean, m'ont défendu. Pourtant, rien d'autre ne sera entrepris contre le sinistre individu qui a tenu des propos illicites (je ne peux pas entrer dans les détails). En 2005, j'ai quitté cette société qui n'a de cesse de décliner depuis, la faute à des personnes vieillissantes et suffisantes qui passent plus de temps à vociférer qu'à véritablement publier. C'est ce qui faisait vivre Jean : la recherche et la transmission du savoir par des publications. Nous partagions tous deux ce point de vue. Jean s'éloignera progressivement de ces personnes jusqu'à ne plus occuper aucune fonction en rapport avec eux, même s'il a conservé quelques liens courtois. Nous nous sommes revus par la suite à de nombreuses reprises sur les bancs de la Société de biométrie humaine, puis de l'Académie nationale de chirurgie dentaire. Nous échangions régulièrement et c'est sur les chaises de la Sorbonne lors d'une assemblée générale de l'Académie que Jean m'a proposé son ultime livre. J'ai accepté bien sûr. La mise en pages fut difficile, Jean s'était fâché avec sa coauteur. Il m'a même fallu intervenir. Je mettais un point d'honneur à publier cet ouvrage qui m'était essentiel. Jean est disparu en 2019. Nous étions devenus amis. Jean est la seule personne que je connaisse au cours de mes vingt années d'écriture à avoir eu l'intelligence de changer d'opinion et avoir eu l'honnêteté d'admettre qu'il s'était trompé à mon sujet. Usuellement, soit les gens sont jaloux et haineux à mon encontre, soit ils comprennent tout le bien que je peux apporter et travaillent sereinement avec moi.
Jean est passé de l'un à l'autre au cours de nos dix-sept années de relation et avec objectivité. Je lui en serais toujours très reconnaissant.

- Jean Granat & Évelyne Peyre, *« Bébé », un nain à la cour de Lunéville (1741-1764)* (2018).

Ces trois hommes ont beaucoup compté pour moi. Ils comptent toujours. Ils compteront toujours.

L'EXPÉRIENCE CHIRURGICALE - DE LA VIVISECTION… À L'EXPÉRIMENTATION

par Frédéric Dubrana[1]

Qu'appelle-t-on expérience ?

Qu'appelle-t-on expérience ? En médecine, l'expérience, c'est un savoir susceptible d'être compris et transmis, une connaissance induite à partir de données acquises et apprises. Elle n'est pas ce qu'Émile Boutroux décrivait comme la contingence, *un fait et rien de plus*[2] : « *Connus par la seule expérience, les rapports les plus généraux des choses demeurent pour nous, comme le disait Newton, radicalement contingents. Pourquoi les corps s'attirent-ils en raison de leur masse et non du carré de leur masse ? C'est là un fait, et rien de plus.* »[3]

L'expérience médicale naît d'une intuition portée par le savoir, elle peut faire l'économie de la connaissance des causes en n'agissant que sur les conséquences, répétant, parfois indéfiniment, les mêmes erreurs et les mêmes approximations. C'est parfois une thérapie de l'incompréhension des causes, un concept transitoire ne résistant pas aux avancées médicales. Pour traiter les hémorragies des ulcères gastro-duodénaux, longtemps les chirurgiens ont réalisé des gastrectomies élargies : ces opérations traitaient à la fois l'ulcère et l'hémorragie, la cause et la conséquence. L'ablation de l'estomac, en supprimant l'organe, simplifiait la problématique médicale et l'amputation abdominale affranchissait le corps médical d'une connaissance première. En l'absence de compréhension, l'acte chirurgical s'imposa sous forme d'un paradigme thérapeutique, le rejet de l'organe incriminé, l'exérèse gastrique. Dans leurs *Notes de chirurgie d'urgence* à l'usage des internes, Édouard Gamel et Jean Paoli écrivaient en 1942 à propos du traitement médical : « *Il n'est le plus souvent qu'un traitement d'attente, il doit être suivi*

---

[1] Professeur des universités de Bretagne occidentale. Chirurgien des hôpitaux depuis 2004, il détient parallèlement en 2009 un doctorat en philosophie à l'Université Paris - 1- Panthéon-Sorbonne.

L'expérience chirurgicale – De la vivisection... à l'expérimentation, L'Harmattan (éd.), Collection Médecine à travers les siècles, Paris, 2014.

[2] Cours à la Sorbonne (1892-1893).

[3] Émile Boutroux. *De l'idée de loi naturelle dans la science et la philosophie contemporaines.* Éd. J. Vrin. Paris, 1925, p. 138.

d'intervention toutes les fois que l'hémorragie est la conséquence directe d'un ulcère. »[1] Mais opérer ne fut que transitoire, la victoire sur la maladie ulcéreuse, on la doit à deux découvertes majeures : les médicaments antiacides et la compréhension du rôle pathogène de la bactérie *helicobacter pylori*[2].

À la différence de l'expérience, l'expérimentation est un concept nouveau, sa première définition date de 1834 dans le *Dictionnaire général et grammatical des dictionnaires français* de Napoléon Landais : *« Expérimentation. Action d'expérimenter. Mot nouveau. »*[3,4] Il faudra attendre son utilisation par Claude Bernard pour voir le mot quitter le langage scientifique et intégrer le langage courant : *« L'expérimentation, ou l'art d'obtenir des expériences rigoureuses et bien déterminées est la base pratique et en quelque sorte de la partie exécutive de la méthode expérimentale* ».[5] Paul Émile Littré en 1880 en donnera une définition plus complète : *« Expérimentation. s. f. 1 Néologisme. Action d'expérimenter [...] L'expérience est proprement la connaissance acquise par suite de ce que l'on a vu ou éprouvé depuis longtemps, et se prend au moral et au physique ; l'expérimentation est l'opération que l'on fait pour parvenir à une certaine connaissance : il ne s'applique guère qu'au physique. Il est clair que, quand il s'agit de physique, de chimie, etc. quoiqu'on dise des expériences, on entend des expérimentations ; c'est une extension remarquable du mot expérience. »*[6]

Au début du XXe siècle, Pierre André Lalande dans son *Dictionnaire Vocabulaire technique et critique de la philosophie*

---

[1] Édouard Gamel, Jean Paoli. *Questions de garde de Chirurgie. Notes de chirurgie d'urgence.* Librairie Maupetit. Marseille, 1942, pp. 238-239.

[2] Peter Malfertheiner, Francis K. L. Chan, Kenneth E. L. Mc Coll. *Peptic ulcer disease*. The Lancet, October 2009. Volume 374, Issue 24, pp. 1449-1461.

[3] *Dictionnaire général et grammatical des dictionnaires français*. Napoléon Landais. Tome 1. 1834, p. 560.

[4] *Dictionnaire national ou Dictionnaire universel de la langue française.* Louis-Nicolas Bescherelle. Éd. Garnier frères. Paris, 1856, Tome 1, p. 1208 : *« Expérimentation. Chim. et phys. Action d'expérimenter. Les chimistes ont proposé une nouvelle expérimentation. »*

[5] Claude Bernard. *Introduction à l'étude de la médecine expérimentale.* Éd. GF Flammarion. Paris, 1995, p. 35.

[6] Paul Émile Littré. *Dictionnaire de la langue française.* Paris 1880. Éd. *Encyclopaedia Britannica.* Versailles, 1880.

dénota dans le langage commun une analogie entre l'expérience et l'expérimentation : *« Sur Expérimentation. Quelques correspondants nous ont demandé pourquoi ce mot est restreint à l'emploi systématique de l'expérience. Il est vrai qu'on dit quelquefois "une expérimentation" pour une expérience au sens D*[1]. *Mais cet emploi du mot ne nous paraît pas d'une bonne langue. L'expérimentation est une méthode qui consiste à faire une suite ou un ensemble d'expériences ou expériments. »*[2,3] Aujourd'hui, pour *Le Petit Robert* et *Le Petit Larousse Illustré*[4], l'expérience est un concept englobant l'ensemble de la connaissance. L'expérimentation, c'est l'action d'expérimenter.

Nous pensons que la différence entre expérience et expérimentation se rapproche de celle qui existe entre acte et action ; on est responsable de ses actes, mais pas de ses actions ; l'action est une constatation physique qui n'a pas de justification morale de bien ou de mal. Pour paraphraser Henri Poincaré : *« Il ne peut pas y avoir de morale d'action ; mais il ne peut pas non plus y avoir d'action immorale. »*[5]

Comme l'action, l'expérimentation est une notion exclusivement physique, se différenciant de l'expérience médicale qui est une

---

[1] André Lalande. *Vocabulaire technique et critique de la philosophie.* Éd. PUF. 3e édition Quadrige. Paris, 2010, p. 323. *« Sens D. Une expérience est le fait de provoquer, en partant de certaines conditions bien déterminées, une observation telle que le résultat de cette observation, qui ne peut être assignée d'avance, soit propre à faire connaître la nature ou la loi du phénomène étudié. »*

[2] *Ibid,* p. 324.

[3] Malgré cet effort de clarification, dans les cours qu'il fit à la Sorbonne de 1921 à 1922 sur *Les théories de l'induction et de l'expérimentation,* Lalande utilisera sans distinction les termes : expérience, méthode expérimentale et expérimentation. *In* André Lalande. *Les théories de l'induction et de l'expérimentation.* Éd. Boivin. Paris, 1929.

[4] La définition contemporaine des dictionnaires *Le Petit Larousse Illustré* et *Le Petit Robert* est celle de Napoléon Landais (1834) : *« Expérimentation : action d'expérimenter* (p. 604) *». Le Grand Robert de la Langue française* se veut plus explicite, mais il attribue à tort le mot Expérimentation à Boiste en 1834 : *« Expérimentation n. f. — 1834 Boiste ; de expérimenter 1 (1865, Cl Bernard) Sc. Emploi systématique de l'expérience scientifique... 2... Action d'expérimenter, d'essayer quelque chose. » Le Grand Robert de la langue française.* Deuxième édition dirigée par Alain Rey. Éd. VUEF. Paris, 2001, p. 456.

[5] La citation de Poincaré est la suivante : *« Il ne peut pas y avoir de morale scientifique ; mais il ne peut pas non plus y avoir de science immorale. »* Henri Poincaré. *Dernières Pensées.* Éd. Flammarion. Paris, 1912, p. 93.

aventure humaine respectant le vivant. Elle n'a pas de justification morale, car elle ne naît pas de l'opposition entre le bien et le mal ni du dilemme entre l'insupportable et le tolérable. L'utilisation du mot expérimentation à la place de l'expérience n'est pas sans conséquence[1], pouvant amener à ce que Claire Salomon-Bayet nomme la négation de l'humanité et conduire la médecine hors de ses fondements humanistes : *« Prendre la route où l'homme est l'objet de l'expérimentation menée par l'homme peut mener aussi bien à la découverte efficace de la manière dont il fonctionne, en santé, et en maladie, qu'à une impasse, à la négation de l'humanité de l'homme au nom de l'homme lui-même. »*[2]

La chirurgie est-elle une expérimentation ?

Lors du colloque d'éthique, le Pr Devauchelle, l'auteur de la première greffe de visage, écrivait : *« Il n'y a pas de chirurgie sans chirurgien et le chirurgien est un artiste', n'hésite-t-il pas à déclarer, se comparant à l'interprète musical 'qui suit une partition, et par moments interprète librement'. Avant d'affirmer 'qu'il n'y a pas d'art sans expérimentation'. »* Ainsi, la chirurgie serait au moins dans certains de ces aspects une expérimentation. Mais, l'emploi du mot expérimentation mérite que l'on s'y attarde, car la différence entre l'acte (ou l'expérience, mais l'expérience prise dans un sens général comprenant sa genèse, sa justification sociale et morale) et l'action dans le sens expérimentation est sémantiquement fondamentale. On est responsable de ces actes, mais pas de ses actions. Je m'explique, l'action est une constatation physique qui n'a pas de justification morale de bien ou de mal. Si je décide de donner un coup de poing à mon voisin, l'acte est certes

---

[1] Dès 1834, Landais avait pressenti ces nuances sémantiques : *« EXPÉRIENCE, subst. fém. (en latin experientia, fait de expériri, éprouver, expérimenter), action d'expérimenter ; épreuve qu'on fait de quelque chose, essai ; avec cette différence que l'expérience est pour la vérité des choses, l'essai pour leur usage ; l'épreuve pour leurs qualités. On fait des expériences pour savoir, des essais pour choisir, des épreuves pour connaître. – Connaissance des choses acquises par un long usage... »* Napoléon Landais. *Dictionnaire général et grammatical des dictionnaires français.* Tome 1. 1834, p. 560.

[2] Claire Salomon–Bayet. Expérimentation humaine. *In* Dominique Lecourt. Dictionnaire de la pensée médicale. Éd. PUF. Paris, 2004, p. 474.

moralement discutable, voire condamnable, l'action n'est qu'un phénomène physique et pour paraphraser Poincaré : *« Il ne peut pas y avoir de morale d'action ; mais il ne peut pas non plus y avoir d'action immorale.*[1] » Action, expérimentation, vous allez me dire que c'est un raccourci facile, rapide, car l'expérimentation, vous voyez tous les jours dans les services et au bloc opératoire, c'est le ferment de la connaissance et d'ailleurs la loi Huriet définit l'expérimentation. Non, la loi Huriet élude le problème (1994). Elle garantit la protection des personnes se prêtant à des recherches biomédicales. En préambule au premier article par un habile tour de passe-passe, elle s'affranchit dangereusement du mot expérimentation : « *Les essais ou expérimentations organisés et pratiqués sur l'être humain en vue du développement des connaissances biologiques ou médicales sont autorisés dans les conditions prévues au présent livre et sont désignés ci-après par les termes "recherche biomédicale"... La personne physique ou morale qui prend l'initiative d'une recherche biomédicale sur l'être humain est dénommée ci-après le promoteur.* »

Je n'ai pas lu dans les textes fondateurs de la chirurgie, le Samhitâ, le code d'Hammourabi, le corpus hippocratique, le livre de Celse et l'œuvre de Galien que l'expérimentation serait la base des connaissances chirurgicales. Au contraire pour ces auteurs, l'expérience est le lit de la chirurgie. Et nous l'avons vu la différence est de taille, car l'expérience *est relative à l'existence*[2], elle se veut humaniste, dans le sens où elle met l'individu au-dessus des valeurs de la souffrance et de la mort. Ce distinguo nosologique est important, car faute de définir clairement expérience et expérimentation, on justifie l'inexcusable et on efface le passé, au nom du progrès médical. On justifie des expérimentations inacceptables en se protégeant d'une ligne de défense apparue au cours du XXe siècle, le collective mind, ou en se réfugiant derrière la loi. Reprenons quelques exemples historiques de la valeur de l'expérience.

---

[1] *« Il ne peut pas y avoir de morale scientifique, mais il ne peut pas non plus y avoir de science immorale. »* Henry Poincaré. Dernières Pensées. Flammarion.

[2] Denis Diderot. Œuvres Complètes de Diderot. Dictionnaire encyclopédique. Éd. Garnier Frère. Paris, 1877, pp. 528-530.

1/ Hammourabi

Hammourabi, le roi de Babylone (1792-1750 av. J.-C.), a fait inscrire les lois qui régissaient son peuple. Ce texte a été découvert à Suse en 1901 et il est gravé sur une stèle de diorite qui est conservée au Musée du Louvre. Ce code est le plus ancien document médical connu se rapportant à la médecine opératoire : *« 215 - Si un médecin a traité un homme d'une plaie grave avec le poinçon de bronze, et guéri l'homme ; s'il a ouvert la taie d'un homme avec le poinçon de bronze, et a guéri l'œil de l'homme, il recevra dix sicles d'argent. 218 - Si un médecin a traité un homme libre d'une plaie grave, avec le poinçon de bronze, et a fait mourir l'homme, s'il a ouvert la taie d'un homme avec le poinçon de bronze, et a crevé l'œil de l'homme, on coupera ses mains. »* Ainsi, le code d'Hammourabi s'appuie sur une thérapie fiable et reproductible, nécessitant du moins implicitement l'utilisation de bonnes pratiques médicales. Certes, le code d'Hammourabi ne définit pas la notion de guérison et encore moins l'idée d'une *restitutio ad integrum*, il statue sur un dualisme manichéen qui entraîne soit le versement d'honoraires ou l'exécution d'une sanction. Mais, entre échec et guérison, sanctions et honoraires, le code ne prévoit rien et ne laisse pas la place à l'expérimentation qui d'entre nous dans ce contexte introduirait un geste médical non basé sur l'expérience ?

2/ Samhitâ

Environ 600 av. J.-C., Susruta, médecin indien, a écrit un traité de chirurgie, le *Samhitâ*. Ce traité, rédigé en Sanskrit, comporte 186 chapitres. Il a été traduit en 10 volumes, soit plus de 5 000 pages sous la direction du professeur Singhal. Le titre du traité est : *Ancient Indian Surgery series based on Susruta Samhitâ*. Il s'agit du premier traité connu de chirurgie. L'illustration de l'expérience chirurgicale, on la trouve dans l'illustration du traitement de la pierre communément appelé aujourd'hui calcul. Pas de geste inconsidéré, pas de place à l'expérimentation, l'acte reste un geste socialement moral : *« Si le calcul n'est pas guérissable avec les traitements,..., la chirurgie doit être l'ultime solution. Parce que même avec un chirurgien expert le résultat est incertain et, dans ces cas, la chirurgie est la dernière des possibilités. Quand la mort est inévitable avec un traitement médical et qu'il y a un risque de mort avec la chirurgie, alors elle peut être faite par un chirurgien expert après avoir eu le consentement des autorités. »* (T5, p.168). Nous sommes ici dans la définition même de l'expérience, un acte intellectuel humaniste en accord avec la société.

3/ La médecine hippocratique

La médecine grecque prend corps avec le corpus hippocratique, il s'agit d'une œuvre collective regroupant une soixantaine d'écrits médicaux qui furent attribués à tort à Hippocrate. Ces œuvres ont été publiées à la fin de la période présocratique (450 à 350 av. J.-C.). Le corpus hippocratique ne peut pas être séparé de son environnement politique, scientifique et philosophique, en un mot, des penseurs présocratiques. C'est en se demandant d'où il vient que l'homme s'interrogea sur son intériorité philosophique et médicale. Il n'y a pas de place pour l'expérimentation dans le corpus hippocratique : *« Je dirigerai le régime des malades, à leur avantage, suivant mes forces et mon jugement, et je m'abstiendrai de tout mal et de toute injustice. »*[1] *« Dans les choses où il nous est donné d'avoir le dessus à l'aide des instruments fournis par la nature et par les arts, nous pouvons opérer ; dans les autres, nous ne pouvons pas. »*[2] L'idée même de l'obtention d'une guérison est incluse dans le serment d'Hippocrate qui exclut les actes médicaux à haut risque comme l'opération de la taille : *« Je ne pratiquerai pas l'opération de la taille, je la laisserai aux gens qui s'en occupent. »*[3] Plus communément, la médecine opératoire hippocratique n'est pas le champ de l'expérimentation et des découvertes, elle est guidée par l'intérêt supérieur du malade. Il faut guérir sans aggraver et soigner avec peu de douleur.

4/ Galien

Pour Galien (129-v. 201), la médecine opératoire n'était pas une expérimentation, car le mot expérimentation n'a pas de sens chez Galien, il a seulement valeur de répétitivité.

---

[1] Hippocrate. Œuvres complètes. Du Médecin. Éd. Union Littéraire et Artistique. Paris, 1955, T. I, p. 3

[2] Hippocrate. Œuvres Complètes. De l'Art, T. I. *Op. Cit.*, p. 16.

[3] Hippocrate. Œuvres Complètes. Le Serment, T. I. *Op. Cit.*, pp. 3-4.

« L'expérimentation est l'observation et la remémoration des choses qui ont été vues de multiples fois et de manière semblable, ou de dire que c'est seulement la remémoration de ces choses. »[1] Si tuer par jeux, qu'ils soient guerriers ou sociaux, entrait dans le code moral du monde romain, *« pénétrer ou démembrer le corps humain au nom de la science était un tabou infranchissable ».* Le refus d'utilisation des suppliciés chez Galien est un choix philosophique, il est basé sur la croyance en une expérience nuancée, s'appliquant de l'homme à l'homme sans supputation dogmatique. *« Quand je me règle sur l'opinion des plus experts et des plus savants médecins et des meilleurs philosophes du passé, j'affirme ceci : l'art médical a d'abord été inventé, découvert, par la raison unie à l'expérience. Et de nos jours aussi, il ne peut être excellemment pratiqué et bien accompli que par celui qui emploie ces deux méthodes. »*[2] Nulle part, on ne lit chez Galien que la chirurgie serait une expérimentation. En associant la réflexion philosophique et le savoir scientifique, Galien s'est situé à un croisement de la connaissance : il ne fut pas un limiteur du savoir, mais répondit à la question du raisonnable dans l'acte médical. La médecine opératoire galénique s'appuya sur une pensée finaliste et une anatomie reposant sur la connaissance intrinsèque, l'observation, et la vivisection. Ces modes d'explorations du savoir ont donné à Galien une légitimité philosophique et médicale incontestable, car en limitant le développement de la médecine opératoire dans une société où l'on tuait pour se distraire, il introduisit, à travers le respect de l'Homme, la morale dans les processus de la connaissance médicale. La médecine opératoire galénique se situait dans un contexte historique particulier. Deux siècles apr. J.-C., la société romaine se transformait, la secte chrétienne était en train de se développer, prônant une doctrine du salut portée entre autres par l'amour et le respect des hommes. Il est probable que l'essor du christianisme au travers des moines-copistes ait ancré la pensée galénique autour de la notion du respect humain : tailler,

---

[1] Galien. Traités philosophiques et logiques. De l'expérience médicale. Éd. Flammarion. Paris, 1998, p. 127.

[2] Galien. Traités philosophiques et logiques. De l'expérience médicale. *Op.Cit.*, p. 127.

couper ne furent pas interdits, mais abhorrés et seulement autorisés face à une souffrance homicide.

LA CHIRURGIE MODERNE

Vous l'avez vu la ligne de démarcation est claire entre expérience, acte de prouver, et expérimentation, l'action, est historiquement claire, mais j'illustrerai la difficulté de définir expérience et expérimentation en chirurgie au travers de trois exemples au cours du XXe siècle. Non, il ne s'agit pas de parler ici du drame du nationalisme allemand qui fut l'une des formes les plus abouties de la déstructuration de la pensée chirurgicale ni même des mutilations chirurgicales sexuelles d'Europe du Nord et des États-Unis. Au travers de tous ces drames, se jugent en miroir les principes qui placent un idéal dessus de l'humanité. La limite entre expérience et expérimentation est si ténue, qu'un acte chirurgical perçu comme acte d'humanité et de générosité peut, quelques années plus tard, n'être qu'un regret collectif, une verrue médicale, une expérimentation chirurgicale. Ne mettre en avant qu'une justification juridique, ethnique ou éthique pour envisager des actes chirurgicaux est une erreur historique qui fut rémanente au cours du siècle passé. L'expérience médicale est régie par un échange indéfinissable entre deux êtres, l'un en souffrance, l'autre porteur d'espoir et de guérison. Cet échange, c'est du partage, de la générosité, un don d'espérance vitale. L'expérience chirurgicale est transcendantale, quand le droit séculier ou les règles politico-éthiques ne sont que des justifications temporaires, des garde-fous. Pour illustrer la difficulté de la conceptualisation éthicienne de la pratique opératoire, nous décrirons trois exemples contemporains que j'appellerai des instantanés médicaux, des cartes postales philosophiques : la greffe testiculaire, la lobotomie et le prélèvement de foie sur donneur vivant. Trois chemins différents et particuliers qui furent considérés en leurs temps comme des actes d'humanité et de générosité, comme des expériences respectant le vivant, en phase avec la politique sociétale de leur temps. Trois réponses médicales différentes illustrant des organisations de la pensée dominante. Trois espoirs médicaux qui en s'affranchissant du débat philosophique au profit d'une justification éthique transitoire nous proposent une vision tronquée de la chirurgie.

1. Les greffes testiculaires

Le docteur Dartigues, dans un livre publié en 1925, décrivit un nouveau traitement, l'*hormothérapie*. Cette greffe chirurgicale qui appela *La greffe de revitalisation humaine* permettait aux hommes mûrs d'espérer retrouver une nouvelle jeunesse, pas n'importe laquelle, celle du démon de midi. L'*homéogreffe anthropoïdo-anthropique*, consiste en une greffe de testicules de singe dans les bourses. Il faut replacer cette pratique chirurgicale dans l'esprit du temps, car, après la Première Guerre mondiale les hommes se firent rares et il fallait bien assurer le renouvellement de la Nation. Cependant, même pour Dartigues, cette alternative ne justifiait pas tout : *« Je ne parle pas du cas extrêmement isolé, heureusement, où on a utilisé, en Amérique, des testicules de suppliciés : car c'est vraiment désirer avoir l'âme damnée au corps, bien que l'hormonisme soit seul en lieu et que la Nature, indifférente à la question morale, n'ait de tendance qu'à accomplir sa fonction en transmettant une force et une énergie d'origine matérielle, que de se faire incorporer de la substance peu recommandable de condamné à mort à moins que ce condamné soit innocent, ce qui arrive quelquefois, tellement est fragile et sujette à toutes les erreurs, y compris les passionnelles, la justice humaine.* [1] *» « Qui sait ! Un jour viendra où la loi permettant le prélèvement des organes chez des accidentés, des suppliciés comme on a parlé de le faire, et ces organes étant mis en réserve et conservés dans des glacières ou des sérums humains appropriés, on en fera bénéficier des hommes très utiles à la société, et, il me sourit de penser, que par le hasard obscur de circonstances ignorées et sous le couvert rassurant de l'anonymat de provenance, un magistrat intègre bénéficiera pour sa vie de la greffe d'un os ou d'une glande d'un de ses condamnés qu'il aura désignés pour la mort. »* [2]

Mais, Dartigues proposa en premier, la greffe testiculaire, entre les *espèces animales*. Il illustra sa théorie en proposant une parenté des types anthropoïdes : un jeune nègre, un jeune chimpanzé et jeune orang-outan[3]. *« Je ne veux pas diminuer la valeur de la*

---

[1] Louis Dartigues. *La greffe de revitalisation humaine*. Éd. Doin. Paris, 1925. pp. 156-157.

[2] *Ibid.*, p. 318.

[3] *Ibid.*, pp. 269-276.

suprématie du jeune nègre, mais je ne peux m'empêcher de remarquer la vivacité d'expression des yeux du singe, à côté du regard morne du nègre ! »[1] En mélangeant espèces et cultures, Dartigues défendait le paradigme communément admis au début du XXe siècle de la notion de race et de supériorité de la race blanche. Il utilisa cette comparaison insidieuse pour rapprocher l'homme du singe et envisager sans coup férir une greffe testiculaire du singe à l'homme. Dartigues n'était pas un illuminé : c'était un chirurgien reconnu et sérieux. Malgré l'enthousiasme de l'auteur, la greffe de testicules de singes sera la proie d'une vive polémique, les candidats furent très rares, et l'auto-expérimentation inexistante, cette tentative chirurgicale ne résista pas à la barrière sociale. Pour Dartigues, l'expérience n'ayant qu'un support scientifique est source d'erreur humaine et de conflit philosophique. *« À Truffier. Président du congrès français de chirurgie. Au très éminent chirurgien français d'avant-garde qui, dans toute sa carrière, n'a cessé d'être à l'affût des idées nouvelles d'où qu'elles vinssent, accueillant les idées pour les idées et les faits pour les faits, et non les idées et les faits selon les hommes ; [...] à celui qui, en toute sympathie, sans pensée préconçue et sans parti pris passionnel, ayant toujours "été y voir" est, par conséquent, un de ceux qui ont le plus contribué à l'expression de la science chirurgicale française, et reste un des hommes types les plus représentatifs de notre pays. »*[2]

2. Lobotomie

Le Dr Moniz[3] a vulgarisé une technique d'intervention dans le cerveau qui consistait à couper des fibres nerveuses reliant le lobe préfrontal du reste du cerveau. Le docteur Moniz pensait qu'après une telle opération des fibres repousseraient et permettraient de régler les problèmes liés aux anciennes fibres. Il a reçu le prix Nobel de médecine en 1949, pour *« la découverte de la valeur*

[1] *Ibid.*, pp. 269-276.
[2] Louis Dartigues. *La greffe de revitalisation humaine.* Éd. Doin. Paris, 1925, p. 5.
[3] Antonio Caetano de Abreu Freire Egas Moniz, (1874-1955).
L'inventeur de la lobotomie, Egas Moniz, a reçu le prix Nobel de médecine en 1949.

thérapeutique de la lobotomie dans certaines psychoses ».[1] *« Récemment dans un éditorial du New England Journal of Medicine, H. Lerner revient sur le débat autour de la lobotomie. Pour lui, cette pratique représentait un effort désespéré pour aider nombre des 400 000 patients admis dans des hôpitaux psychiatriques américains au milieu du XXe siècle. Selon lui, 10 % des quelque 50 000 Américains ayant subi cette intervention entre le milieu des années 30 et les années 70 ont été améliorés. »* L'un des derniers adeptes de la psychochirurgie, le Dr Freeman développa une technique inspirée de celle de Moniz pendant une vingtaine d'années, il proposa un abord chirurgical du cerveau par le bas, via la cavité orbitaire, qu'il a désignée comme la lobotomie transorbitale. Il utilisait un instrument similaire à un petit pic à glace chirurgical dans le cerveau, au-dessus de l'orbite, et le manipulant à l'aveugle pour sectionner des fibres nerveuses. Actuellement, des groupes de pression demandent que le docteur Moniz ainsi que les articles encensant son travail soient retirés du site des prix Nobel. Certes, au vu des connaissances actuelles, les travaux de Moniz n'ont plus de légitimité, mais, replacés dans un contexte où la société dissimulait ses fous au fond d'asiles-prisons : loin des regards, loin de toute thérapeutique, dans une pitoyable chronicité, ils deviennent tolérables. *« Cependant, comme je l'ai dit en introduction, il n'y a pas de place en chirurgie entre le bien et le mal, le tolérable n'est pas acceptable. »* Ce n'est pas tant la lobotomie que les groupes de pression devraient dénoncer, mais les valeurs de leur société qui en enfermant et en cachant leurs malades mentaux ont insidieusement poussé la lobotomie vers le champ de l'expérimentation[2].

---

[1] L'intervention consistait à sectionner, dans l'encéphale, une partie des fibres nerveuses reliant le lobe préfrontal (siège de l'idéation, de la formation et de l'enchaînement des idées) au reste du cerveau. Moniz estimait ainsi qu'avec la formation de nouvelles connexions nerveuses, les comportements anormaux des patients prendraient fin.

[2] Rosemary Kennedy, la sœur du président John F. Kennedy atteinte de retard mental, a subi une lobotomie dans les années 40 à l'âge de 23 ans. La jeune femme est restée dans une institution jusqu'à sa mort. L'*American Journal of Psychiatry* évoque une émission de télévision américaine revenant sur la lobotomie, à travers une enquête consacrée à la carrière du Dr Walter Freeman (1895-1972), comme le rappelle un blog [http://vargen57.unblog.fr/farmer-frances-1913-1970/] consacré à une actrice « traitée » par ce psychochirurgien, même si le rôle de ce dernier

3. Le prélèvement de foie sur donneur vivant.

Récemment, le Pr Belghiti écrivait, suite à un décès, vouloir arrêter la greffe hépatique à partir de donneurs vivants, chirurgie qui a fait de lui une sommité mondiale[1] : « *Vous vous rendez compte. Un homme arrive en pleine santé à l'hôpital. On lui fait tous les examens pour lui prélever une partie de son foie et le greffer à son frère. Un mois plus tard, il est mort.* »

Dans un article du 15 mars 2008, le journaliste de *Libération*, Favereau, écrivait : « *Il a suffi d'un foie. Jacques Belghiti, ce chirurgien spécialiste de la greffe de foie à partir de donneurs vivants, renonce à cette pratique suite à un décès et s'inquiète des dérives dans ce domaine... Jacques Belghiti est inquiet de l'avenir qui se dessine. « Les pays occidentaux arrêtent peu à peu les greffes sur donneurs vivants adultes. Mais, celles-ci se développent énormément en Asie. Au Japon, Taiwan, à Hong Kong, ils en font beaucoup. Que va-t-il se passer en Chine ? Jusqu'à récemment, la Chine se servait des condamnés à mort. Vu le tollé mondial, celles-ci se sont peu à peu arrêtées. À coup sûr, les greffes à partir de donneurs vivants vont se développer. N'est-ce pas ouvrir là, la boîte à Pandore ? Comment s'assurer que le donneur est bien volontaire, qu'il ne fait pas pour de l'argent ? Cela me fait peur. De drôles d'histoires circulent déjà à Hong Kong...* »[1]

Aujourd'hui, la transplantation d'organes est en crise, car les prélèvements organiques sur donneur mort ne suffisent plus. Faute de greffe, la proportion des patients qui vont mourir dans l'attente d'un organe salvateur ne cesse de s'accroître. C'est dans ce contexte de pénurie que deux solutions sont en train de se développer : le prélèvement sur donneur vivant et le prélèvement chez des patients en arrêt cardio-respiratoire définitif depuis moins de 20 minutes, après échec de réanimation. Ces deux solutions alternatives soulèvent des problèmes moraux importants, notre corps même non malade devient dans ses deux extrêmes, sain et mort, une banque de tissu, un pourvoyeur de chirurgie. L'angoisse de Belghiti est palpable. Ne sommes-nous pas dans une

---

dans son calvaire fut sans doute exagéré [cf. http://www.sur-la-toile.com/article-738-La lobotomie-merite-t-elle-le-prix-Nobel-.html].

[1] Éric Favereau. *Libération* 15-16 mars 2008. Il a suffi d'un foie. p. 40.

expérimentation justifiée par le collective mind ? Car, la réflexion nous échappe, au profit de l'Agence de la biomédecine et de la société civile. La loi de bioéthique du 6 août 2004[1] élève la question du prélèvement et de la greffe d'organe au rang de priorité nationale : chaque établissement de santé a pour mission de participer au prélèvement. Au travers de cet exemple, la chirurgie perd de sa transcendance, elle devient affinité locale, subissant de plein fouet les excès et les dérives de la société civile.

Conclusion

L'expérience chirurgicale est humaniste, dans le sens où elle met l'individu au-dessus des valeurs de la souffrance et de la mort, rejoignant ainsi la conception qu'en avait Denis Diderot : *« L'expérience est relative à l'existence »*.[2] Elle repose sur une double légitimité médicale et philosophique, ne cautionnant pas une thérapie où la métaphysique se cantonnerait hors du corps ou d'une pipette de laboratoire. Elle illustre la réflexion de Claude Bernard : *« Comme expérimentateur, j'évite les systèmes philosophiques, mais je ne saurais pour cela repousser cet esprit philosophique qui, sans appartenir à aucun système, doit régner non seulement sur toutes les sciences, mais sur toutes les connaissances humaines... »*[3,4]

---

[1] La loi de bioéthique du 6 août 2004.

[2] Denis Diderot. *Œuvres Complètes de Diderot.* Dictionnaire encyclopédique. Éd. Garnier frères. Paris, 1877, t. 14, pp. 528-530.

[3] Claude Bernard. *Principe de médecine expérimentale. Op. cit.*, p. XXXII, p. XXXIII.

[4] Ses notes personnelles témoignent d'un conflit philosophique sous-jacent : *« Tous les jours, le médecin fait des expériences thérapeutiques sur ses malades, et tous les jours, le chirurgien pratique des vivisections sur ses opérés et parmi les expériences qu'on peut tenter sur l'homme, celles qui ne peuvent que nuire sont défendues, celles qui sont innocentes sont permises, et celles qui peuvent faire du bien sont commandées. »* Claude Bernard. *Introduction à L'étude de l'expérimentation.* Éd. PUF. Paris, 1947, p. 389. Cité par C. Salomon Bayet. Expérimentation humaine. *In* Dominique Lecourt. *Dictionnaire de la pensée médicale*. Éd. PUF. Paris, 2004, p. 472. Cependant, sur une feuille volante il précisait que la métaphysique reste fondamenta-le : *« La métaphysique paraît aujourd'hui étouffée, mais plus tard elle se réveillera avec les arguments scientifiques eux-mêmes et elle sera la dernière science parce qu'elle est la plus complexe, comme elle a été la première notion et ainsi on aura fait le cercle pour revenir au même point. »*

FRÉDÉRIC CHOPIN (1810-1849), UN MUSICIEN DE GÉNIE ATTEINT D'UNE MALADIE RARE, LA MUCOVISCIDOSE

par Michel A. Germain[1]

Frédéric Chopin est né en 1810. Son œuvre pianistique est totalement originale. Mais de quoi est-il mort à 39 ans ? Le compte rendu d'autopsie et le certificat de décès réalisés à Paris par le Pr Cruveilhier ont été brûlés lors d'un incendie. Le praticien n'évoquait pas le diagnostic de tuberculose, maladie si souvent associée à Chopin. Il présentait une maigreur importante (40 kg pour 1,70 m), une diarrhée graisseuse, des troubles respiratoires (toux, expectoration, hémoptysies). S'y associaient une fatigabilité physique, une transpiration anormale ainsi qu'une stérilité. Il est décédé avant 40 ans. L'hypothèse d'une mucoviscidose est hautement envisageable.

Son cœur est conservé dans un pilier de l'Église Sainte-Croix de Varsovie. Un prélèvement pour étude ADN permettrait de certifier ou invalider le diagnostic. L'investigation a été refusée pour l'instant par le ministère de la Culture polonaise. Mais, quel est l'intérêt de mes recherches ? Cette maladie n'est pas exceptionnelle en Pologne. Et savoir que Chopin a eu la mucoviscidose redonnerait confiance aux jeunes qui en sont atteints. Cette maladie n'empêche pas en effet le talent de se développer.

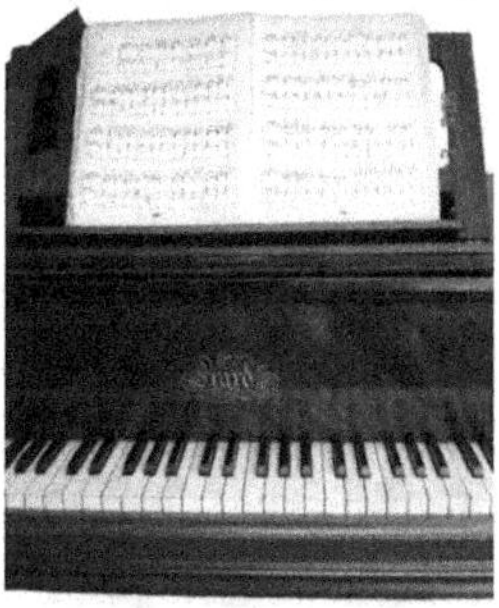

Piano Erard sur lequel jouait Chopin (© Florence Guilmault).

---

[1] Professeur, chirurgien des hôpitaux de Paris, membre titulaire de l'Académie nationale de chirurgie, membre titulaire de l'Académie vétérinaire de France et membre correspondant de l'Académie nationale de médecine.
Frédéric Chopin (1810-1849), un musicien de génie atteint d'une maladie rare, la mucoviscidose, L'Harmattan (éd.), Collection Médecine à travers les siècles, Paris, 2018.

Introduction

Pourquoi écrire un nouveau livre sur Frédéric Chopin ? Deux cent trente-quatre (234) livres ou articles importants ont déjà été consacrés à Chopin, en polonais, en français, en italien, en russe et en anglais. Il y a eu deux raisons majeures à ce nouveau livre. Frédéric Chopin est mort à l'âge de 39 ans. Et classiquement, il est écrit dans tous les ouvrages qu'il était atteint de tuberculose pulmonaire grave et personne ne s'est réellement intéressé à sa maladie. Nous sommes convaincus, sur un faisceau d'arguments solides, qu'il est décédé de la mucoviscidose, comme sa sœur Émilia morte à 14 ans des suites de cette même maladie. La deuxième raison est la vie qu'il a menée avec George Sand. Cette vie est mieux connue aujourd'hui : leur relation était devenue rapidement purement intellectuelle et affective. Lui admirait cette femme écrivaine érudite. Elle, quant à elle, admirait le pianiste de talent, le génie musical. C'était une complicité affective et une admiration réciproque.

Frédéric Chopin a nécessité une aide et une assistance physique pour vivre, et se déplacer à partir de 1838. George Sand était plutôt son infirmière et le protégeait maternellement. Il l'appelait d'ailleurs « *Maman* ».

Pour ma part, j'ai eu un coup de cœur pour ce musicien exceptionnel, non seulement pour sa musique tellement novatrice, mais surtout pour sa maladie. De fait, Frédéric Chopin avait-il la mucoviscidose ?

La vie de Frédéric Chopin (1810-1849)

- À Varsovie

Frédéric Chopin est né le 22 février 1810 près de Varsovie. Son père Nicholas (1771-1844) est originaire de Nancy. Il est Français et s'est installé à Varsovie. Sa mère est authentiquement polonaise (Justyna). Ses deux parents étaient très musiciens. Frédéric Chopin gardera toute sa vie cet amour de la Pologne, sa chère patrie. Chopin a trois sœurs : Ludwicka (Louise), née en 1807, Isabella, née en 1811, et Émilia, née en 1813.

- Les professeurs de musique de Chopin

Chopin prend sa première leçon de piano avec le musicien tchèque, Woyciej Zywny. Son deuxième professeur, Josef Elsner, est également d'origine tchèque. Dès l'âge de huit ans, Chopin

s'avère être un pianiste confirmé et reconnu. Il est alors considéré comme un pianiste virtuose.
Frédéric a eu les maladies d'enfance habituelles, mais sans complication.

- Le départ de Varsovie. L'arrivée à Vienne (1830)

Après ses examens finaux au Conservatoire en 1829 (il a 19 ans), Chopin envisage de quitter Varsovie pour aller à Paris. Il quitte la Pologne en novembre 1830.
Le Dr Johann Malfatti, un bienfaiteur, était autrefois le médecin de Beethoven et le médecin impérial, et son épouse est polonaise. Il confie à Chopin des lettres de recommandation pour un grand nombre de personnalités bien connues à Paris, dont Fernando Paër, directeur du théâtre italien.

- Paris – 1831

Chopin arrive à Paris qu'il ne quittera plus guère (il a 21 ans). Chopin, très préoccupé par le chant, disait à un de ses élèves : *« Il faut chanter si vous voulez jouer du piano. Le piano doit chanter ».*
Aucun symptôme médical ayant une quelconque conséquence sur sa vie n'est retrouvé durant les premières années de Chopin. Il se sentait bien et il était énergique. Son bon état est confirmé par son ami Antoni Orlowski, compositeur et violoniste.

Les premiers signes de la maladie – 1836

Durant l'hiver de 1835-36 (il a 25 ans), il présente une fièvre élevée, de la toux et des hémoptysies. Il guérit rapidement et en mars 1836, il clame qu'il est guéri. En 1836, il fait la connaissance de George Sand (il a 26 ans). Elle a 32 ans. C'est le début de leur relation intime, complexe et durable. Les signes de maladie deviennent évidents. Ce sont des signes de « *grippe* » avec toux, expectorations, essoufflement, hémoptysies, troubles digestifs, diarrhées graisseuses et abondantes.

L'œuvre de Frédéric Chopin

Chopin a été un jeune prodige. Il compose à 7 ans une *Polonaise en sol mineur* et donne, à 8 ans, son premier concert public. Il est fêté comme l'a été Mozart, son « *Dieu* » avec Bach. C'est en France qu'il écrit les œuvres pour piano qui l'ont rendu si célèbre : *27 Études, 17 Polonaises, 14 Valses, les Ballades, les 58 Mazurkas et les 24 Préludes, 3 sonates, 4 ballades, 24 Nocturnes, 4*

Impromptus, 19 Mélodies. « *La musique doit être écrite pour un instrument unique, et le rôle de l'orchestre est secondaire* », écrit Chopin.
Sur quels pianos a joué Chopin ? Il a joué essentiellement sur les pianos de Pleyel, mais aussi de Hiller, Érard et Broad Wood.
- Corrélations entre les œuvres de Chopin et les dates de sa maladie
Au fur et à mesure de l'aggravation de sa santé, sa production musicale diminue. Chopin a composé dès 1817, à l'âge de 7 ans, à Varsovie, en bonne santé. La maladie débute cliniquement en 1836 (il a 26 ans), il rencontre alors George Sand. En 1839, à Majorque et Marseille, il est très malade et compose peu. Il rentre ensuite vivre à Nohant, de 1839 à 1847, où sa santé s'améliore.
Il écrit et reprend à ce moment la majorité de ses œuvres. En 1847, il rompt avec George Sand. Il revient à Paris, il est extrêmement malade. Il compose très peu. Le 17 octobre 1849, il meurt.

Les parents de Frédéric

Le père, Nicolas, souffrait d'infections respiratoires occasionnelles. Il est tombé vraiment malade à deux occasions selon des documents publiés. Il a vécu jusqu'à 70 ans. La maman, Justyna, a vécu en bonne santé jusqu'à 87 ans : une vieille dame bien soignée, calme et intelligente. Elle a 28 ans à la naissance de Frédéric. De son vivant, elle aura la douleur de perdre trois de ses quatre enfants : Émilia en 1827 à 14 ans, Frédéric en 1849 à 39 ans et Ludwicka en 1855 à 47 ans. Seule, sa troisième fille, Isabella (1811-1881), lui survivra.

Les sœurs de Frédéric

Ludwicka, la fille aînée, présentait souvent des infections pulmonaires comme son père et mourut de maladie respiratoire à 47 ans. Isabella, la deuxième sœur, a vécu sans problème. Elle est décédée à l'âge de 70 ans. Émilia, la troisième sœur, la cadette, est décrite comme une fille frêle. Elle souffrait de quintes de toux périodiques, de troubles respiratoires avec essoufflement.

L'aspect physique caractéristique de Frédéric Chopin

En fait, sa santé n'a jamais été strictement normale : troubles digestifs, troubles respiratoires, fatigabilité. À l'adolescence, il développa une intolérance à la « nourriture grasse », entraînant des diarrhées graisseuses avec selles importantes, suivies de perte de poids. Il écrivit de Berlin à ses parents le 27 septembre 1828 : *« Je me porte bien, tant que j'évite la viande, les sauces, les soupes, etc. »*

Chopin présentait un aspect physique évoquant la mucoviscidose. Sa fragilité et l'émaciation sont remarquées depuis son adolescence. Les véritables signes de sa maladie ont débuté à l'âge de 26 ans. Bien que mesurant 170 cm, il pesait moins de 45 kg en 1840. Chopin se sentait constamment oppressé. Son visage avait des caractéristiques frappantes, c'était le manque de poils et de barbe qu'il avait lui-même remarqué dès l'âge de 22 ans. Il ajoute : *« Sans moustache, sans barbe, peu de cheveux, pâle et un visage fin, avec un menton pointu, de type féminin. »*

Les médecins de Chopin ont été nombreux

Il faut rappeler que Chopin a beaucoup voyagé en Europe. Au total, plus de 14 médecins ont soigné Chopin.

L'alimentation particulière de Frédéric Chopin

Il est certain que Chopin souffrait d'insuffisance de sécrétion pancréatique. Le premier signe est son émaciation (marquée par un amaigrissement extrême). Ses habitudes alimentaires lui faisaient préférer les aliments glucidiques. Il évitait les aliments gras, car cela lui donnait des diarrhées graisseuses et abondantes et des douleurs abdominales.

Chopin n'a eu aucun enfant. Il y a de bonnes raisons de penser que Chopin était stérile.

L'hypersudation et la déplétion électrolytique

Une des caractéristiques constantes de la mucoviscidose est la tendance à la déplétion en sel par la sueur. Chopin présentait une prostration après les efforts physiques et la transpiration abondante durant les temps chauds. Il présentait une grande fatigue après ses concerts.

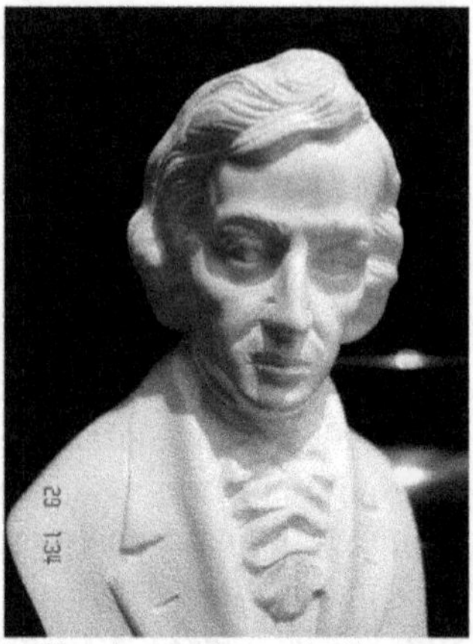

Frédéric Chopin : sculpture (coll. personnelle).

Les troubles respiratoires. L'inaptitude physique

À l'âge adulte, Chopin souffrit de troubles respiratoires caractérisés par des quintes de toux, parfois associés à une toux grasse et des essoufflements, en particulier lors d'efforts physiques. Plus tard, il présentera de nombreux épisodes d'hémoptysie. Il passa les trois dernières années de sa vie dans un état végétatif, souffrant d'épisodes d'hématémèses, d'hémoptysies, avec des œdèmes périphériques.

La mucoviscidose

Le gène responsable CFTR est situé sur le chromosome 7, localisé en 7q31. La mucoviscidose a été décrite en 1935 par Fanconi. Cette affection est génétique, héréditaire, transmise selon le mode autosomique récessif dans laquelle les glandes à mucus sécrètent un liquide abondant, trop visqueux et riche en glycoprotéines, et les glandes séreuses et sudoripares, un liquide trop riche en chlore et en sodium (test de la sueur). C'est la plus fréquente des maladies génétiques de l'enfance (1 cas sur 2 000 naissances). Ce gène code pour la protéine CFTR (Cystic fibrosis transmembrane conductance regulator). Lorsque cette protéine CFTR est anormale, les canaux sont obstrués. Toutefois, ce n'est pas si simple. Le gène CFTR peut être porteur de nombreuses mutations. Parmi celles-ci, la mutation Delta F 508 est la plus fréquente. Le test de la sueur est l'examen le plus utile et relativement le plus spécifique. Le test de la sueur montre un taux de chlore supérieur à 60 micromol/l.

- Signes cliniques de la mucoviscidose

La maladie se manifeste soit chez le nouveau-né par une occlusion intestinale mortelle (iléus méconial). Chez les enfants survivants, les diarrhées chroniques abondantes et graisseuses avec météorisme et troubles de la croissance sont plus tardives. La maladie évolue parfois vers la fibrose hépatique, et parfois vers une infection pulmonaire aiguë ou chronique, très fréquente. Les lésions broncho-pulmonaires comportent une sécrétion muqueuse anormale dans les glandes bronchiques. Elles entraînent de l'emphysème et parfois une atélectasie. Les manifestations respiratoires sont nombreuses et se traduisent par une toux chronique, des bronchites, une dystrophie thoracique, parfois un hippocratisme digital, une dyspnée, une cyanose et des hémoptysies qui peuvent être graves et entraînent une anémie. Il existe des vomissements et des diarrhées graisseuses, avec des selles volumineuses grasses. Une sinusite chronique, une polypose nasale sont parfois associées.

- Évolution

L'atteinte broncho-pulmonaire évolue par poussées, par paliers et aboutit à une dénutrition sévère. Le décès est dû essentiellement au cœur pulmonaire chronique droit qui présente une insuffisance cardiaque due à l'effort du cœur à vaincre les résistances pulmonaires (due à la maladie pulmonaire).

- Les germes

Trois germes pathogènes sont responsables des suppurations bronchiques : le Pseudomonas aeruginosa, l'hemophilus influenzae, le staphylocoque doré. Le Pseudomonas aeruginosa colonise les poumons des malades atteints de mucoviscidose sous la forme de biofilm qui diminue la réponse immunitaire des patients.

- Les examens complémentaires sont utiles

La radiographie du thorax montre un aspect nodulaire et réticulé du parenchyme pulmonaire, surtout dans la région périhilaire. Le déficit pancréatique avec stéatorrhée est constant : le dosage des enzymes pancréatiques est utile. Actuellement, pour le diagnostic de la mucoviscidose, outre l'examen clinique et le test à la sueur, on s'aide des radios du thorax, des TDM et IRM thoraciques, apportant des informations complémentaires. La bronchoscopie peut être conseillée. La modification de la composition électrolytique de la sueur consiste en une augmentation des concentrations de Na, K, Cl (test à la sueur actuel).

Le test à la sueur
Ce test est destiné à diagnostiquer la mucoviscidose. Il nécessite un échantillon de sueur recueillie au moyen d'une procédure spéciale. Ce test de la sueur mesure la quantité de sodium, de potassium et de chlorures présents dans la sueur. Normalement, la sueur contient moins de 30 mmol/l de chlorure. Le test est pathologique si la valeur mesurée est supérieure à 60 mmol/l.

La biologie moléculaire est le complément nécessaire du test à la sueur.

- Traitement actuel de la mucoviscidose

À l'époque de Chopin, les traitements proposés étaient les saignées (totalement inadaptées), le repos, le petit lait, les aliments glucidiques, le soleil, le bon air, les cataplasmes, les sangsues. Il fallait éviter les aliments gras pour faciliter la digestion par le pancréas atteint. Actuellement, le traitement est lourd. Et à vie. Son efficacité est prouvée puisque la médiane de survie est maintenant évaluée à 31,7 ans. La diététique comprend un régime hypercalorique, normolipidique, un apport de vitamines liposolubles A, D, E, K et d'oligo-éléments (fer, zinc, sélénium). On ajoute une supplémentation en chlorure de sodium et toujours des extraits pancréatiques per os pour aider la digestion des graisses. La kinésithérapie respiratoire doit être régulière et quotidienne. L'aérosolthérapie est fondamentale. L'oxygénothérapie est parfois utile. Des exercices physiques réguliers sont conseillés. L'antibiothérapie est nécessaire en cas d'infection. En raison des hémoptysies souvent graves, il faut parfois recourir aux transfusions sanguines, à l'artériographie et aux embolisations d'une artère bronchique. Il est parfois nécessaire de répéter celles-ci selon les besoins.

- Nous reposons donc la question : Frédéric Chopin avait-il une mucoviscidose ?

Cela repose sur un faisceau d'arguments solides. Le début, à l'âge de 25 ans de la maladie de Chopin, bien qu'il puisse avoir été plus précoce (à l'âge de quelques mois). La toux avec crises répétitives, les crachats. L'essoufflement. Les suffocations. Les hémoptysies, les crachements de sang. Les douleurs thoraciques et la déformation du thorax, ballonné. La fatigabilité physique. La faiblesse physique. La transpiration, avec perte de sels (chlorure et sodium). Les améliorations suivies d'aggravations : des hauts et des bas. C'est une évolution par paliers. Et surtout, l'amélioration avec le bon air, le soleil, l'alimentation et les bonnes conditions, telles qu'il les a rencontrées à la maison de Nohant. La maigreur : 170 cm pour 45 kilos, la cachexie. La diarrhée massive graisseuse, en fonction de l'alimentation, élément fondamental, témoin de l'insuffisance pancréatique et des troubles digestifs (ballonnements, douleurs abdominales). L'intolérance des aliments gras. La mort avant 40 ans.

- Pourquoi y a-t-il un doute avec la tuberculose ?

Le parcours médical d'Émilia Chopin et de son frère Frédéric est caractérisé, pour tous les deux, par une maladie chronique des poumons, des hémoptysies, des troubles digestifs. Émilia souffrait d'épisodes de toux, de sifflements respiratoires, et mourut d'une importante hémorragie digestive. Il s'agissait d'une cirrhose juvénile associée à la mucoviscidose. La vie d'Émilia et de Frédéric fut finalement très similaire dans sa symptomatologie et dans son évolution finale. L'hypothèse de la tuberculose ne repose sur aucun argument sérieux. *« Si on maintient l'hypothèse de tuberculose de Chopin, il est étonnant que George Sand n'ait pas été contaminée par les BK qu'un tuberculeux cavitaire n'aurait pas manqué de lui passer du fait de leurs contacts très intimes pendant 9 ans. Elle est morte d'occlusion intestinale aiguë, et apparemment pas de tuberculose »*. Il en est de même des enfants de George Sand.

- Le cœur pulmonaire droit

Chopin était considérablement affaibli, ce qui était lié à l'anémie. Celle-ci était due à la perte de sang chronique en rapport avec le crachement de sang et aux hémoptysies. Effectivement, dans ce contexte on peut interpréter l'analyse du Pr Cruveilhier, à savoir que Chopin n'est pas mort de maladie pulmonaire en soi, mais à une surcharge du cœur droit, due à une réduction des poumons. Les signes de cœur pulmonaire chronique attribués à Chopin étaient : les œdèmes périphériques et la respiration courte avec des épisodes de suffocation. L'ensemble de ces arguments semble assez convaincant pour écarter définitivement l'hypothèse de tuberculose chez Chopin.

Frédéric Chopin et George Sand

George Sand était une femme écrivaine, érudite dans bon nombre de domaines. Frédéric Chopin était « le » musicien de génie. Sa relation avec George Sand a duré neuf ans. George Sand a surtout rempli une mission d'infirmière auprès de Frédéric et a exercé un vrai rôle protecteur, l'entourant d'une immense affection maternelle. Elle l'a aidé à se déplacer lors du séjour à Paris, éventuellement en le portant. Du reste, il l'appelait *« Maman »* et elle le considérait comme son troisième enfant.

- Le voyage.

L'île de Majorque : la santé de Chopin s'aggrave en 1838. Chopin est épuisé, sa toux s'aggrave de jour en jour. Bientôt, il a une fièvre élevée et des périodes de toux sévères. Il doit demeurer au lit. Chopin espère beaucoup être transféré au monastère de Valdemosa dans l'environnement le plus séduisant possible.

Barcelone

Vers la mi-février 1839, le climat s'améliore de sorte qu'ils peuvent commencer à penser à leur départ. Dans une voiture à cheval, sans ressort, ils vont à Palma, capitale de l'île, où ils prennent un cargo pour Barcelone. Chopin est alors incapable de faire quoi que ce soit pour lui-même. Il est considéré comme un *« lépreux »*.

Marseille

Là, les choses redeviennent plus ou moins normales. George Sand organise un rendez-vous avec le chirurgien-chef de l'hôpital de cette ville, le Dr Cauvière, un médecin réputé. Il prend soin de Chopin. La maladie est avancée et très sérieuse. Tout voyage lointain et supplémentaire est exclu. Une bonne nourriture, incluant la boisson de petit lait et le repos, lui est prescrite. Le 7 mars 1839, Chopin écrit à son ami Julien Fontana que grâce au traitement du Dr Cauvière, sa santé s'est améliorée.

- La maison de George Sand à Nohant

À Nohant, Chopin est installé dans une chambre ensoleillée donnant sur le jardin. Il se sent de la famille dans cette solide maison berrichonne. Il entend les voix d'enfants courant d'une pièce à l'autre. Là, Chopin peut vivre sereinement, n'est pas dérangé et il peut composer. George Sand prend soin de sa santé. Elle clame le concert que Chopin va donner le 26 avril 1841 dans les salons Pleyel. C'est un grand succès.

- L'hiver 1841-1842 est très éprouvant à Paris

En 1845, le Dr Papet prétend aussi que les organes de Chopin sont en bonne santé. Chopin vit la majorité de l'année à Paris. Il passe seulement quelques mois à Nohant. L'enseignement du piano est sa principale activité à Paris. À Nohant, il peut composer sans interruption. Dans cette maison, sa santé semble toujours meilleure, tandis que durant les mois d'hiver à Paris, il souffre toujours d'aggravation de sa maladie, en raison du froid et de l'air pollué.

- Les différents domiciles de Frédéric Chopin à Paris

Il a vécu à différents endroits à Paris : 9 lieux sont recensés, dans un triangle limité par la Chaussée d'Antin, la rue Pigalle et le boulevard Poissonnière. Sa dernière demeure est bien connue : le cimetière du Père-Lachaise.

- La rupture de Chopin avec George Sand (1847)

Celui-ci est devenu un invalide chronique, c'est-à-dire qu'il a besoin d'une aide physique constante, et de plus, chacun craint l'éventualité d'être infecté par lui, du fait de sa maladie pulmonaire avec expectorations (en fait, on ignorait ce qu'il avait). Sa toux permanente est une contrainte pour lui et pour son entourage. La rupture de Chopin avec Sand est une sévère déconvenue. Il est très malade et incapable de vivre sans l'aide physique d'autrui.

- Le voyage en Angleterre (1848)

Le 20 avril 1848, Chopin se rend à Londres, invité par Jane Stirling, une de ses élèves, et sa sœur Katherine Erskine, deux Écossaises fortunées. Chopin, conscient de sa santé, perd tout espoir et se résigne, laissant les choses venir comme elles peuvent et comme elles veulent. Après sept mois d'absence, Chopin rentre enfin à Paris, le 24 novembre 1848.

- L'aggravation de la santé de Chopin

En février 1849, Chopin voit sa santé défaillir incontestablement. Au début de juillet, ses chevilles sont gonflées et son poids diminue. Sa cachexie s'accélère de façon alarmante. Le 25 juillet, il ne peut plus marcher même avec assistance. Le Pr Cruveilhier lui recommande de prendre un placebo, avec du repos et une diète légère. Chopin redevient plus optimiste dans ses perspectives. De plus, Ludwicka, sa sœur, arrive à Paris avec sa fille en août, ce qui le remplit de joie. Chopin déménage pour aller habiter 12, place Vendôme.

- L'insuffisance cardiaque chronique droite

Des complications respiratoires apparaissent, qui marquent le début de la fin. De plus, un œdème périphérique touche les extrémités des membres : c'est un signe d'insuffisance cardiaque droite.

- La diarrhée graisseuse

Nous avons déjà insisté sur l'importance de ce signe qui évoque avant tout l'insuffisance de sécrétion pancréatique. Cette diarrhée sévère, graisseuse et abondante lui fait consulter le Pr Jean Cruveilhier (1791-1874).

Fin juin 1849, une grave hémoptysie (crachement de sang) terrasse Chopin. On cherche pour Frédéric Chopin un endroit chaud et aéré. Ce sera au 12, place Vendôme à Paris.

- Les derniers sacrements

Chopin est un catholique convaincu. Il veut que le départ de ce monde emprunte le rituel de l'Église. Le 12 octobre 1849, un vieil ami prêtre polonais, le père Jelowicki, visite Chopin à l'improviste. Chopin accepte de se confesser et surtout de recevoir les derniers sacrements.

- La mort de Chopin : 17 octobre 1849

Son médecin lui demande : *« Souffrez-vous ? » « Pas plus »,* répond Chopin. La détérioration de la santé de Chopin est irréversible. Il meurt brutalement après une crise de toux, le 17 octobre 1849, à 2h00 du matin.

- Le service funèbre

Le 17 octobre 1849, une messe est célébrée dans la chapelle du cimetière du Père-Lachaise. Le 30 octobre, donc 13 jours plus tard, la façade de la Madeleine est drapée d'un velours noir sur lequel sont brodés d'argent les initiales F. C. À midi, le service funèbre présente, à l'entrée de l'église, le cercueil du grand musicien. Théophile Gautier écrit : *« Au même moment, dans le chœur, éclatait une Marche funèbre, bien connue de tous les admirateurs de Chopin, et orchestrée tout exprès pour cette cérémonie ».*
Le Requiem de Mozart est exécuté selon le vœu de Chopin.

- L'autopsie de Frédéric Chopin (par le Pr Jean Cruveilhier)

L'autopsie a été réalisée par le Pr Jean Cruveilhier. Le compte rendu a été brûlé accidentellement. Nous ne disposons donc que de descriptions orales par les personnes qui lui ont parlé, dont sa sœur Ludwicka et son élève Jane Stirling. *« Les poumons étaient normaux, ils étaient moins malades que le cœur. »* Comme déjà dit, le Pr Jean Cruveilhier connaissait bien les lésions tuberculeuses macroscopiques. C'était un spécialiste de la tuberculose et il aurait fait le diagnostic de cette maladie si cela avait été le cas. Il est probable que Chopin avait un cœur pulmonaire chronique droit, avec hypertrophie du ventricule droit (cœur malade). Le fait qu'il ait dit à trois personnes que ce n'était pas la tuberculose conforte l'hypothèse de la mucoviscidose.

Adalbert Grzymala écrit en octobre 1849 : *« L'autopsie ne retrouve pas la cause de la mort... Cependant, il n'aurait pas survécu... diverses pathologies... Cœur dilaté... ne découvre pas de tuberculose pulmonaire... probablement une maladie qui n'avait pas été encore décrite ».*

- La tombe de Frédéric Chopin

Sa tombe est très visitée au cimetière du Père-Lachaise à Paris. Elle est toujours très fleurie (fleurs rouges et blanches aux couleurs du drapeau polonais). Le monument en marbre sculpté par Jean-Baptiste Clésinger. Aussitôt après le décès de Chopin, M. Camille Pleyel a établi une souscription pour faire exécuter au cimetière du Père-Lachaise le monument en marbre à la gloire de Chopin. La statue située au-dessus du tombeau de Chopin représente une musicienne très particulière avec une lyre. Bien analysée par son ami Grzymala, ce dernier écrit : *« Le projet de Clésinger est ravissant. C'est le génie de la musique affaissé par la douleur indiquant par une lyre aux cordes brisées le médaillon de l'artiste enterré ».*

- La polémique post-mortem

Une gigantesque polémique a entouré la suite d'un soi-disant rapport d'autopsie, qui fut attribué à tort à Cruveilhier. Et il est cité fréquemment dans la littérature médicale. C'est un mensonge et une effronterie envers Chopin.

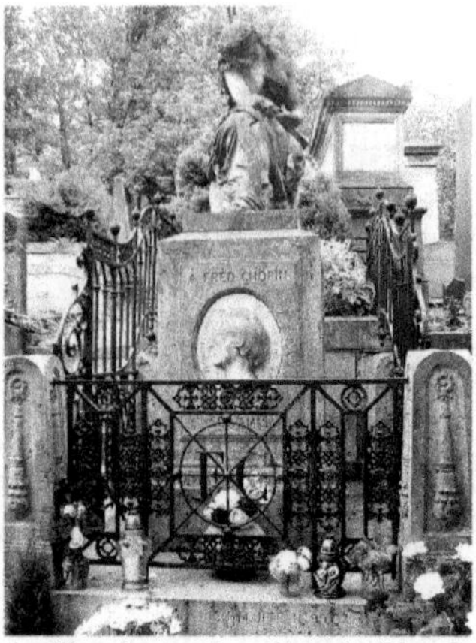

Tombe de Chopin au cimetière du Père-Lachaise.
Sculpture de Jean-Baptiste Clésinger (© M. A. Germain).

Jane Stirling, en réponse à une lettre de Liszt, cite le Pr Cruveilhier disant que *« Les poumons de Chopin étaient moins affectés que son cœur »*. Cependant, une lettre existe d'un ami de Chopin, Grzymala, qui soutient le point de vue de l'autopsie de Chopin et qui a discuté avec le Pr Cruveilhier *« et que la maladie de Chopin ne révélait pas de tuberculose pulmonaire, et en fait que la maladie de Chopin était une de celle qui n'avait pas encore été rencontrée par la science médicale ! »* Son importante cardiomégalie était cohérente avec le décès dû au *« cœur pulmonaire chronique »*, c'est-à-dire cœur pulmonaire chronique droit, avec œdèmes des membres inférieurs. Le cœur de Chopin : la clé utopique ! Des arguments solides nous évoquent une maladie, à la fois pulmonaire et digestive : la mucoviscidose. Le cœur de Chopin apporterait bien l'espoir d'une solution. Il repose dans un pilier de l'église de la Sainte-Croix à Varsovie. Les médecins polonais ont déposé une demande officielle auprès du ministère polonais de la Culture pour vérifier si l'on peut trouver dans un test ADN la mutation du gène CFTR qui est responsable de la maladie : la mucoviscidose. Un refus formel a été opposé à cette requête.

Conclusion

Avec un sérieux handicap physique (essoufflement, fatigabilité), Chopin était un grand malade (invalide) à un âge relativement jeune. Il a ressenti profondément sa dépendance physique envers les autres. Frédéric Chopin et sa sœur Émilia ont souffert presque certainement d'une maladie génétique : la mucoviscidose. La cause de son décès est surtout due à une insuffisance respiratoire aiguë, qui était la résultante d'une maladie obstructive des poumons avec un cœur pulmonaire chronique droit. Une question s'impose d'elle-même : Chopin aurait-il composé une œuvre de piano aussi précise et talentueuse, si sa santé avait été normale ? On peut en douter. Sa musique est en effet le reflet de la tragédie de sa vie.

Références bibliographiques :

- Germain M. A., *Musiciens célèbres malades. Pourrait-on les sauver aujourd'hui ?*, L'Harmattan (éd.), Collection Médecine à travers les siècles, Paris, 2016, 190 p.
- Zielinski T. A., *Frédéric Chopin*, Fayard (éd.), Bibliothèque des Grands Musiciens, Paris, 1995, 800 p.

LE SANG : IMAGINAIRE ET RÉALITÉS – DES EXCÈS DE LA SAIGNÉE À LA TRANSFUSION SANGUINE

par Philippe Scherpereel[1]

Le lien étroit qui existe entre le sang, la mort et la vie a alimenté l'imaginaire de l'homme depuis la plus haute antiquité. Le sang est à la base de la notion de sacrifice : verser son sang pour ceux qu'on aime, pour la patrie et offrir le sang aux Dieux pour se concilier leur bienveillance. Dans la Bible, Yaweh demande à Abraham de lui sacrifier son fils Isaac, ce que dans une autre religion du livre, l'Islam, on retrouve sous les noms d'Allah, d'Ibrahim et d'Ismaël. Un ange arrêtera le bras d'Abraham qui égorgera à la place un bouc dont les cornes s'étaient emmêlées dans un buisson à proximité. La mythologie grecque abonde en sacrifices humains, ce qui faisait dire à Euripide : *les sanctuaires des Dieux ruissellent de sang.* Les Aztèques, les Mayas et les Incas sacrifiaient de jeunes gens au sommet des temples en arrachant le cœur après avoir ouvert le thorax avec un poignard d'obsidienne pour donner au Soleil la force de réchauffer et d'éclairer le monde. Lors de la commémoration chaque année de l'Achoura, les chiites célèbrent la mort d'Hussein, le petit fils de Mahomet, lors de la bataille de Kerbala en 680, en se flagellant et se tailladant la peau pour se faire saigner. Les vampires vont ressusciter en buvant le sang de leurs victimes, tandis que les jeunes guerriers Masaï vont s'abreuver du sang d'un taureau pour se donner le courage d'affronter un lion.

Citant Pline le Jeune, Jussieu attribue à l'hippopotame l'invention de la saignée, celui-ci se roulant sur des pierres aiguisées pour se faire saigner. En fait, la saignée était déjà citée dans le manuscrit d'Ebers au XVIe siècle avant Jésus-Christ et les Chinois en faisaient un remède dès les plus anciennes dynasties. Hippocrate,

---

[1] Professeur des universités d'anesthésie réanimation au CHU de Lille, ancien chef du département du CHU de Lille où il exerce des fonctions de médecin médiateur.

Le sang : imaginaire et réalités – Des excès de la saignée à la transfusion sanguine, L'Harmattan (éd.), Collection Médecine à travers les siècles, Paris, 2020.

Celse et Galien la pratiquaient comme en témoignent leurs écrits et la représentation sur d'anciennes poteries grecques, et son utilisation se poursuivit chez les Romains. Les méthodes de déplétion sanguine comportaient la saignée par incision de veines, phlébotomies, ou d'artères, artériotomies, mais également avec l'usage de scarifications, de ventouses et la pose de sangsues. Les indications retenues pour la saignée étaient multiples : *déplétion*, pour diminuer la masse sanguine en cas de congestion, tel l'OAP, *purification* d'éléments viciés, *dérivation* au contact de processus dangereux, infections, inflammations, traumatismes, *révulsion* pour stimuler des réactions de l'organisme. La saignée était donc la bonne à tout faire et le restera pendant de nombreux siècles.

Au Moyen Âge, la saignée fut largement pratiquée, comme en témoignent de nombreuses illustrations, peintures et gravures. À la Renaissance, Paré et Vésale la pratiquèrent comme de nombreux chirurgiens barbiers et médecins. Le plus ardent propagandiste fut Guy Patin, doyen de la faculté de médecine de Paris, qui déclarait : *« pas de remède au monde qui fit tant de miracles »*. Les progrès dans la connaissance du sang furent marqués à cette époque par la découverte par William Harvey de la circulation sanguine et par la mise en évidence des globules rouges par Anton Van Leeuwenhoek, grâce à la mise au point du microscope. Au grand siècle, la saignée fut très en vogue, pratiquée de façon répétée et souvent abondante, précipitant parfois le trépas des malades. Les publications médicales se multiplièrent comme le *Discours de la phlébotomie*. Pierre Donis, dans son livre *Les cours d'opérations de chirurgie démontrées au Jardin royal*, écrivait : *« Si on voulait marquer toutes les occasions dans lesquelles il faut saigner, il faudrait faire un catalogue de presque toutes les maladies. »* Son livre était abondamment illustré notamment du matériel nécessaire à la saignée au bras, lancette, palette à saignée, et des nombreux points de saignée. D'autres ouvrages de l'époque précisèrent techniques et indications, dont le *Traité des effets de l'usage de la saignée* par François Quesnay.

Le recours à la saignée se poursuivit tout au long du XIXe siècle et une bonne partie du XXe. Certains des médecins les plus renommés de cette époque furent de *grands saigneurs*. François Broussais n'hésitait pas à faire pratiquer des saignées fréquentes et abondantes, tandis que Jean-Baptiste Bouillaud considérait la saignée comme un traitement de choix des infections et inflammations. Il utilisa très

largement la pose de sangsues dont les hôpitaux de Paris durent faire d'importantes commandes. Les praticiens des villes purent s'en procurer dans les pharmacies jusqu'au-delà du milieu du XXe siècle.
La transfusion sanguine apparut beaucoup plus tardivement dans l'Histoire, même si Ovide raconte que Médée aurait tranché la gorge d'Aeson pour faire couler le sang et le remplacer par un sang jeune dans les veines vides. Des tentatives de transfusion auraient été faites par Hérophile et rapportées dans son *Traité d'anatomie*.
Beaucoup d'ouvrages font remonter à 1492 la première transfusion interhumaine, date à laquelle les médecins du Pape Innocent VIII lui transfusèrent le sang de trois jeunes hommes qui en moururent suivis quelques jours après par le décès du Pape. En 1667, Johann Elsholtz préconisa des xénotransfusions de sang de brebis ou des transfusions interhumaines de bras à bras. Malgré l'interdiction de pratiquer des transfusions par les Parlements de Paris et de Londres en 1700, Mathias Godfried en pratiquait encore en 1707.
Un premier succès fut rapporté dans le *Lancet* en 1829 par James Blundell pour traiter une hémorragie du post-partum. Il avait sans doute bénéficié d'une chance de tomber sur des sangs compatibles, car la transfusion ne devint plus sûre qu'après la découverte des groupes A,B,O par Karl Landsteiner en 1900, pour laquelle il recevra le Prix Nobel en 1930. Il poursuivra ses travaux et découvrira en 1940 le facteur Rhésus avec Alexander Wiener.
Les transfusions au début du siècle se faisaient immédiatement de bras à bras soit directement, soit à l'aide d'un appareil de Curtis à partir de 1911. Un progrès important fut franchi en 1913 par l'invention de la conservation du sang citraté en flacon par le Belge Albert Hustin, permettant la transfusion indirecte juste avant la Première Guerre mondiale. Dès lors la transfusion a pu s'opérer sur les champs de bataille, comme avec l'unité mobile de transfusion de Norman Bethune qu'il utilisa pendant la guerre d'Espagne. Les prélèvements, la conservation et le transport du sang allaient être grandement facilités par l'utilisation de poches plastiques.
Les banques du sang, comme l'Établissement français du sang (EFS), assurèrent dès lors la collecte des dons du sang et la fragmentation du sang en ses multiples composants : concentrés globulaires, leucocytaires, plaquettaires, sérum-albumine, cryo-précipités, immunoglobulines… pour une utilisation rationnelle de

leurs propriétés. Des substituts du sang apparurent alors comme les solutés de remplissage, macromolécules, amidons, et les transporteurs d'oxygène, comme les fluorocarbones. L'utilisation du sang s'élargit à des techniques comme l'exsanguino-transfusion du nouveau-né, mais surtout aux techniques de circulation extracorporelle, à la chirurgie cardiaque, aux techniques d'épuration extracorporelles, d'hémodialyse, d'hémofiltration, et à l'oxygénation extracorporelle, l'ECMO en réanimation.
Quel chemin parcouru !!!

Chirurgien de campagne sous le Roi-Soleil – Traité des playes de teste (1674) de Maître Antoine Boirel présenté par Françoise Guillon-Metz[1]

Du trépan

L'incision faite, il faut remplir la plaie de charpie afin de dilater et de l'ouvrir autant que l'on pourra, toujours avec le moins de douleurs qu'il sera possible. Le lendemain, on ôtera les plumaceaux (*compresses, drains*), pour considérer en quel endroit l'os aura été blessé, et quelle sera son importance[2] laquelle on connaîtra mieux, dit Hippocrate (*De vuln capitis*) par le moyen de la rugine que par aucun autre instrument.

J'ai traité (…) de chaque espèce de fractures où j'ai montré celles qui demandent le Trépan, et celles auxquelles il n'est point nécessaire, la fracture supposée demande l'ouverture, selon moi pour quatre causes. La première pour lever les os et ôter les éclats, fragments et esquilles fracturées, qui compriment les membranes et quelquefois la substance du cerveau. La seconde afin qu'on puisse évacuer, déterger, et sécher le sang ou la sanie (le *pus*) (…), à cause de la rupture des vaisseaux entre les deux tables, ou de ceux qui attachent la dure-mère avec le crâne (…). La troisième cause est pour appliquer les remèdes convenables à la plaie et à la fracture. Et en quatrième lieu pour suppléer, à la ligature répercussive[3], et défensive de fluxion ou, inflammation, par le moyen de laquelle les superfluidités du lieu affecté seraient repoussées, si elle pouvait être accommodée à la Teste, comme aux fractures des autres parties. Elle a été inventée, d'autant qu'elle empêche grandement les phlegmons, suivant Galien (6 metho.) qui nous en donne un exemple, dans la fracture de l'os du bras (…) Comment dont la Teste ne sera-t-elle pas sujette à ces accidents

---

[1] Médecin endocrinologue-diabétologue.

Chirurgien de campagne sous le Roi-Soleil – Traité des playes de teste (1674), Maître Antoine Boirel, présenté par Françoise Guillon-Metz, L'Harmattan (éd.), Collection Médecine à travers les siècles, Paris, 2019.

[48] Tout le texte est écrit en ancien français (1674).

1) Amplitude ;

2) Répercussive : ce qui fait rentrer les humeurs en dedans, lorsqu'elles sont en mouvement pour sortir.

n'y pouvant pas faire la ligature, qui est due aux fractures, vu que la sanie descend tellement qu'elle s'assemble toute sur la membrane (…) semblablement il n'y a nul médicament qui puisse rendre l'os rompu, sec et pur de superfluidités, et fusse les autres parties que la Teste sans ligature. Ce sont là les paroles de Galien, qui dit en suite qu'il faut donc ouvrir l'os pour donner issue à cette matière contre l'avis de Celse (Liv. 8, chap. 4) et de plusieurs autres qui défendent de trépaner étant certain de la fracture, conseillant seulement d'appliquer sur l'os rompu des emplâtres céphaliques détrempés au vinaigre, ou l'usage de potions, et du vin. Cette méthode est peu assurée et très dangereuse, et on ne doit pas la suivre selon Halyabbas[1] (*De dispositio regali*), qui nous apprend qu'il y a plus de sûreté à se servir des remèdes déjà éprouvés que ceux qu'on expérimente nouvellement (Sermone 2, partie 3, cap 7), cette expérience mettant souvent les malades en danger de leur vie. Il vaut donc mieux selon cet auteur s'en tenir à la méthode ordinaire, et suivre le chemin battu par Galien (6 metho.), qui est le même qu'Hippocrate nous a montré en son livre playes de Teste.

La nécessité supposée de faire ouverture au crâne, nous devons considérer en quel temps nous la faisons : le lieu requis pour la faire, quels instruments nous nous servirons en cette occasion, la manière de la faire, et quelle quantité nous ôterons de l'os !

Pour le regard du temps, Hippocrate (*De vuln capitis*) nous commande de trépaner dans le premier, second et troisième jour, sans attendre au quatre, au sept, au quatorze, comme le veulent Paul d'Égine et plusieurs autres ; afin de ne pas divertir la nature de sa propre action, qui dès le quatrième jour (qui est la première période de ses mouvements) s'emploie à convertir le sang, les ischoeurs[2] en pus, et à vaincre les choses étranges, qui sont dans la

---

[1] Halyabbas ou Ali Abbas (982 ? -994), médecin, philosophe persan très renommé du Xe siècle, a écrit un traité de médecine *Le livre royal* en 968. C'est l'encyclopédie la plus complète sur la médecine arabe, faisant la synthèse entre Hippocrate, Galien, Oribase et Paul d'Égine, plus concise que celle de Rhazès et plus pratique que celle d'Avicenne, qui la remplacera. Traduit partiellement par Constantin l'Africain en 1087, il est devenu le texte fondateur de l'École de Salerne. Étienne d'Antioche le traduit complètement en latin en 1127, le livre est imprimé à Venise en 1492 et 1523.

[2] Les ischoeurs : mot grec désignant les humeurs.

playe. Guidon (Traicte 3, doct. 2, chap. 1) (Guy de Chauliac (1300 ? -1368)), parlant de cette opération, dit qu'il ne faut pas attendre le septième en été pour la faire, ni le quatorze en hiver, parce qu'on doit craindre avec raison, que dans ces délais, les humeurs n'aient coulé sur la dure-mère, et ne l'aient altérée, de sorte que cette opération serait nulle, et n'apporterait aucune utilité au malade, si on attendait de faire l'ouverture après ces remises[1].
Cet avis est bon. Mais, il ne doit pas toujours être suivi, puisque le chirurgien est bien souvent appelé après tous ces temps passés, et on ne le ferait peut-être pas, si on ne voyait le malade fort pressé d'accidents. Il ne faut donc pas le laisser sans remèdes, et le plus sûr est de le trépaner promptement, quoique tous ces temps soient passés. Ainsi que je l'ai fait le quatorzième de la blessure d'un nommé le Bonnetier de la Paroisse de Vrigny, qui en l'an 1644 au mois de juin reçut un coup de pierre sur l'os pariétal senestre, qui lui fit une plaie de grandeur à mettre le bout d'un doigt avec fente de l'os pénétrante toutes les deux tables, sa mère fit d'abord si peu de cas de ce coup, qu'elle le pansa elle-même pendant treize jours, et eut continué si la violence de la fièvre qui lui était survenue dès le sept, ne l'eut obligée de m'envoyer quérir. D'abord, j'y fus arrivé, je reconnus la fracture, qui jointe avec une fièvre très violente et une rougeur dans les yeux, m'obligèrent pour secourir cet homme, dont les forces n'étaient point abattues, de dilater cette plaie par le moyen d'une incision en la chair, dont j'emportai la pièce, afin de mieux appliquer mon trépan, que j'appliquai le lendemain soir qui était le soir du quatorze.
La pièce de l'os sort d'elle-même, et sortit par l'ouverture quantité de sang noir et grumeleux, la membrane m'apparut noire et sans mouvement, ce qui me donna de l'appréhension et beaucoup plus, quand je vis que le côté gauche du cou s'enflait et que le bras du même côté devenait paralytique. Le seizième, l'humeur qui lui causait la tumeur sur le cou flua[2] sur le côté senestre, qui lui faisait une telle douleur qu'à peine pouvait-il respirer. Tous ces accidents ne cessèrent point qu'après six saignées, deux du bras droit et quatre du paralytique, que je n'aurais peut-être pas faits à un autre âge, ma jeunesse me donnant dans ce temps plus de hardiesse que

[1] Ces remises = ces retards.
[2] Flua : latinisme du verbe latin, fluoere (couler).

je n'aurais pour le présent. Le vingt et unième de sa blessure, une portion du cerveau de la grosseur d'une avelaine[1] se sépara et sortit dehors par l'ouverture du trépan alors que le mouvement du cerveau qui n'avait point paru jusques à ce jour, commença à se faire voir, et depuis il ne lui survint aucun accident et fut guéri parfaitement le soixantième jour de sa plaie. Il est encore vivant, mais travaillé de temps en temps par des mouvements épileptiques et apparaît encore au lieu qu'il a reçu le coup une cavité de la taille d'une grosse noix.

J'ai bien voulu mettre ici cette histoire pour faire voir non seulement que Guidon a eu grande raison de dire que les humeurs coulent sur la dure-mère, et qu'elles l'altèrent dans le quatorze, mais aussi pour apprendre qu'il ne faut pas laisser un blessé sans remèdes, lorsqu'on est appelé pour le secourir, comme on peut juger par celui-ci, qui fut mort en peu de temps si je ne l'eusse trépané.

Afin de savoir précisément le lieu où l'on doit faire cette ouverture, on doit reconnaître la nature et l'espèce de la fracture, et le lieu, ou la matière étrange[2] que l'on veut évacuer, peut-être contenue[3]. Car, quelquefois, le coup est reçu au-devant de la Teste avec une si grande violence qu'au derrière, il se rompt une veine dans la membrane, qui rejette souvent quantité de sang, qui ne peut être tiré que par cette partie postérieure. Pour la nature de la fracture, on peut avoir lu ci-devant que les unes n'ont pas besoin d'autres ouvertures que celle qui leur a été faite par le coup, et qu'on la fait aux autres selon que la nécessité le requiert sans pouvoir faire élection d'aucun lieu, ainsi qu'il sera dit ci-après. Mais aussi qu'on choisit le lieu pour le mieux faire à quelques-unes, et principalement lors qu'il est question de la faire avec le trépan, lequel on doit toujours appliquer proche de la fracture, en la partie la plus déclive. Et d'autant que la fracture peut se rencontrer en plusieurs endroits de la Teste, il faut savoir que tous ne sont pas propres à recevoir le trépan. Paré (Liv. 10, chap. 11) défend de l'appliquer sur l'os fracturé, et séparé de son tout, aussi bien que

---

[1] Avelaine : du latin *avellana* (nux), désigne noisette

[2] Matière estrange : les médecins et chirurgiens appellent matière estrange tout ce qui est contre nature venant du dehors (morceaux de tissus ou pierre) comme engendré du dedans.

[3] Contenue = retenue.

sur les sutures, sur les sourcils, aux parties inférieures de la Teste, sur les os bregmatiques ou fontenelle[1] des jeunes enfants, et sur les tempes.

On ne doit pas appliquer le trépan sur l'os fracturé, et séparé du tout, ni sur la grande partie séparée qui demeure entière, c'est-à-dire qui n'est pas fracturée de peur qu'en pressant dessus on l'enfonçât sur les membranes. Quelques-uns l'appliquent en l'enfonçure, en sorte que le rond du trépan donne sur elle et en coupe une partie, ce que je n'approuve pas, d'autant que le plus souvent l'enfonçure ne se rencontre qu'en la première table, et que la seconde se trouve fracturée et brisée en plusieurs pièces, que le trépan approchant de la seconde table, s'enfoncerait dans la membrane. J'en ai vu quantité de cette nature et notamment une au Valet du sieur de la Mauvaisiniere auquel je tirai plus de soixante fragments de la seconde table, la première n'étant qu'enfoncée et venant encore à quelque partie de l'os sain, ce que je fis (anno 1666) (...).

Guidon (Traite 3, doct. 2, chap. 1) dit qu'en faisant cette opération, on doit éviter autant que l'on pourra de toucher aux sutures de tête, de peur qu'en les coupant, la dure-mère n'en soit blessée (*De vuln capitis*), et qu'elle ne s'abatte ou s'affaisse sur le cerveau. Il le tient d'Hippocrate qui dit qu'il faut trépaner en la plupart des fractures qui arrivent au crâne, mais qu'il ne faut pas trépaner sur les sutures et que si la fente s'y rencontre qui demande une opération, on doit la faire sur l'os prochain.

D'où d'Alechamps (en sa *chirur. francoi.*) tire une conséquence : qu'il faut donc trépaner des deux côtés de la suture quand elle se trouve fracturée, parce que le sang intérieurement épandu ne peut se communiquer d'un côté de la suture à l'autre, à cause de la membrane qui y est fortement attachée, et partant où il se rencontre plusieurs autres... Ensemble, on applique plusieurs trépans. Fallope dit que le chirurgien est quelquefois contraint de couper la suture (...) et le sieur Mingelousaux[2], médecin à Bordeaux (en ses observations et remarques sur Guydon), dit que l'expérience a fait voir, qu'on pouvait sans danger y appliquer le trépan, parce qu'on

[1] La fontenelle : du latin *fonticulus*, petite fontaine, la fontanelle.

[2] M. Mingelousaux est un médecin de Bordeaux, contemporain de Boirel, connu pour ses travaux de chirurgie.

pourrait donner ordre aux accidents qui pourraient arriver, et que cette opération n'était pas tant à craindre comme on se l'était imaginé. Pour moi qui crois qu'il est plus facile d'ordonner que de pratiquer, je ne conseille à aucun de la faire sur cette partie à cause du danger qu'elle porte avec elle, mais bien de suivre le conseil de D'Alechamps, sans blâmer le sieur de Mingelousaux, auquel les chirurgiens sont bien obligés d'avoir poly[1] le discours de Guidon et mis ensuite sur chaque chapitre de très doctes remarques, avec un recueil de toutes les nouvelles doctrines.

J'ai dit autre part la raison pourquoi on ne doit pas trépaner sur les sourcils, et Galien (metho. Liv. 6) défend d'appliquer le trépan aux parties inférieures de la teste, de peur que le cerveau par sa pesanteur ne sorte en pressant les membranes vers l'issue de la plaie, ce que je ne craindrais pas beaucoup si l'occasion s'en présentait, la substance du cerveau n'étant pas assez molle ni coulante pour sortir si facilement, à joindre qu'il est requis par les mêmes Auteurs qui ont défendu d'ouvrir ces parties d'appliquer le trépan aux parties les plus déclives de la fracture.

On ne doit pas aussi appliquer le traitement sur la fontenelle des jeunes enfants ni sur les os bregmatiques proches de cette fontaine[2], parce qu'ils ne sont pas assez solides pour le soutenir, mais on peut y faire ouverture avec d'autres instruments desquels le Chirurgien se servira selon son adresse et selon que la nécessité le requièrera.

Il n'y a pas de doute que l'application du trépan sur les os temporaux est seulement défendue à cause de l'incision qu'il se ferait des muscles crotaphiles (temporaux) et conséquemment de plusieurs nerfs, et veines et artères, distribuées en leur substance. Ce qui exciterait douleur fièvre, et spécialement convulsions, dit Hippocrate, tant particulière qu'universelle, et enfin tuerait le malade. Ces raisons cependant sont-elles assez fortes pour laisser plutôt périr un blessé que de le trépaner sur ces os quand la fracture s'y rencontre ? Pour moi, ce n'est pas mon sentiment, car si on ne peut pas suivre la méthode de Galien (metho. Liv. 6) qui, dans une fracture de l'os temporal trépana l'os du sinciput (...), ou celle de Paré (Liv. 10, chap. 14) dans les exemples qu'il nous donne du

---

[1] Poly : au sens figuré, rendre plus luisant pour la compréhension du monde.

[2] La fontaine pour la fontanelle.

sieur de la Bretèche et du sieur de Pienne, je ne trouve pas grand péril de couper ce muscle, pourvu que la section soit faite selon la rectitude des fibres, ainsi qu'il est déclaré.
Messieurs Paré et d'Alechamps (Liv. 10 en sa *chirurg. francoi.*) ont donné la figure[1] de tant d'instruments capitaux dont on peut se servir pour les fractures du crâne qu'il me serait inutile de vouloir ici les décrire (Fig. 1), je prie donc le lecteur d'y avoir recours dans sa nécessité en l'avertissant toutefois s'il y a, espace ou lieu à glisser l'extrémité du bec de Perroquet[2] qu'il doit s'en servir le plus qu'il pourra, d'autant que l'opération en est plus prompte et plus sure et que, par son moyen, on peut couper facilement tant et si peu de l'os que l'on voudra, pour ôter les esquilles et enlever les os enfoncés, ce que l'on fera avec pincettes et élévatoires, les introduisant par le trou que l'on aura fait avec ces tenailles incisives, prenant toujours garde en ôtant ces fragments de ne pas blesser les membranes à cause de leurs pointes et de leurs aspérités, mais quand on ne pourra pas introduire ces tenailles, il faudra pour faire ouverture au crâne se servir de rugines, de tarières[3] ou du trépan.

Galien (metho 6) avait de trois sortes de rugines : l'une était grande, l'autre moyenne et la troisième petite et étroite ; c'était par leur moyen qu'il apprenait non seulement la profondeur des fentes ou fissures, qui ne passent pas quelquefois la première table comme font les Chirurgiens d'aujourd'hui. Mais il se servait aussi de celles, qui pénétrant toutes les deux tables, passaient jusqu'à la dure-mère, on doit au reste y tenir l'ordre de commencer toujours son opération avec la plus large, et de finir avec la plus étroite, et de ne cesser point que la scissure n'ait été raclée et emportée.

Plusieurs ne mettent pas grande différence entre la tarière ou terebra[4], et le trépan ou modiolus[5] sorte de trépan, quoi qu'ils soient beaucoup dissemblables, selon Celse (liv 8) qui dit que la botte dentelée que les Grecs nomment chroinikiom (chroinikiom)[6] et nous trépan, est un ferrement rond et cave, qui en son extrémité

---

[1] La figure = le dessin, la forme.
[2] Bec de Perroquet (bec de perroquet) : instrument de chirurgie type pince avec une extrémité ressemblant à un bec de perroquet.
[3] Tarière : gouges et autres instruments de trépanation
[4] Terebra : mot latin, forest ou vrille, ici trépan chirurgical (Celse).
[5] Modiolus : mot latin, sorte de trépan (Celse).
[6] Chroinikiom : morceau de fer ou de bois percé.

inférieure à des dentelures comme une scie, et au milieu une pointe ou clou, qui est ceint et environné de l'intérieure circonférence. Pour la tarière il y en a de deux sortes : l'une semblable au foret ou tire-fond duquel usent les Charpentiers, et l'autre qui a la tête plus longue. Cette tète commence d'une pointe aiguë, puis soudain se fait plus large, et derechef d'un autre commencement, procède et monte un peu moins qu'égale. On voit par ce texte la différence entre les deux que Fabrice d'Acquapendente (part. 20 chap. 20)[1] n'approuve pas s'ils n'ont pas un chaperon[2], mais les os étant de différence épaisseur, pour éviter la quantité et la différence des trépans à chaperon que le Chirurgien devrait avoir, Botal[3] en a inventé un avec lequel on fait cette opération avec plaisir promptement et sans danger, qui sont les trois conditions avec lesquelles Hippocrate (de offic medic) veut qu'un Chirurgien opère principalement aux plaies de la tête, ou le retardement dans l'opération est très dangereux, tant à raison de l'inflammation qui pourrait y survenir qu'à cause du froid ennemi juré du cerveau.

Ce trépan au reste est assuré (FIG 2), car sa partie supérieure étant plus grosse que l'inférieure, il ne peut s'enfoncer sur la dure-mère à joindre, dit Galien (6 metho) qu'elle ne peut aucunement être blessée, parce qu'elle se sépare incontinent des os qui sont gravement touchés. Il est assuré, vu le manifeste danger de mort qui arriverait sans cette opération pour le mot de travailler avec plaisir, c'est-à-dire plaisamment, on doit le prendre pour doucement, sans bruit, et sans épouvanter ni le malade ni les assistants[4]. Il y a deux sortes de trépans : l'un est dit Masle lorsqu'il a un clou en forme de foret en son milieu, et l'autre est dit Femelle quand il n'en a point. On se sert du premier au commencement de l'opération, et de l'autre dans la fin. Le chirurgien doit toujours estre garni[5] de deux sortes de trépans, de grands et de petits pour s'en servir selon la nécessité. Il doit aussi avoir un foret, pour commencer cette opération ainsi qu'il sera dit cy-après ; un dépressoir de la dure-mère et un lenticulaire[6]. Le dépressoir est un

---

[1] Fabrice D'Acquapendente (1533-1619) : ibid.
[2] Arière à chaperon : voir Annexe VII.
[3] Botal : trépan de Botal. Leonardo Botallus (1530- ?) : ibid.
[4] Assistants = les aides opératoires et/ou la famille.
[5] Garny = équipé.
[6] Lenticulaire : *ibid.*

instrument qui doit être rond, large, poly et uni en son extrémité, et le lenticulaire est un instrument tranchant, ayant au bout qui touche la dure-mère une petite rondeur semblable à une lentille, afin que, voulant trancher, unir et polir l'os des petites pointes qui y peuvent rester après l'opération du trépan, on ne puisse pas blesser la membrane.

Avant d'apprendre la manière de faire l'opération du trépan, il faut supposer que le malade soit assez fort pour l'endurer, que la plaie soit assez ouverte, que l'os soit net et bien dénué de son péricrâne, et que la lune ne soit pas en plein, parce que durant ce temps le cerveau s'augmente, se gonfle, et remplit presque tout le crâne. Enfin, on doit témoigner[1] aux parents et aux amis du blessé du péril où il est, leur faire voir que sa mort est prochaine et infaillible[2], et qu'il n'y a aucun moyen de l'en garantir que par cette opération, qui de soi n'est aucunement dangereuse (Hippocrate, *De offic medici*) ni ayant que la grandeur de la blessure qui cause tout le péril.

Le chirurgien ensuite doit mettre la main à l'œuvre, étant assis ou debout commodément, et à la lumière. S'il est assis, ses pieds doivent être situés vis-à-vis des genoux, et peu distants l'un de l'autre, plus élevés que les aines (*in celena libro*), et distants de sorte que les deux coudes s'y puissent mettre des deux côtés. Galien dit que cette manière de se seoir[3] est stable, fort honnête et sûre pour opérer. S'il est debout, il faut qu'il se tienne bien sur les deux pieds, mais qu'il fasse son opération étant appuyé sur l'un des deux, non du côté qu'il travaille de la main, et le genou doit venir à la hauteur de l'aine comme s'il est assis. Le chirurgien doit garder cette figure[4] pendant qu'il opérera.

Le malade auquel on fera l'opération doit être couché, ayant sous la teste quelque manteau de drap ou autre chose un peu ferme (…), elle ne doit être ni trop haute ni trop éloignée du chirurgien, qui ne doit se pencher ni deçà, ni delà, ni sortir hors de son siège, il faut donc qu'elle soit située, en sorte que le chirurgien opérant ne lève pas les mains plus haut que le milieu de sa poitrine. Il doit faire

---

1 Témoigner = avertir.
2 Infaillible = inéluctable.
3 Se soir : vieux français venant du latin *adsidere* pour s'asseoir ou s'installer.
4 Figure = position.

tenir la teste de son blessé, par un serviteur fort et robuste, afin qu'elle ne branle[1] point sous le trépan, pour obtondre[2] le bruit duquel, ou des autres instruments capitaux, desquels on se sert ordinairement à racler, couper ou scier les os, il faudra boucher les oreilles du patient avec du coton et couvrir les lèvres de la plaie, de linges et de plumaceaux tout secs, ou mouillés avec un peu de vin rouge, grossier et chaud, de peur que le froid ne le surprenne, ou que le trépan ne les blesse par son attouchement[3]. Quelques-uns pour ces mêmes raisons trempent ces petits linges, dont ils couvrent les bords de la playe par de l'huile rosat, et les font tenir par un serviteur, aux playes principalement qui sont cruciales[4], et dont les bords pourraient tomber sur le trépan ce qui y exciterait la douleur.

Fabrice d'Acquapendente applique le clou de son trépan à côté, et tout proche de la fente ou de la fracture, en sorte que la circonférence de la couronne de son instrument passe deçà, et delà ladite fente, afin que la perforation se trouve égale de tous côtés, et dit que s'il n'apparaît aucune fente, la plaie ayant été faite par un ferrement très pointu comme ferait un poinçon, il faut trépaner au centre, c'est-à-dire au milieu de la plaie, c'est ce que je n'ai jamais fait, ne le trouvant pas bien assuré, mais voici comment j'en use sans rechercher davantage la pratique des autres. Toutes choses préparées, il faut se servir d'un instrument en forme de foret, ayant sa pointe triangulaire, de la figure et de pareille grosseur que le clou du trépan, et pour percer quelque peu de l'os à côté de la fente, ou de la fracture, en sorte toutes fois que le tour du trépan ne comprenne rien de la fracture, et aussi n'en soit éloigné que pour ne la toucher pas, puis prendre le trépan masle proportionné à la grandeur de la fracture, engraissé d'un peu d'huile afin qu'il coule plus doucement et mettre son clou dans les vestiges du foret, ce qui le tient plus ferme, et l'empêche de vaciller de côté ni d'autre, et partant, l'os est coupé plus rondement.

Cet instrument mis, il faut que le chirurgien opère des deux mains, le tenant par en haut avec la main gauche, et en le comprimant de

---

[1] Branle = bouge.
[2] Obtondre = étouffer.
[3] Attouchement = contact.
[4] Cruciales = en forme de croix.

la même main, il tournera en rond avec la droite pour couper ou scier l'os en cette manière, jusque à ce que le ferrement soit parvenu au diploé, ce que l'on reconnaîtra par le sang qui le plus souvent en sort, et principalement quand on le trépane dans les commencements. Alors, il faut ôter le clou du milieu du trépan, de peur qu'en excédant[1] les dents, il ne blesse la dure-mère. Il ne faut pas cependant toujours attendre que l'on voie du sang pour ôter le clou. Car, j'en ai trépané beaucoup, dont il n'en sortait point du tout. C'est pourquoi les praticiens l'ôtent ordinairement, quand ils voyent que la trace du trépan apparaît en l'os. Ce clou ôté, on continuera à la perforation entière de l'os avec plus de retenue qu'auparavant, levant souvent le trépan, et regardant avec le cul d'une aiguille si l'os est bientôt coupé, ou si l'instrument n'a point pénétré plus d'un côté de l'autre, afin qu'en le comprimant un peu davantage du côté où il est moins coupé et enfoncé, on puisse rendre la perforation égale. C'est aussi ce que l'on doit faire dès le commencement. Pendant cette opération, il faut souvent lever le trépan pour le nettoyer et ôter la poussière d'os (qui se voit dans le trou), et le tremper dans l'eau froide, de peur dit Hippocrate (*De vuln capitis*) que, s'échauffant par le tournoiement, il ne ramollisse, ne se rebouche et qu'il ne brûle, dessèche, et altère l'os ce qui serait cause qu'il s'en séparerait davantage.

Cette opération faite, on doute[2] si on doit ôter l'os trépané, ou le laisser tomber de soi-même, d'autant qu'Hippocrate (*Loco citate*) semble appuyer ces deux opinions, quand il dit qu'on doit laisser tomber l'os trépané, alors qu'il commence à crouler[3] et qu'on doit le laisser tomber de lui-même, je crois que son sentiment est ici, quand on a trépané dans les premiers jours et que l'on n'est pas pressé de fâcheux accidents ce qu'on peut voir facilement dans un autre passage du même livre, si vous n'avez pas commencé la cure, dit-il dès le commencement, et l'avez reçu d'un autre tardant dans la guérison, il faut incontinent trépaner l'os jusqu'à la méninge avec un instrument dentelé. Pour moi, je trouve le plus sûr de trépaner toujours jusqu'à la membrane, d'ôter l'os trépané dès le commencement, pourvu qu'il n'y soit point trop adhérent, car pour

---

[1] Excéder = ne pas outrepasser les limites.
[2] Doute = se pose la question.
[3] Crouller = tomber en s'affaissant.

lors, il faudrait le laisser tomber de lui-même, ce qui se fait en peu de temps, et l'ai pratiqué plusieurs fois.
Pour enlever cet os, s'il ne vient avec le trépan, il faut l'ébranler doucement avec un élévatoire que l'on fait glisser entre l'os sain et l'os incisé, lequel on tire finalement avec des pincettes ou un petit retire fond[1] que l'on met dans le trou du milieu de l'os trépané ; il reste parfois après l'ouverture faite, quelques petites esquilles, inégalités ou pointes d'os aux bords inférieurs de la seconde table qu'il faut couper, unir et polir de peur qu'ils ne piquent et blessent la membrane. Fabrice ajoute que la chair qui croîtrait en ce lieu, qui serait âpre, rude et inégal causerait de grandes douleurs. On les ôtera donc avec le ganiver lenticulaire[2], sur le dos duquel s'ils sont trop durs, on pourra frapper doucement avec le maillet de plomb, avec lequel on n'étonne[3] point le cerveau et, ensuite, on doit relever doucement et légèrement les os qui se retrouvent enfoncés avec les élévatoires propres à cette fin, que l'on glissera par le trou fait en l'os, duquel il faut savoir quelle quantité on ôtera.
Quoique Celse (Liv. 8, chap. 4) conseille de faire plusieurs ouvertures dans une fente qui aurait une longue étendue, il dit qu'il faut ôter de l'os le moins possible que l'on pourra. Fondé sur le sentiment d'Hippocrate (Apho. 18, ib. 5) qui nous témoigne que le froid est ennemi du cerveau. On peut être contraint d'en ôter quelques fois plus qu'on ne voudrait, spécialement dans les enfonçures, où il se trouve plusieurs fragments séparés de l'os qui non seulement compriment la dure-mère, mais aussi par leurs pointes la blessent, ce qui serait cause de l'enflammer, s'ils n'étaient pas ôtés promptement. Les autres pièces d'os séparées de leur tout doivent aussi être tirées avec pincettes, bec de corbin, ou autres, et si on ne peut pas les tirer dehors, pour être trop enclavées, on se servira de tenailles incisives telles qu'est notre bec de perroquet, avec lequel on ôtera tant et si peu de l'os que l'on voudra. Par ce moyen, on facilitera l'extraction des autres pièces séparées, mais si la fente est longue, ou s'il y eut quelques fragments longs qui parussent encore adhérer à l'os sain ou au péricrâne, il faudra

[1] Retirefond = outil de fixation.
[2] Ganiver lenticulaire : *Ibid.*
[3] N'estonne : n'ébranle pas.

essayer de les relever seulement sans les séparer, et les tirer dehors, parce que la couverture de l'os est meilleure que toute autre matière, qui pourrait y être réengendrée (...). Guidon (Liv. 3, doctr. 2, chap. 1) veut qu'on les arrose souvent avec de l'huile rosat pour les ramollir et les tirer plus facilement et avec moins de douleur. Cette méthode néanmoins ne me plairait de peur de rendre l'os sain purulent, et la chair de l'ulcère baveuse, qui sont des accidents très mauvais aux plaies de teste ; j'aimerais mieux donc les ébranler peu à peu, pour les aider à se séparer d'eux-mêmes, si les accidents ne me pressaient point de les retirer.

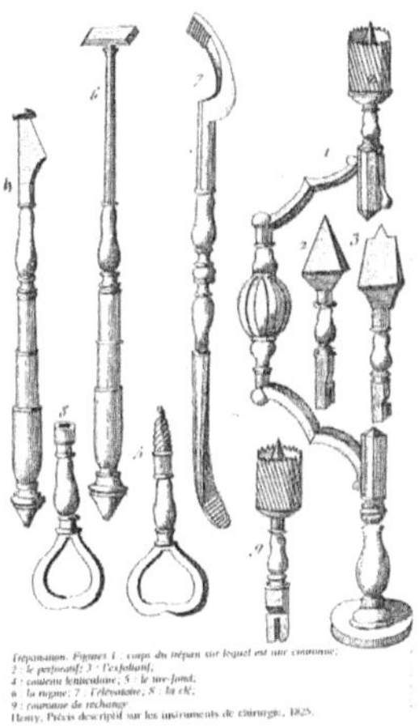

Fig. 1. : Trépans.

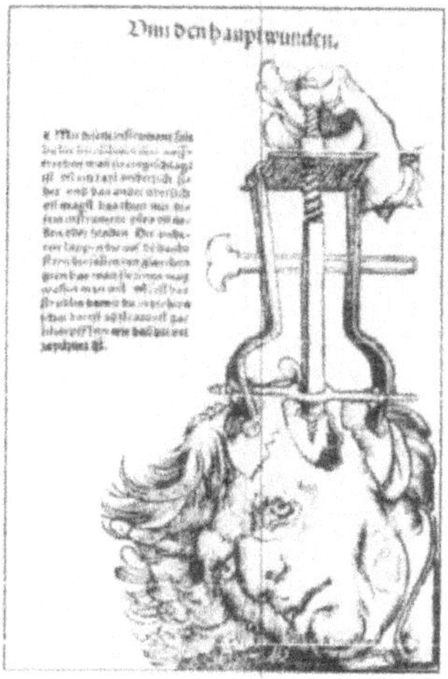

Fig. 2 : Trépanation – manuscrit allemand du XVe siècle[1].

[1] BIU Santé, Paris, 2019. Même référence pour les deux illustrations.

La chirurgie française et les deux académies

par Philippe Marre[1]

Mes fonctions de Secrétaire général, puis de Président de l'Académie nationale de chirurgie m'ont permis de développer des relations enrichissantes avec l'Académie nationale de médecine. Elles m'ont conduit à m'interroger sur la signification de la double représentation de la chirurgie française dans ces deux académies. Cette situation originale mérite un retour dans l'histoire de la chirurgie française qui s'inscrit dans l'histoire des deux académies, elle-même inscrite dans l'histoire de France. À l'époque d'Hippocrate, la chirurgie faisait partie intégrante de la médecine et désignait les soins donnés avec les mains. L'œuvre du grand compilateur grec Galien resta la référence médicale et chirurgicale pendant près de mille ans du IIe au XIIe siècle. Vers l'an mille, l'art médical était exercé en Europe occidentale par les clercs et les religieux dont les monastères accueillaient les malades et les indigents. C'est à partir du XIIe siècle que l'exercice de la chirurgie s'individualisa progressivement de l'art médical. Au cours de ce siècle de grande renaissance médiévale, l'exercice de la médecine avec les mains était fait par les barbiers, personnages sans instruction faisant de petits gestes chirurgicaux. Mais, l'église chrétienne jugeait ces pratiques barbares et les condamna au concile de Tours en 1163. Elle excluait ainsi du domaine des clercs et des religieux ce que l'on commençait à appeler la "cirurgie", terme venant du latin cirurgia lui-même tiré du grec keirurgie (keir : main et ergon : activité). C'est ce que Paul Valéry a souligné lors de son discours inaugural du Congrès français de chirurgie le 17 octobre 1938 à Paris : *« Toute la science du monde n'accomplit pas le chirurgien. C'est le faire et donc la main qui le consacre »*. Le XIIIe siècle vit la naissance de la Confrérie des chirurgiens de Saint-Côme qui survécut jusqu'au XVIIe siècle. L'église chrétienne finissant par interdire l'ensemble de l'exercice de l'art médical aux

---

[1] Ancien Secrétaire général de 2015 à 2018 et Président de l'Académie nationale de chirurgie en 2021.

L'Académie nationale de chirurgie au service de l'histoire – Séances solennelles : articles et conférences, L'Harmattan (éd.), Collection Médecine à travers les siècles, Paris, 2021.

clercs et aux religieux, la médecine devint l'apanage d'une élite laïque cultivée maîtrisant le latin. La chirurgie resta confiée aux barbiers-chirurgiens dont se différenciaient progressivement les maîtres chirurgiens plus instruits. À l'instigation de Jean Pitard, chirurgien du roi Louis IX, fut fondée à Paris vers 1268 la Confrérie des chirurgiens de Saint-Côme regroupant les maîtres chirurgiens et les barbiers-chirurgiens. C'était l'époque de la fondation des facultés de médecine de Montpellier en 1220 et de Paris en 1253. La faculté de médecine de Montpellier était ouverte sur le monde méditerranéen et diffusait le patrimoine médical et chirurgical, grec et latin enrichi, et transmis par les médecins arabes et perses, dont Averroès et Avicenne étaient les plus connus. La faculté de médecine de Paris était très traditionaliste et assurait son enseignement en latin, enseignement dont les barbiers-chirurgiens restaient exclus. Le XIVe siècle vit l'affirmation de la tradition chirurgicale française. En cette fin d'époque médiévale, la chirurgie quotidienne restait encore l'apanage des barbiers-chirurgiens dits de robe courte. Mais, ils souffraient de la rivalité croissante des maîtres chirurgiens dits de robe longue ayant accès à un savoir de plus en plus élaboré. Ce fut à Montpellier que furent publiés en latin, mais rapidement traduits en français, les premiers traités chirurgicaux d'Henri de Mondeville en 1306 et de Guy de Chauliac en 1363. Ils marquèrent le début de la tradition chirurgicale française fondée sur l'observation des faits et non sur le raisonnement théorique que vint enrichir l'étude de l'anatomie en bravant alors les interdits de l'église chrétienne et l'hostilité de la faculté de médecine de Paris. Et c'est aux XVe et XVIe siècles que se dessina nettement la démarche scientifique chirurgicale française avec le développement de l'étude de l'anatomie dans l'effervescence artistique et scientifique de la Renaissance dont Léonard de Vinci reste la référence universelle. L'anatomie fut enseignée dès la fin du XVe siècle dans de petits théâtres forains démontables. Ils furent remplacés au XVIe siècle par des constructions pérennes en Italie du Nord, puis dans toute l'Europe occidentale. Certains de ces théâtres d'anatomie étaient de véritables œuvres d'art construites pour de grands maîtres comme Vésale que l'on peut admirer encore, notamment à Bologne et à Padoue. Prenant de l'importance, la Confrérie des chirurgiens de Saint-Côme se fit construire un petit théâtre d'anatomie en bois rue des cordeliers entre la chapelle Saint-Côme aujourd'hui disparue et le couvent des Cordeliers dont subsiste le réfectoire qui vient d'être rénové. C'était l'époque d'Ambroise Paré, "chirurgien des rois", qui fut l'un des premiers à publier en 1575 son traité de chirurgie en français. Au XVIIe siècle, la Confrérie des chirurgiens de Saint-Côme gagna la faveur royale, et devint la Communauté des chirurgiens de Saint-Côme promise à un grand destin. En 1656 fut passé à Paris un contrat devant notaire, homologué par lettre patente du roi Louis XIV, entre les trente maîtres chirurgiens et les 120 barbiers-chirurgiens. Quatre ans plus tard, un arrêt royal déclara cette union bonne et durable, prenant le nom de Communauté des chirurgiens de Saint-Côme. L'enseignement de l'anatomie et les démonstrations opératoires étaient faits en français et en public dans le petit théâtre d'anatomie en bois de Saint-Côme près du couvent des Cordeliers par les maîtres chirurgiens. Mais également dans le théâtre d'anatomie du Jardin du Roi, ancêtre de l'actuel Jardin des Plantes, par Pierre Dionis, le plus célèbre d'entre eux. Le roi, passionné par toutes les innovations dont Versailles devenait la vitrine, avait demandé à Dionis en 1672, contre l'avis de la faculté de médecine de Paris, d'ajouter à son enseignement celui de la circulation du sang découverte par William Harvey en 1628. La bienveillance royale fut confirmée par les succès des interventions exécutées sur la personne du roi par son premier chirurgien, Charles François Felix de Tassy pour une fistule anale en 1686 et un anthrax de la nuque en 1696. La mise à plat de l'anthrax fut conseillée à Félix par Georges Mareschal, chirurgien renommé de l'hôpital de la Charité, qui lui succéda à sa mort comme premier chirurgien du roi en 1702. Ces succès sur le royal patient eurent un grand retentissement dans toute l'Europe et contribuèrent à faciliter la construction par l'architecte Joubert d'un théâtre d'anatomie pérenne plus grand que le précédent aux frais de la jeune Communauté des chirurgiens de Saint-Côme sur un terrain cédé par le couvent des Cordeliers contre le réfectoire du couvent. Inauguré en 1696, il joua un grand rôle dans la naissance de l'Académie royale de Chirurgie et existe toujours sous le nom de théâtre d'anatomie de Saint-Côme au 5 de l'actuelle rue de l'École de Médecine, ancienne rue des Cordeliers. Et c'est au XVIIIe siècle que naquit à Saint-Côme l'Académie royale de Chirurgie, affirmant la place de la chirurgie dans le monde de la médecine. Le développement des innovations chirurgicales conduisit en effet Georges Mareschal et François Gigot de La Peyronie à *« songer à confier l'examen des nouvelles méthodes opératoires à une assemblée de praticiens expérimentés »* sur le modèle de l'Académie des Sciences fondée par Colbert en 1666. La chirurgie devenait une spécialité médicale à part entière dont l'enseignement en français à la faculté de médecine de Paris débuta en 1720. Les barbiers-chirurgiens disparurent progressivement pour devenir soit des barbiers-perruquiers, soit des maîtres chirurgiens. C'est en 1731 que Jean-Frédéric Phelypeaux, comte de Maurepas, secrétaire d'État de la Maison du Roi, donna l'accord du roi Louis XV pour la création d'une société académique de chirurgie. Il reportait à plus tard celle d'une académie, en précisant que *« Sa Majesté souhaite être informée des progrès que fera cet établissement afin d'être en état de juger s'il est assez utile pour être autorisé par des lettres patentes à devenir une académie, ayant usé de même pour les autres académies »*. La première séance eut lieu au théâtre de Saint-Côme le 18 décembre 1731 sous la présidence de Georges Mareschal en présence de 68 des 70 maîtres chirurgiens de la Communauté de Saint-Côme. Le rayonnement de la société académique fut rapidement considérable avec recueil à partir de 1734 et publication à partir de 1743 des mémoires présentés en séances. Et le 2 juillet 1748 furent publiées les lettres patentes du roi Louis XV *« établissant la société académique de chirurgie sous le nom d'Académie royale de Chirurgie »*. De son côté, la faculté de médecine de Paris obtint du roi Louis XVI l'institution d'une société académique de médecine en 1778, prévoyant de même sa transformation en académie quelques années plus tard. Le succès de l'Académie royale de Chirurgie, sous la houlette de son président Germain Pichault de la Martinière et de son secrétaire perpétuel François Quesnay, comme le succès des séances publiques de dissections anatomiques et de démonstrations opératoires faisant salle comble au théâtre de Saint-Côme nécessitèrent un bâtiment plus vaste. La construction d'un grand théâtre d'anatomie de l'autre côté de la rue des cordeliers en face du couvent des Cordeliers fut confiée par le roi Louis XV à l'architecte Gondoin. Il fut inauguré par le roi Louis XVI en 1775 et existe toujours au sein des bâtiments de la faculté de médecine de Paris construits à la fin du XIXe siècle au 12 de l'actuelle rue de l'école de médecine. La Révolution fut une période charnière qui redistribua complètement les cartes en médecine comme en chirurgie. L'Académie royale de Chirurgie disparut en 1793 comme les autres sociétés savantes royales et le projet de fondation de l'Académie royale de Médecine fut repoussé. Cependant, le Directoire fit rouvrir rapidement l'Académie française, l'Académie des Sciences, l'Académie des Beaux-Arts, l'Académie des Sciences morales et politiques et l'Académie des Inscriptions et Belles-Lettres, en les regroupant dans l'Institut de France en 1795. Mais, les chirurgiens n'obtinrent pas la réouverture de leur académie malgré la poursuite de leurs progrès pendant les guerres de la Révolution et de l'Empire avec notamment l'organisation des premières ambulances militaires de campagne par Dominique Jean Larrey. Il fallut attendre la Restauration pour que le baron Antoine Portal, médecin du roi Louis XVIII, obtienne de celui-ci la création, par l'ordonnance du 20 décembre 1820, de l'Académie royale de Médecine dans laquelle les chirurgiens furent intégrés. Elle comptait alors trois divisions, la première regroupait les médecins, la deuxième regroupait les chirurgiens et la troisième regroupait les pharmaciens, et les vétérinaires. L'ordonnance spécifiait qu'il s'agissait de *« faire revivre le souvenir et l'utilité de la Société royale de Médecine et de l'Académie royale de Chirurgie en rétablissant ces compagnies célèbres sous une forme plus appropriée à l'état actuel de l'enseignement et des lumières »*. La chirurgie rentrait ainsi dans le giron médical après s'être illustrée au XVIIIe siècle et avoir pris son indépendance avec son rayonnement académique propre. La cohabitation entre les deux mondes médical et chirurgical au sein de la nouvelle académie ne dura pas. Emmenés par Auguste Bérard, Charles-Pierre Denonvillers, Jean-François Malgaigne, Auguste Nélaton et d'autres, nombre de chirurgiens quittèrent l'Académie pour fonder, en 1843, la Société des chirurgiens de Paris. Les XIXe et XXe siècles virent l'épanouissement de la chirurgie moderne. La Société des chirurgiens de Paris s'installa à l'Hôtel de Ville avec le soutien du préfet Rambuteau. Reconnue d'utilité publique en 1859, élargie à l'ensemble des chirurgiens français en 1875, elle ne redevint Académie qu'en 1935, sous la présidence de Pierre Fredet, avec le statut d'association à but non lucratif, prenant récemment le titre de « Nationale » en 1997. Chassée de l'Hôtel de Ville par l'incendie de la Commune qui détruisit ses archives en 1871, elle connut diverses tribulations jusqu'à son installation aux Cordeliers en 1993, 200 ans après sa suppression par la Convention, dans l'ancien théâtre d'anatomie pathologique de Jean Cruveilhier. La chirurgie se développa pendant ces deux siècles en bénéficiant des découvertes faites dans les autres disciplines, facilitant et humanisant le geste chirurgical : méthode anatomoclinique (Xavier Bichat, 1800 ; René Laennec, 1816), anesthésie (Willam Morton, 1846), hygiène et lavage des mains (Ignaz Philipp Semmelweis, 1847), physiologie (Claude Bernard, 1865), antisepsie (Joseph Lister, 1867), asepsie (Louis Pasteur, 1886). À ces innovations, se sont ajoutés les progrès techniques successifs dans toutes les spécialités médicales et chirurgicales notamment en biologie et en radiologie. L'un des progrès les plus remarquables fut l'anesthésie générale par voie veineuse avec ventilation assistée en circuit fermé autorisant les interventions majeures de longue durée. Mise au point aux États-Unis vers 1934, cette méthode se développa à Paris à partir de 1946 notamment dans le service de François de Gaudart d'Allaines à l'hôpital Broussais avec Nadia Dubouchet formée aux États-Unis aux nouvelles méthodes anesthésiques. Ces progrès ont ouvert la voie aux transplantations d'organes comme à la chirurgie « mini-invasive », à la chirurgie assistée par ordinateur avec télémanipulation comme à la chirurgie assistée par l'image. L'ensemble conduisant aux stratégies thérapeutiques personnalisées, à la réadaptation rapide après chirurgie majeure et à la chirurgie ambulatoire. Les innovations techniques incessantes de ce début du XXIe siècle permettent depuis une vingtaine d'années à des médecins non chirurgiens de la plupart des spécialités de faire également des gestes thérapeutiques « mini-invasifs » qualifiés « d'interventionnels », mais nécessitant des équipements de plus en plus sophistiqués regroupés dans des salles d'opération dites « hybrides ». Ces médecins faisant des gestes thérapeutiques « mini-invasifs » qualifiés « d'interventionnels » sont maintenant éligibles à l'Académie de Chirurgie au même titre et dans les mêmes conditions que les chirurgiens. L'activité opératoire n'est plus l'apanage des seuls chirurgiens. Riche d'environ 150 membres titulaires, 350 membres associés, 50 membres honoraires 20 membres libres et de nombreux membres d'honneur français et étrangers, l'Académie de Chirurgie est devenue la seule institution française fédérant les 13 spécialités chirurgicales. Avec ses séances académiques hebdomadaires, ses séminaires trimestriels, ses colloques semestriels, elle contribue au rayonnement de la chirurgie française, à la formation des chirurgiens et à l'enseignement des futurs chirurgiens. Par ses relations étroites avec la Fédération des spécialités médicales, avec l'Institut national du cancer, avec la Société française d'anesthésie réanimation et les autres sociétés savantes médicales, avec le monde de la justice et avec les pouvoirs publics, elle contribue à l'évolution des conditions d'exercice des chirurgiens. Par son implication dans la chirurgie humanitaire en pays émergents, elle valorise le développement dans ces pays d'une chirurgie dite « essentielle » à côté des transferts du savoir-faire chirurgical moderne. Actuellement, l'Académie nationale de Chirurgie et la 2e division chirurgicale de l'Académie nationale de Médecine se vivent de plus en plus comme complémentaires. L'Académie de Chirurgie fédère les spécialités chirurgicales et bénéficie de l'ouverture de la 2e division chirurgicale sur le monde médical de l'Académie de Médecine particulièrement pour les enjeux éthiques et sociétaux actuels. La 2e division chirurgicale de l'Académie de Médecine compte 29 membres titulaires et 35 membres correspondants qui sont également traditionnellement membres de l'Académie de Chirurgie. Ils participent à ses travaux et font le lien avec l'Académie de Médecine. Cette proximité grandissante se traduit dans les séances annuelles biacadémiques médico-chirurgicales communes, mais aussi dans des commissions de travail, des séminaires et des colloques communs. Cette proximité se concrétise également dans la création de la Fondation de l'Académie de Chirurgie sous l'égide de la Fondation de l'Académie de Médecine destinée à valoriser et faire connaître l'excellence de la chirurgie « mini-invasive » et de la médecine « interventionnelle » françaises et à contribuer à développer la chirurgie « essentielle » dans les pays émergents. Loin de créer la confusion, l'expression de la chirurgie française dans deux institutions académiques différentes en ce début du XXIe siècle est vécue comme une richesse par les deux institutions. Elles voient coopérer leurs différentes spécialités dans les nouvelles pratiques « mini-invasives » et « interventionnelles » qu'elles soient médicales ou chirurgicales, pour le plus grand bien des patients.

COMMÉMORATION DES 75 ANS DE L'ORDRE NATIONAL DES CHIRURGIENS-DENTISTES – RÉÉDITION DES BULLETINS DE 1945 par Xavier Riaud[1]

En septembre 2019, je suis convoqué au siège du Conseil national de l'Ordre des chirurgiens-dentistes. Les secrétaires généraux me missionnent pour assurer la commémoration des 75 ans de l'institution. J'accepte. Nous tombons d'accord pour une réédition des bulletins de 1945 commentés par moi-même sous la direction du président d'alors, le Dr Serge Fournier.
Une embûche qui fermera tous les musées, tous les centres d'archives va se dresser sur ma route. Je l'ignore à cette époque. Elle s'appelle : Covid-19.
Ce travail m'a pris deux années entières sur tous mes temps libres. Il a occupé tout mon premier confinement où tous les dentistes de France ont été interdits d'exercer. Des centres d'archives ont rouvert leurs portes pour en faciliter les recherches. S'il fut difficile par le contexte, son écriture s'est révélée passionnante, voire ardente. Peut-être est-ce d'ailleurs ce que j'ai fait de mieux. De plus important assurément.
« Personne n'ose chercher la vérité.
Ceux qui cependant la cherchent n'osent la trouver.
Ceux qui cependant la trouvent n'osent pas la dire.
Ceux qui la disent ne sont pas écoutés. »

Alfred SAUVY (1898-1990)
Économiste, sociologue et professeur au Collège de France,
In *Historique de l'Ordre national des médecins français*,
Ordre national des médecins.

---

[1] Docteur en chirurgie dentaire, docteur en épistémologie, histoire des sciences et des techniques, lauréat et membre titulaire de l'Académie nationale de chirurgie dentaire, membre libre de l'Académie nationale de chirurgien, médaille de vermeil du Conseil national de l'Ordre des chirurgiens-dentistes.
Commémoration des 75 ans de l'Ordre national des Chirurgiens-dentistes – Réédition des bulletins de 1945, sous la direction du Dr Serge Fournier, commentée par le Dr Xavier Riaud, L'Harmattan (éd.), Collection Médecine à travers les siècles, Paris, 2021.

Première rumeur : la maison de l'Ordre était-elle une maison close avant son rachat par l'Ordre ?

L'acquisition de la maison de l'Ordre a lieu le 2 mai 1946. L'acte notarié est signé dans l'étude du notaire maître Paul Rech à Chatou, dans la Seine-et-Oise, en présence de maître Robineau, notaire à Paris. La vendeuse, Mme Louise Gondemant, est également présente.

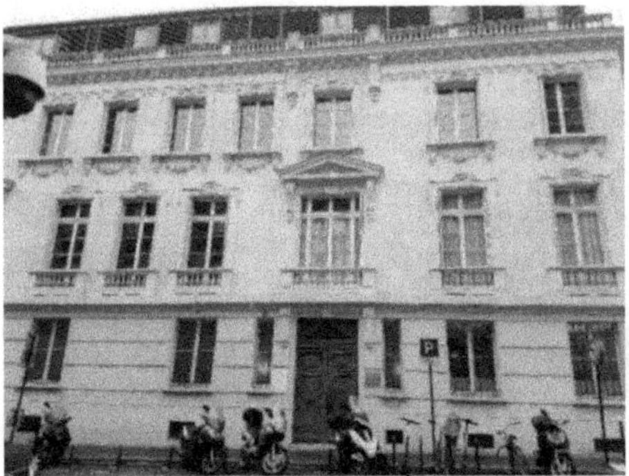

Maison de l'Ordre aujourd'hui : 22, rue Émile Ménier, 75 016 Paris (© Xavier Riaud, 2019).

J'ai montré l'acte notarié (classé confidentiel) à un notaire de Nantes qui nous a attesté qu'avant la construction de la maison, il n'y avait aucun bâtiment sur le terrain. Le 3 juillet 1911, Louis Armand Dumont, ingénieur des arts et manufactures, industriel également, acquiert un terrain vierge de tout bâtiment auprès des frères Menier, les industriels qui ont fait fortune dans le chocolat et qui laisseront leur nom à la rue. C'est Louis Dumont, en son nom propre, qui entreprend la construction de l'hôtel particulier toujours debout de nos jours. Louis Dumont décède le 13 décembre 1931. Il laisse derrière lui une veuve Mme Louise Goudemant, sans profession, deux enfants conçus avec elle et une fille d'un premier mariage, qui héritent de la maison. À la fin du XIXe jusqu'à la fermeture des maisons closes à Paris en 1945, il existe un guide rose pour les étrangers recensant absolument tous les lieux de massage et de prostitution dans la capitale. Introuvable aujourd'hui. J'ai retrouvé par hasard celui de 1930. À la page du XVIe arrondissement, aucune mention du 22, rue Émile Ménier n'apparaît. Cette maison n'était donc pas une maison close avant son rachat par l'Ordre.

Deuxième rumeur : un financement occulte ?

L'acte notarié fait état d'un coût de 6 500 000 frs pour l'achat de la maison de l'Ordre. Quel financement pour cet achat ? Il a été dit que l'argent des Juifs récupéré par le nouvel Ordre et issu de la section dentaire du Conseil supérieur de la médecine fondée par le maréchal Pétain en 1941 a servi au financement de cet achat. Qu'en est-il exactement ?

Un prêt auprès de l'UNRRA (United Nation Relief and Rehabilitation Administration) de 2 200 000 frs est souscrit. Cela est mentionné sur l'acte notarié. Le taux d'intérêt est faible.

L'Administration des Nations unies pour le secours et la reconstruction (UNRRA) est un organisme fondé en 1943, qui devient partie intégrante des Nations Unies en 1945 et qui cesse toute opération en 1947. Il est chargé d'entreprendre la reconstruction de l'Europe à la fin de la Seconde Guerre mondiale. À l'origine, il est prévu un plan d'aide de 3,5 milliards de dollars qui est vite jugé insuffisant. En 1947, le plan Marshall lui succède. Cet organisme a consacré, à sa mission de secours et de reconstruction, plus d'un milliard de dollars et fourni aux populations sinistrées par la guerre plus de 20 millions de tonnes de produits de première nécessité (nourriture, vêtements, médicaments...). Les États-Unis ont pris à leur charge les deux tiers du coût de cette aide d'urgence.

Le trésorier M. Guilleux précise les disponibilités financières qui s'élèvent à 4 300 000 francs de l'époque. L'origine de cet argent provient, pour partie, d'une idée du président Marandas. Il constate que les Allemands, la Croix-Rouge et l'armée française disposent d'un stock considérable de dents prothétiques. Ce matériau est indispensable à l'exercice des dentistes et la pénurie est bien réelle. Jean Marandas décide donc de racheter tous les stocks au prix de gros et de les revendre au prix du marché. Avec l'aide de son bureau, ils obtiennent les autorisations officielles, affrètent des camions et parviennent à stocker l'ensemble. Répartis en lots identiques, ils fournissent ainsi les confrères qui en font la demande. Les bénéfices réalisés sont conséquents et contribuent à acheter les nouveaux bâtiments.

Le 25 août 1944, le professeur Milliez, missionné par le Pr Vallery-Radot, chef de cabinet du ministre de la Santé M. Billoux du tout nouveau gouvernement de libération, demande à Jean Marandas, responsable du Service de santé de la Résistance, de former un comité regroupant des personnalités de la profession appartenant à la Résistance. Le 3 février 1945, le Conseil national des chirurgiens-dentistes (CNCD) est approuvé par arrêté ministériel. Jean Marandas en est élu le président dans son assemblée générale du 10-11 mars 1945. Le CNCD préfigure le CNOCD instauré par ordonnance de De Gaulle le 24 septembre 1945 (Journal officiel). C'est Chactas Hulin, nouveau président du nouveau Conseil national de l'Ordre des Chirurgiens-dentistes (02/03/1946), qui signe l'acte notarié (02/05/1946).

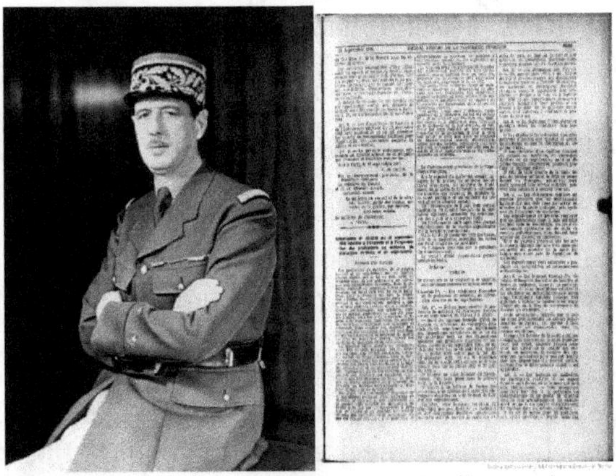

Ordonnance du 24/09/1945 et Charles de Gaulle, son signataire.

Troisième rumeur : un collaborateur pour premier président de l'Ordre ?

. Quid de la section dentaire ?

7 octobre 1940 : Le Conseil supérieur de l'Ordre des médecins est institué par Pétain. Loi du 17 novembre 1941 signée par Philippe Pétain et publiée dans le Journal officiel de la République française du 6 décembre 1941. La section dentaire du Conseil supérieur de l'Ordre des médecins est créée. Les syndicats dentaires sont dissous (Confédération nationale des syndicats dentaires (CNSD), actuel CDF (Chirurgiens-dentistes de France), créé en 1935). L'article 20 transfère les biens des syndicats à la section dentaire.

Les membres de la section dentaire refuseront unanimement d'utiliser ces biens et les feront mettre sous séquestre en 1943. Hulin les restituera en personne aux syndicats concernés en 1946.
Décret du 19 décembre 1941 signé par Philippe Pétain et publié dans le Journal officiel de la République française du 26 décembre 1941. Les membres du bureau de la section dentaire sont nommés par Pétain. Pas élus. La présidence est attribuée au Dr Chactas Hulin, dentiste à Paris.
Loi du 2 juin 1941, art. 4 : *« Les Juifs ne peuvent exercer une profession libérale (...) que dans les limites et les conditions qui seront fixées par décrets en Conseil d'État. »*
Décret du 5 juin 1942 publié au Journal officiel de la République française du 11 juin 1942, p. 2037, qui rend le numerus clausus obligatoire pour les chirurgiens-dentistes (= nombre de dentistes juifs autorisés à exercer). Il est limité à 2 % de chirurgiens-dentistes juifs qui peuvent s'inscrire également. Quant aux étudiants, le numerus clausus est de 3 %. Ainsi, l'Ordre des médecins et sa section dentaire, tous deux fondés par Pétain, se doivent de recenser tous les praticiens juifs et de les exclure de la profession médicale.

. Quid de Chactas Hulin?
- Hulin sera le seul membre de son bureau à évoluer en zone occupée pendant toute la guerre.
- Les stomatologues veulent absorber la chirurgie dentaire et se l'approprier. Les proches conseillers de Pétain pour le dentaire sont tous stomatologues. Aucun dentiste. Les dentistes de Paris n'auront jamais autorité. Ils n'auront pas plus leur mot à dire sur les décisions prises à Vichy et devront les appliquer sans discuter. Hulin sera la voix de l'autonomie de la chirurgie dentaire et sera profondément haï par les médecins pour cela. Il s'oppose aux stomatologues en toutes circonstances.
- Il fabrique un faux tableau de l'Ordre pour dissimuler les confrères juifs sous de fausses identités.
- En 1944, suite à une dénonciation à la Milice et à la Gestapo pour franc-maçonnerie et comme ancien maire communiste de Croissy-sur-Seine de 1935 à 1939, Chactas Hulin est arrêté et retenu 24 heures dans les locaux de la Gestapo qui en profite pour vérifier les dossiers de la section dentaire. Rien n'est retenu contre lui. Il

est relâché, mais sera surveillé par la Milice jusqu'à la fin de la guerre.
- Il est plusieurs fois victime d'attentats jusque chez lui après la guerre.
- Il devient l'ami intime de Jean Marandas, dentiste résistant, et président du Conseil national des Chirurgiens-dentistes fondé par le comité de la Résistance à la Libération. Il est le conseiller officieux après la guerre de tous les membres (tous choisis dans la Résistance) de la nouvelle institution de 1944 à 1946.
1/ En 1944, comme toute personne ayant occupé un poste officiel, Chactas Hulin a eu l'obligation de s'expliquer sur sa conduite durant l'Occupation. Il a donc été entendu par la commission d'enquête du Comité dentaire de Libération. Dans la lettre du président de la Commission d'enquête pour l'Épuration du 7 mai 1945, il est clairement stipulé que la procédure engagée pour fait de collaboration, dans le respect de l'ordonnance du ministre de la Santé du 18 janvier 1945 sur l'épuration des professions médicales et paramédicales, contre le Dr Hulin est classée sans aucune suite (décision unanime de surcroît).
2/ Une plainte est déposée contre le Dr Chactas Hulin par 25 praticiens (18 stomatologistes et 7 dentistes) en août/septembre 1945, devant la section d'épuration du Conseil régional des médecins de la région de Paris, réunie à la Première Chambre de la Cour d'appel qui siège au Palais de Justice de Paris. Comme deux d'entre eux l'admettent dans le bulletin n° 6-7-8-9 du nouvel Ordre, le résultat de la délibération de mai 1945 ne les a pas satisfaits. Ils souhaitent *« une enquête sur l'activité du Dr Chactas Hulin et de ses amis pendant l'Occupation allemande »*. Chactas Hulin se fait représenter par son avocat cette fois-ci. Le verdict tombe le 15 novembre 1945. Il est publié le 16 du même mois. Hulin est acquitté. Aucune suite ne sera donnée à cette plainte là encore (au cours des procédures d'épuration, 19 dentistes ont été condamnés). Il peut y avoir certes des documents signés, mais, sortis de leur contexte 1945 et face à un système menaçant où la délation et l'autoritarisme foisonnent comme celui de Pétain, une interprétation erronée en dépit de toute analyse objective est possible. N'oublions pas la haine des stomatologues à l'encontre de Hulin. Elle fut tenace et a continué à s'exprimer bien après la guerre.

3/ Aucune plainte de famille juive rescapée ne sera jamais déposée (ou formulée) contre Chactas Hulin.
4/ Le 17 mars 1946, Chactas Hulin prend la suite de Jean Marandas et est élu président du Conseil national de l'Ordre des Chirurgiens-dentistes. Hulin est élu sans aucun vote contre, presque à l'unanimité. Neuf suffrages exprimés, sept pour, deux abstentions. Marandas, résistant devenu ami, rend hommage au travail de Hulin lors de la passation de pouvoir. Les votants sont tous d'anciens résistants.
1948 : Chactas Hulin est fait officier de la Légion d'honneur
1951 : il est nommé président d'honneur du Conseil national de l'Ordre des Chirurgiens-dentistes.
1975 : Il reçoit la médaille de l'Académie nationale de chirurgie dentaire (membre depuis longtemps et à la fondation de laquelle il a contribué).
Il me semble peu vraisemblable de récompenser une personne au passé douteux. La négation est donc la seule réponse évidente à cette troisième question.
Jacques Marandas, le frère de Jean Marandas, haut résistant et ancien président du CNCD, dit de Chactas Hulin, en 1973 : *« Il faut reconnaître que nous avons eu en cette période importante et difficile de notre histoire professionnelle, des représentants dignes des plus grands éloges ; représentants qui ont su en dépit d'innombrables difficultés, venant de tous côtés et de tous horizons, lutter pied à pied pour préserver l'essentiel et gagner tout ce qui pouvait être gagné. Parmi ceux-ci, il n'est que justice de réserver une place particulière, la première, au Dr Hulin. (...) Entre 1941 et 1948, pendant six ans, il a été à la tête de notre profession qu'il incarna littéralement, et que le grand souci de sa vie a été et demeure, la promotion, l'élévation scientifique et morale de l'art dentaire. »*

Quatrième rumeur : un acteur oublié ?
Une triangulaire de protagonistes : le nouveau président de la République Charles de Gaulle, l'ancienne section dentaire jugée illégale et le nouveau Conseil de l'Ordre légalement institué.
Trois textes de loi signés par De Gaulle bâtisseur des nouveaux ordres médicaux.

Le Comité français de Libération nationale (CFLN) résulte de la fusion du Comité national français de Londres dirigé par le général de Gaulle, chef de la France libre, avec le Commandement en chef français civil et militaire d'Alger dirigé par le général Giraud, ceci afin d'organiser et d'unifier toutes les forces françaises dans le but ultime de libérer le territoire français. Il succède à la France libre à partir du 3 juin 1943.

1/ Décret du 18 octobre 1943 portant suppression de l'Ordre des médecins (Journal officiel de la République française, publié à Alger, du 21/10/1943, p. 212).

Ce décret du 18 octobre 1943 supprime le Conseil de l'Ordre des médecins fondé par Pétain, mais aussi, il place tous ses biens sous séquestre entre les mains des procureurs de la République. *La section dentaire est donc supprimée de fait et ses biens sont saisis par le gouvernement.*

2/ Ordonnance du 16 octobre 1944 relative à la restitution par l'administration des domaines de certains biens mis sous séquestre (Journal officiel de la République française du 17/10/1944, pp. 411-412).

« Art. 1er – L'administration des domaines est autorisée à restituer les biens encore détenus par elle et dont le séquestre, la gestion, l'administration provisoire ou la liquidation lui ont été confiés par application des actes dits :

(...) 9e Loi du 17 novembre 1941 organisant l'exercice de la profession dentaire ; (...)

Art. 2 – La restitution est effectuée aux anciens propriétaires, ou à leurs ayants droit (...) et, dans le cas contraire, aux personnes physiques ou morales qui seraient habilitées à cet effet par la législation en vigueur. »

« (...) dans le cas contraire, aux personnes physiques ou morales... »

L'Ordre est considéré comme une personne morale suffisante aux yeux de la loi... Son président en est le représentant physique. En 1944, le Conseil national des chirurgiens-dentistes, institution de transition, est présidé par Jean Marandas.

3/ Ordonnance n°45-2184 du 24 septembre 1945 relative à l'exercice et à l'organisation des professions de médecin, de chirurgien-dentiste et de sage-femme (Journal officiel de la République française du 28/09/1945, pp. 6083-6088).

Cette ordonnance est le troisième texte de loi, prépondérant pour notre profession, signée par Charles de Gaulle lui-même. Si elle rappelle l'illégalité des institutions créées par Pétain, en toute première page, ainsi que leur suppression, elle a aussi pour objectif de créer les Ordres médicaux (celui des médecins, des chirurgiens-dentistes et des sages-femmes), d'en préciser l'organisation structurelle et les missions de Santé publique pour chacun.
Le terme « Dévolution » apparaît dans le Code civil de Napoléon (1804). Terme désignant une transmission successorale. Un avocat nantais que j'ai contacté précise : *« La dévolution désigne dans son acception générique le passage d'un droit d'un bien ou d'un ensemble de biens composant un patrimoine dans un ou dans plusieurs autres patrimoines. Il s'agit d'un transfert de propriété. Cela concerne aussi le patrimoine d'une association. »*
Ici, il s'agit d'une dévolution en faveur des nouveaux organismes professionnels, décidée par le pouvoir exécutif (Charles de Gaulle), indépendamment de tout texte d'origine légale ou statutaire prévoyant la manière dont une telle dévolution devait être effectuée.

Conclusion
De nombreuses rumeurs ont vu le jour, relatives à la naissance du Conseil national de l'Ordre des Chirurgiens-dentistes. Comme nous l'avons démontré, elles sont toutes fausses. Au sujet de l'institution et de sa fondation, un acteur bâtisseur a disparu des mémoires, ou au minimum en a été occulté. À la fois, prépondérant et régulateur, il est celui qui a absolument tout organisé et légiféré. Un homme seulement peut en assumer toute la paternité ou s'en voir imputer la charge : le même qui l'a créée.
Dans une tribune parue sur le site LePoint.fr le 20 avril 2020, Thierry Lentz, historien et directeur de la Fondation Napoléon, rappelle : *« Après 1945, c'est grâce à l'énergie, à l'autorité et à la vision stratégique de l'État que les infrastructures, l'aménagement du territoire, le développement de pans entiers de nos activités ont été fondés. Et c'est encore l'État qui a suscité ou installé nos politiques sociales et de santé. »*

Références bibliographiques :

Bibliothèque nationale de France, communication personnelle, Paris, 2020.

Conseil national de l'Ordre des Chirurgiens-dentistes, *Bulletin n° 1-2-3 de mai-juin-juillet 1945*, René Lépine (éd.), Paris, 1945.

Conseil national de l'Ordre des Chirurgiens-dentistes, *Bulletin n° 4-5 d'août-septembre 1945*, René Lépine (éd.), Paris, 1945.

Conseil national de l'Ordre des Chirurgiens-dentistes, *Bulletin n° 6-7-8-9 d'octobre 1945 à janvier 1946*, René Lépine (éd.), Paris, 1945.

Fournier Serge & Riaud Xavier, *Commémoration des 75 ans de l'Ordre national des Chirurgiens-dentistes – Réédition des bulletins de 1945*, L'Harmattan (éd.), Collection Médecine à travers les siècles, Paris, 2021.

Marandas Jacques, *L'Ordre des Chirurgiens-dentistes*, Thèse Doct. Sc. Odont., Paris, 1973.

Morgenstern Henri, *La spoliation des dentistes juifs en France (1940-1945)*, Jean Touzot (éd.), Paris, 1997-1998.

LES ACCIDENTS PROFESSIONNELS – ENJEUX SOCIAUX ET MÉDICAUX DE LA LOI DU 10 AVRIL 1898 – LES PRÉLUDES À LA MÉDECINE DU TRAVAIL

par Isabelle Cavé[1]

« Les corps vivants sont des composés instables qui se désorganisent sans cesse sous les influences cosmiques qui les entourent ; ils ne vivent qu'à cette condition, et la mort arrive par l'usure et la destruction de la substance organisée. Pour que la vie continue, il faut donc que la matière vivante qui forme les éléments histologiques se renouvelle constamment à mesure qu'elle se décompose. De sorte que l'on peut regarder la cause de la vie comme résidant véritablement dans la puissance d'organisation qui crée la machine vivante et répare ses pertes incessantes. »

(Claude Bernard, *De la physiologie générale,* 1872.)

Introduction

Les principes de liberté et de modernité revendiqués sous la Révolution française, en 1789, ont contribué à ouvrir une réflexion nouvelle sur les nécessités de mettre en place une protection sociale en matière de santé publique citoyenne qui n'existait pas jusqu'à présent. Cependant, il faudra attendre les débuts du régime politique de la IIIe République pour qu'une véritable juridiction sanitaire s'enracine au cœur même de l'activité parlementaire et des institutions gouvernantes ! Il faut savoir qu'avec la réglementation de revendication des heures travaillées par les salariés ; le régime respectable des retraites, la politique, prioritaire, de protection des nourrissons et des enfants du premier âge à mettre en place qui se fixera avec les lois infantiles du docteur en médecine Théophile Roussel en 1874, la déchéance paternelle en 1889, puis la protection indéniable des enfants et des femmes au travail (textes de loi de 1841, 1874, 1892), la loi du 10 avril 1898 relative à l'accidentologie professionnelle représentera l'un des atouts majeurs de la couverture sanitaire et sociale citoyenne à la fin du XIXe siècle. Dès 1870, des lois de très grande portée sociale émergeront de

---

[1] Docteur en sciences humaines préparé à l'EHESS de Paris.
Les accidents professionnels – Enjeux sociaux et médicaux de la loi du 10 avril 1898 – Les préludes à la médecine du travail, L'Harmattan (éd.), Collection Médecine à travers les siècles, Paris, 2019.

manière progressive concernant la prise en charge des soins médicaux et hospitaliers, l'accession à la propriété pour les ouvriers, à des logements salubres et confortables. Ce texte législatif de 1898 validé, précédant la loi du 25 octobre 1919 (en référence au marbre sacramentel des maladies professionnelles), donnera lieu par la suite, en l'espace de deux décennies seulement, à pas moins de 52 lois et plus de 110 décrets ou arrêtés ministériels successifs en la matière (les innombrables circulaires et instructions administratives exclues). Modifiant, sans cesse, les responsabilités respectives des travailleurs accidentés avec leurs patrons, les dommages corporels ou psychiques des victimes, les frais médicaux et juridiques occasionnés. Et fort naturellement les indemnités qui concernent la prise en charge médicale et la définition des traitements thérapeutiques comme la rééducation fonctionnelle, l'orthopédie, la balnéothérapie indispensables à la réparation des dommages causés des parties concernées seront de très près examinées, sous des délais faussement très courts, pour répondre aux parties concernées. La fixation des rentes et des pensions pour les victimes et leurs ayants droit en cas d'accident ou de décès dans ce contexte précis seront les premiers chapitres des expertises juridiques à définir. Autant dire que le corps médical, cohorte de médecins et de chirurgiens en concertation collatérale avec les juristes ont été mis à très haute contribution dans les tribunaux pour cadrer ces questions. Paradoxalement, les médecins-législateurs députés et sénateurs ne seront pas majoritaires dans les hémicycles pour défendre ce texte en particulier. C'est finalement tout l'intérêt de ce livre qui représente la construction et la déconstruction d'un texte de juridiction sanitaire majeur auquel j'étais confrontée, dans le cadre d'une thèse doctorale d'histoire, qui a duré plus de dix ans, perçue sous l'angle de l'hygiène, de l'hygiénisme et de la santé publique en France. Il convient de souligner que la santé publique s'est jouée sous la période temporelle de 1870 à 1914 avec l'engagement des médecins dans le corps parlementaire. Les médecins-législateurs, étaient-ils hygiénistes par essence ? C'est un des enjeux essentiels de la réflexion de cette thèse. La recherche conséquente opérée en matière d'archives authentiques a été conduite avec beaucoup de détermination à l'École des hautes études en sciences sociales de Paris entre 2000 et 2013.

1. Du contexte social et juridique d'émergence de ce texte de loi en 1898

Dès 1800, l'industrie du textile étant devenue le principal pôle d'activités industrielles dominant du pays s'organise avec la mécanisation des structures de travail par l'arrivée des machines à carder (en 1811) et des machines à peigner (en 1825) qui nous viennent droit de l'Angleterre[1]. De son côté, l'agriculture, avec l'arrivée des batteuses mécaniques dans l'est de la France, en 1818, en provenance de l'Angleterre[2] et de la Suède[3] comptera également des victimes notamment par l'arrachage, le broiement ou par les mutilations des membres corporels, de blessures plus ou moins graves occasionnées tout autant dénombrées par l'utilisation des outils manuels comme la faux (haut symbole des travailleurs des champs)[4] qui fait son apparition industrielle à cette même période, puisque l'usine Soult basée à Toulouse multiplie ses productions de 50 000 exemplaires en 1819 à 120 000 exemplaires en 1827. Au moment même où Paris commence à s'éclairer au gaz moderne, au moment même où la mauvaise récolte provoque un début de famine et une flambée des prix en 1816 qui entraînent des émeutes en Brie et en Champagne[5] et à la même période où le tourisme balnéaire se développera gaiement sur la côte normande du Calvados, au Luc-sur-Mer, avec la construction de l'hôtel du Grand-Orient en 1822, les bains de mer commencent à s'inscrire dans les pratiques de bien-être et de propreté hygiénique des Français[6]. Cette cause sociale heureuse de loisirs va être utilisée de plus en plus, pour les thérapies médicales relatives aux maladies et aux opérés, cures thermales en établissements spécialisés. Dès la fin du XVIIIe siècle, la filature mécanique traditionnelle associée

---

[1] Cf. Patrick Verley, *La Révolution industrielle*, collection Folio, Histoire, Paris, Gallimard, 2010.

[2] Cf. Jean-Jacques Hémardinquer, « Patriotisme et machinisme en 1790-1791 », *Annales historiques de la Révolution française*, 1963, 171, pp. 64-69.

[3] Cf. Arthur Montgomery, « L'évolution économique de la Suède au XIXe siècle », *Annales*, 1931, 12, pp. 519-541.

[4] Cf. George Grantham, « La faucille et la faux. Un exemple de dépendance temporelle », *Études rurales,* 1999, 151-152, pp. 103-131.

[5] Mise au point d'un nouveau type de charrue par Alexandre Mathieu de Dombasle en 1820.

[6] Cf. A.-M. Gaudet, *Recherches sur l'usage et les effets hygiéniques et thérapeutiques des bains de mer,* Paris, Librairie médicale de Just Rouvier, 1844.

à la vapeur se transforme donc en une véritable industrie nationale[1] décuplant à souhait les forces humaines[2], les cadences rythmées du travail et, par conséquent, les risques d'accident. Tout pour déplaire aux ouvriers qui travaillent déjà beaucoup en termes d'énergie physique et mentale, de l'aube au crépuscule qui peinent à élever et à nourrir décemment leurs familles (fratries composées de 8 à 15 enfants en bas âge ou de moins de 15 ans et vivant parfois avec un seul revenu). D'un point de vue de la santé personnelle, l'ouvrier n'a donc le droit à aucune erreur de parcours conjoncturel. Il doit travailler et il ne doit montrer aucun signe de défaillance propre à sa résistance physique qui pourrait compromettre ses devoirs paternels de vie conjugale et familiale. Le moindre incident ou accident peut être tragique à l'individu et à sa famille, d'autant qu'il incombait au chef de famille d'entretenir bien au-delà de toutes les charges familiales la parenté incurable âgée ou indigente. La loi du 9 septembre 1848 fixe un maximum de 12 heures la durée journalière qui sera encore appliquée en 1880 malgré l'évolution des réglementations en droit du travail[3]. Le mouvement social de 1848 fit que le Second Empire retira la liberté d'association et de réunion en aggravant les règles prohibitives, et réglementa de nouveau dans un sens souvent peu favorable aux travailleurs, les bureaux de placement payants (loi du 25 mars 1852), les conseils de prud'hommes (loi du 1er mars 1853) et les livrets d'ouvriers (loi 24 mai 1851 et loi du 22 juin 1854). Il faudra attendre les grandes œuvres des débuts de la IIIe République hygiéniste pour améliorer cette condition humaine ouvrière[4] si décrite par les grands romanciers du XIXe siècle, si décriée par les célèbres hommes politiques de laborieuse, précaire et combien fragile. La loi du 10 avril 1898 est votée à la fin du XIXe siècle. À qui s'adresse-t-elle en premier lieu ? L'article

---

[1] Cf. André Dubuc, « Les premières machines à vapeur à Rouen », *Annales de Normandie*, 1952, 2-3, p. 280.

[2] Cf. Fernand Braudel, *La dynamique du capitalisme*, Paris, Champs-Flammarion, 1988.

[3] Cf. Isabelle Cavé, *Travail industriel des enfants et des femmes : lois de 1874, 1892. Histoire de la législation sanitaire et sociale à la fin du XIXe siècle français*, Sarrebruck, PAF, 2015.

[4] Cf. Paul Jolly, *Hygiène morale, De la force vitale*, Paris, Librairie J.-B. Baillière et Fils, p. 49.

premier qui en contient toute la définition, en esprit et en teneur, est applicable à la fois : « *Aux ouvriers et aux employés salariés dans l'industrie du bâtiment, les usines, manufactures, chantiers, les entreprises de transport par terre et par eau, de chargement et de déchargement, les magasins publics, mines, minières, carrières, et, en outre, dans toute exploitation ou partie d'exploitation dans laquelle sont fabriquées ou mises en œuvre des matières explosives, ou dans laquelle il est fait usage d'une machine mue par une force autre que celle de l'homme ou des animaux, qui donnent droit, au profit de la victime ou de ses représentants, à une indemnité à la charge du chef de l'entreprise, à condition que l'interruption du travail ait duré plus de quatre jours.* » Elle touche une population d'environ 1 400 000 employés, ouvriers et journaliers des deux sexes issus de l'industrie minérale, usinière et manufacturière au recensement national de l'année 1876.

Qu'en est-il pour les autres travailleurs ? Par un arrêté du 27 juin 1885, les médecins, par exemple[1], ne pouvaient se syndiquer et la loi Waldeck-Rousseau sur le droit de réunion de 1884, affirme qu'elle : « *doit se restreindre à ceux qui appartiennent, soit comme patrons, soit comme ouvriers ou salariés, à l'industrie, au commerce et à l'agriculture* ». Autrement dit, il faut refuser la faculté d'avoir syndiqué aux vétérinaires, sages-femmes, professeurs libres, journalistes, artistes dramatiques, peintres, sculpteurs, hommes de lettres, commis des administrations publiques ou privées. L'article 13 de la loi sur l'exercice de la médecine, votée le 30 novembre 1892, autorise toutefois les médecins[2], chirurgiens-dentistes et sages-femmes[3] à se constituer en associations syndicales[4].

La France doit cette loi de protection des ouvriers contre les accidents à un député ouvrier maçon du département de la Creuse,

---

[1] Cf. Constant Saucerotte, *Les médecins pendant la Révolution*, Paris, Perrin, 1887.

[2] Cf. Groupement médical corporatif, « L'ordre des médecins », *Le Médecin*, Paris, 1926, 1er mai 1933, p. 4.

[3] Association amicale et mutuelle des sages-femmes. La sage-femme et le puériculteur : organe officiel du Syndicat général des sages-femmes de France et des colonies... et de l'Association amicale et mutuelle des sages-femmes de France et des colonies... [et] revue de la mère et de l'enfant, Paris, éditions Échiquier, 192, 1959.

[4] Cf. Léon Lefort, *Étude sur l'organisation de la médecine en France et à l'étranger*, Paris, G. Baillière, 1874.

Martin Nadaud (1815-1898), grand défenseur de la cause ouvrière qui fût le premier à déposer une proposition de loi à la Chambre en 1882. Dès l'âge de 19 ans, Martin Nadaud devient chef d'atelier. Il intègre la *Société des droits de l'homme* à Paris (association républicaine tendance jacobine). En 1838, il fréquente les réunions socialistes découvrant les doctrines de Cabet, puis adopte les idées communistes. Après la Révolution de 1848, il préside le club des habitants de la Creuse, à Paris, qui lui vaut son aura politique. Proscrit sous le Second Empire (1852), il est banni par décret et s'exile à Bruxelles, en Belgique, à Anvers, puis à Londres, à Brighton, en Angleterre (en 1855), où il fréquente des exilés comme le journaliste homme politique Victor Schœlcher connu pour l'abolition définitive de l'esclavage en France, comme Louis Blanc historien journaliste, membre du gouvernement provisoire de 1848, comme Étienne Cabet, penseur politique français, le premier à se dire « communiste » en 1840, comme Alfred Talandier, homme politique français, comme Pierre-Henri Leroux, éditeur, philosophe et homme politique, théoricien du socialisme. En tant que député sous la IIIe République, Martin Nadaud défend avec ardeur l'instauration des retraites en 1879. Il reprend à son compte les accidents du travail à plusieurs reprises (1881, 1883, 1888) pour faire reconnaître la responsabilité de l'employeur. Le texte est voté en 1898, correspondant à l'année de sa mort. Il est l'auteur de deux ouvrages remarquables sur ces questions : *Histoire des classes ouvrières en Angleterre* (1872), *Sociétés ouvrières* (1873)[1]. Concernant les accidents professionnels, il n'existe pas de statistiques sur le sujet avant la création de l'*Office national du Travail* en 1894. L'idée de cette loi ne vient donc pas de constats statistiques. Elle va s'inspirer d'une enquête industrielle réalisée entre 1839 et 1845, puis sur des enquêtes parlementaires en 1848, 1872 et 1884 à propos de la condition ouvrière générale[2]. La révolution industrielle au début du XIXe siècle, en France, fait basculer une société de type agraire, artisanale en une société commerciale et industrielle (Adolphe Blanqui, économiste, auteur

---

[1] Cf. Daniel Dayen, « 1889 : L'Échec de Martin Nadaud », *Mémoires de la société des sciences naturelles, archéologiques et historiques de la Creuse,* tome 44, 1991, pp. 311-324.

[2] Cf. Gabriel de Broglie, *La monarchie de juillet (1830-1848)*, Paris, éditions Fayard, 2011.

d'*Essai sur les progrès de la civilisation industrielle française de 1828* et *Cours d'économie industrielle*, 1838). L'organisation corporatiste du travail va disparaître de façon progressive au profit du salariat. La montée en puissance des machines dans l'univers humain inquiète quelque peu la classe intellectuelle[1]. Les hygiénistes toutes professions confondues qu'ils soient médecins, chimistes, architectes, ingénieurs, administrateurs s'intéressent de manière soudaine au phénomène. Les congrès internationaux d'hygiène (Genève, La Haye, Vienne, Paris en 1878, en 1888 ; Rouen (en 1884)) édulcorent même ces questions de santé professionnelle. Alors que la réglementation des contrats et des conditions de travail sur le plan national, depuis 1848, a nettement progressé, il faut donc attendre les années 1880 pour voir la création d'associations d'industriels de France, comme celle d'Émile Muller, professeur à l'École centrale de Paris, qui proposent des plans de prophylaxie sanitaire à l'encontre des risques accidentogènes sur le lieu d'exercice des salariés. Avant l'existence de cette loi, que se passe-t-il ? Si le journalier ou l'ouvrier se blesse sans aucune ou très peu d'épargne, il a peu de chances de se soigner, d'être hospitalisé, ou même de retravailler en fonction des dommages corporels occasionnant des invalidités plus ou moins pérennes. Doit-il compter sur l'assistance publique[2] qui sera effective à partir de 1848[3] ou sur les œuvres de bienfaisance privée[4] pour l'aider ? Avant de sombrer dans la mendicité ou le vagabondage, qui sont des portes ouvertes aux vices de société fréquents, comme l'alcool[5] [6], la délinquance, la prostitution ou la

---

[1] Cf. Paul Viallanex, « Michelet, machines, machinisme », *Romantisme*, 1979, 23, pp. 3-15.

[2] Cf. Franck Salaün (sous la direction de), *Accueillir et soigner, L'AP-HP 150 ans d'histoire*, Paris, éditions Doin et AP-HP, 1999.

[3] Cf. Yannick Marec, Antony Kitts Antony, Olivier Véran, *La pauvreté et sa prise en charge en France, 1848-1988*, éditions Atlande, collection « Clefs Concours Histoire », 2022.

[4] Cf. Yannick Marec, *Pauvreté et protection sociale aux XIXe et XXe siècles. Des expériences rouennaises aux politiques nationales*, Rennes, éditions PUR, collection « Carnot », 2006.

[5] Cf. Paul-Maurice Legrain, *Hérédité et alcoolisme. Étude psychologique et clinique sur les dégénérés buveurs et les familles d'ivrogne*, Paris, Doin, 1889.

[6] Cf. Général Pommerol, « La lutte contre l'alcoolisme » rapport in *Alliance d'hygiène sociale*, XVIe Congrès, 5-7 octobre 1928, p. 124.

criminalité[1] si décriés sous la morale patriotique renaissante des lendemains de la Guerre franco-prussienne de 1870 ? En 1830, la ville de Rouen consommait à elle seule 5 090 litres d'alcool pur, soit 6 litres par tête d'habitants nous renseigne le Dr Raoul Brunon, directeur de l'École de médecine de Rouen. L'alcool, au XIXe siècle, est un véritable fléau social qui va persister pendant très longtemps puisqu'en 1897 la consommation aura presque triplé toujours pour cette seule ville normande qui aura consommé plus de 17 000 hectolitres d'alcool, soit 16 litres par tête d'habitants. L'auteur précise que ces données officielles ne prennent pas en compte les alcools potentiellement frelatés grâce aux privilèges des bouilleurs de cru[2]. En 1869, il faut savoir que la France comptabilise 365 875 cabarets ou débits de boissons, en 1892, 417 558 cabarets à devoir y ajouter les 27 000 débits de boissons de Paris. Ceci représente une moyenne nationale de 1 débit pour 80 habitants[3]. Il est certain que face à l'avènement de la modernité traduit par l'industrialisation brutale du pays la société française se retrouve en pure perte de repères traditionnels avec des conséquences sociales fâcheuses inévitables sur les hommes. Soit un accroissement soudain de la misère[4], une désertion certaine des campagnes pour les villes laissant place à une précarité du monde ouvrier (logements insalubres, maladies, cloaques)[5] dénonçant quelque part le cynisme du libéralisme. Laissant de fait perceptible dans un avenir proche une montée en puissance du marxisme. Du point de vue institutionnel, l'Académie des sciences morales et

---

[1] Cf. A.-J.-B. Parent-Duchâtelet, *La prostitution dans la ville de Paris, considérée sous le rapport de l'hygiène publique, de la morale et de l'administration*, Paris, éditions J.-B. Baillière et Fils, 1857, 3e édition.

[2] Cf. Raoul Brunon, « L'alcoolisme ouvrier en Normandie », *Revue d'hygiène et de la police sanitaire*, Paris, Masson et Cie, éditeurs, 1899.

[3] Cf. Isabelle Cavé, « *Petite leçon d'histoire sociale du vin dans la société française à la fin du XIXe siècle. Vertus morales et hygiénistes d'une politique de santé à l'encontre des fraudeurs !* », communication donnée au colloque interdisciplinaire à l'École supérieure d'agriculture d'Angers, « Les territoires des vins », Angers, Loire, les 4 et 5 février 2016.

[4] Cf. F. Schnurrer, *Matériaux pour servir à une doctrine générale sur les épidémies et les contagions*, Paris, chez Groullebois, libraire, 1815.

[5] Cf. Florence Bourillon, « La loi du 13 avril 1850 ou lorsque la Seconde République invente la Seconde République », *Revue d'histoire du XIXe siècle*, 20, 21, 2000, Varia, pp. 117-134.

politiques, qui en 1835 commença à se saisir de ces problèmes, examine désormais de plus près les plaintes répétitives concernant la réglementation du travail des enfants. À cet effet, il est dépêché deux enquêteurs de l'Académie sur le terrain, Louis François Benoiston de Châteauneuf (économiste, statisticien et démographe) et Louis René Villermé (docteur en médecine) qui doivent appréhender les conditions vitales des contrées géographiques, du nord-est au sud du pays, où l'industrie du coton, de la laine et de la soie emploie le plus d'ouvriers comme les villes de Mulhouse, Lille, Roubaix, Tourcoing[1]. Puis, au sud, avec les villes de Nîmes, Carcassonne, Lyon et Saint-Étienne, où il y est employé beaucoup de femmes et d'enfants dans ces manufactures ou dans ces usines. Le Dr Villermé, homme d'humanité, le premier des hygiénistes, est l'auteur de références expertes sur ces aspects socio-anthropologiques de vie des travailleurs les plus éprouvés : *De la santé des ouvriers employés dans les fabriques* (s.d.), *Des épidémies sous le rapport de l'hygiène publique* (s.d.), *Notes sur le ravage du choléra morbus dans les maisons* (s.d.), *Mémoire sur la distribution de la population française* (1837), *De la mortalité des enfants trouvés* (1838), *Des associations ouvrières* (1849). Dès 1802, les hygiénistes suivront assez naturellement la trace de ce sillon porteur de santé humaine en adhérant au conseil de salubrité de Paris créé par arrêté préfectoral réglant 4 430 questions d'hygiène publique en dix ans. En 1836, l'Académie nationale de médecine était appelée à soumettre un plan d'organisation des conseils d'hygiène par département instauré en 1848. Or, ces conseils d'hygiène sont restés à l'état caduc, à l'exception des grandes villes, par l'indifférence des municipalités et la mauvaise foi des conseils généraux qui ont refusé de voter les budgets nécessaires pour en garantir l'exécution. Ils ont été relayés par l'initiative privée. Il faut, alors, comprendre que la juridiction sanitaire des débuts de la IIIe République émergera de ce contexte socio-économique transcendant tout le XIXe siècle. En référence aux travaux préparatoires du texte législatif de 1898 relatif aux accidents professionnels, dix-huit ans de discussions seront nécessaires aux chambres parlementaires pour s'accorder sur les responsabilités respectives du

[1] Cf. Jacques Toulemonde, « Notes sur l'industrie tourbésienne et tourquennoise dans la première partie du XIXe siècle », *Revue du Nord*, 1966, 190, pp. 321-336.

salarié et du chef d'entreprise lorsqu'un salarié se blesse. Du plus grand intérêt, l'idée d'intégrer les maladies professionnelles à ce projet de loi, qui avait été suggérée en hémicycle en 1893, n'était que trop ambitieuse. L'initiative fut rejetée en raison des discussions qui se sont perdues dans la durée des échéances législatives. À cet égard, les enjeux socio-économiques étaient de poids. Qui allait financer les victimes souffrant par surcroît de maladies chroniques : le mal de dos, les maladies respiratoires, les maladies cardiaques, les maladies asphyxiantes et viscérales... sur du long terme ? Et comment les médecins, les juristes et la société de manière générale devraient-ils apprécier les notions de « pathologies professionnelles » : maladies ophtalmiques[1], dermatologiques[2], bronchitiques[3], nerveuses[4], stress de modernité[5], alcoolisme[6], herpétisme, syphilis acquise ou héréditaire, tuberculose (…)[7] ? Du seul fait d'une activité à l'usine ou à l'atelier en dépit des

---

[1] Cf. Professeur Thiry, « Ophtalmie virulente granuleuse ; cautérisations ; procédé d'irrigations continues ; guérison », *L'Abeille médicale*, Revue hebdomadaire de médecine en date du 16 novembre 1863, p. 362.

[2] Cf. Louis-Victor Duchesne-Duparc (1805-1870), spécialiste des maladies de la peau, Hôpital Saint-Louis, *Examen des doctrines médicales qui ont dominé jusqu'ici l'étude et le traitement de la maladie de la peau,* Paris, G. Gonet, 1845.

[3] Quelques médicaments de prescription : les pastilles balsamiques in Pierre Bichel, pharmacien à l'École supérieure de Paris, *Des effets et de l'emploi des pastilles balsamiques,* Bourg, Ain, 1858. L'auteur assure que ce médicament reste le meilleur moyen d'empêcher la dégénérescence des rhumes en phtisie. Il écrit : *« Elles chassent promptement ces oppressions si pénibles qui accompagnent presque toujours la toux asthmatique. Leur action détersive sur les muqueuses affectées de catarrhe n'est pas moins remarquable. Les sécrétions sont stimulées, augmentées et ramenées en peu de temps au volume normal. Elles contribuent aussi d'une manière énergique au rétablissement des fonctions digestives en fournissant à l'estomac, sans fatigue pour cet organe maladif, des matériaux éminemment assimilables, sudorifiques, toniques, stimulants. »* p. 5. Pastilles à mettre dans la bouche pour les sujets sensibles au rhume qui travaillaient dans les professions exposées au froid.

[4] Cf. Jean-Louis Cabanès, « Invention de la syphilis », *Romantisme*, 1996, 94, pp. 89-109.

[5] Cf. Sonia Lupien, « L'histoire de la science du stress : de Hens Selye à la découverte des anti-inflammatoires », *Revue de la santé mentale au Québec*, vol. 40, n°2, 2015, pp. 275-286.

[6] L'alcool au travail qui va représenter un véritable handicap au travail. Voir Établissement géographique Erhard frères, « *Morts accidentelles par suite d'excès de boissons 1872-1875, moyenne annuelle* », Paris, Lannée, 1879.

[7] Cf. Ernest Cadet de Gassicourt, *Bronchopneumonie simulant la pneumonie*

conditions d'ouvrage, la plus souvent périlleuse étant définie comme insalubre, incommode et dangereuse. Jour pour jour, les couturières, les copistes, les graveurs, les tailleurs, les vanniers, etc., payent un large tribut à la phtisie[1] et le plus souvent aggravé par une somme d'efforts physiques permanents, ponctuée d'une gestuelle corporelle et mentale des plus répétitives à mettre à exécution au cours d'une existence de vie tout entière sacrifiée à son lieu de travail. Sur le terrain, le Docteur A. Layet, professeur agrégé à l'École de médecine navale de Rochefort, notifie l'usure des postures corporelles courantes en 1875 : *« Le mouvement est complété par l'attitude. L'attitude est passive ou active ; dans le dernier cas, elle est le plus souvent compensatrice. Supposons, en effet, deux membres inférieurs qu'une position vicieuse rend inégaux en longueur et en force ; le bassin va s'incliner obliquement du côté du membre le moins élevé. Par contre, le rachis s'infléchira du côté du second pour maintenir l'équilibre du tronc ; il en résulte un excès de pression sur le côté correspondant des vertèbres et de disques intervertébraux, qui peut s'affaisser par cette action continue de la pesanteur ; d'où une déformation permanente de la tige vertébrale si cette attitude se prolonge, et, ajoutons-le, si c'est la période de développement du squelette, c'est-à-dire dans l'enfance.*[2]*»* Quelle dure servitude volontaire humaine au nom d'un contrat de travail (...) Dès le XVIIIe siècle, l'industriel français Frédéric Jappy (1749-1812) met au point un système de fabrication mécanique reposant sur la division des tâches qui garantit production des biens par des ouvriers vulnérables qu'il va falloir protéger sur le plan de la santé publique comme les ouvriers, peu qualifiés, les femmes et les vieillards. Cette société industrielle de la période contemporaine happe avec cupidité les esprits et ravage les corps. Fort heureusement, l'histoire nous montre que, dès l'Antiquité, l'ingénierie ergonomique viendra au secours des éprouvés. Au XVIe siècle, le

---

franche avec convulsions cloniques et contractures, Paris, imprimerie de Cusset, 1878.

[1] Voir l'œuvre d'Émile Zola, *Une page d'amour*, roman, huitième volume de la série des Rougon-Macquart, 1879.

[2] Cf. Alexandre Layet, *Hygiène des professions et des industries : précédée d'une étude générale des moyens de prévenir et de combattre les effets nuisibles de tout travail professionnel*, Paris, J.-B. Baillière et Fils, 1875. p. 4.

médecin Santori Santorio (1561-1636), un Italien, conduit des expérimentations sur les facteurs biologiques pendant le travail (respiration, transpiration, température...). Au XVIIe siècle, le mathématicien, philosophe, astronome, médecin Giovanni Alfonso Borelli (1608-1679), d'origine italienne, est considéré comme le fondateur de la biomécanique grâce à ses analyses des mouvements du corps et des aspects mécaniques au travail. Sébastien Prestre, marquis de Vauban, plus connu sous le nom de *Vauban* (1633-1707), ingénieur, architecte militaire, urbaniste, ingénieur hydraulicien et essayiste, évalue la notion de pénibilité à la tâche physique pour rétribuer financièrement ses terrassiers, des fortifications dont il est le promoteur. Cet état d'esprit en mode d'un calcul rationnel déjà en usage de conformité aux XVIIe-XVIIIe siècles conjugue en une subtilité pécuniaire des plus intéressées la science abstraite de la richesse avec une économie politique appliquée, qui résument en toute proportion sociale gardée, la souffrance physique et morale des hommes au travail à travers le temps. Le terme « ergonomie » est employé pour la première fois en 1857 par Wojciech Jastrzebowski (1799-1882), auteur polonais d'un premier précis de l'ergonomie en langue polonaise pour désigner les connaissances de l'homme en activité rapportées à la conception des tâches, des machines et des outillages évoluant dans des bâtiments et des systèmes de production.

Très vite, il devient clair que pendant tout le XIXe siècle, sous la bienveillance hygiéniste, à la recherche du moindre indice de danger ou de fatigue excessive de l'individu qui est en en exécution de travail à l'usine ou à l'atelier, salariés et dirigeants s'accordent en commun, à développer une réglementation stricte à la tâche sur le plan de l'hygiène et de la sécurité, mettant ainsi en œuvre tout un système de protection sur les machines. Soit l'obligation d'installer les moteurs dans des locaux séparés, d'entourer de grilles, de garde-fous, de garde-corps ou de barrières les organes dangereux, les puits, trappes, caves, bassins, réservoirs de liquides ; soit d'en garantir les échafaudages, les monte-charges pour éviter ainsi l'accident fatal, grave ou funeste, mortel. Et sur les hommes, la réglementation assigne de porter aussi bien les gants, les masques, les ceintures et le casque. Des vêtements adaptés ou des lunettes pour se protéger les yeux. Par ailleurs, les ouvriers ne doivent jamais procéder au graissage, à la visite, au nettoyage ou aux réparations de machines ou de mécanismes en marche. Ils doivent toujours se servir des systèmes tels que monte-courroies, porte-courroies pour le maniement des courroies évitant de cette façon l'usage direct de la main qui pourrait être la causalité irréversible de l'accident. Pas plus que l'ouvrier ne sera autorisé à prendre ses repas dans l'atelier. Dans certaines professions, maintes précautions seront prises. L'application de la poudre d'émail sur les feuilles de verre chez les émailleurs se fera dans une caisse close. La poussière sera mise en action que lorsque ces tiroirs d'introduction de la matière dans la machine seront précieusement fermés. La vigilance doit être de mise à toutes les étapes de l'ouvrage. Imaginez-vous le seul instant où cet ouvrier distrait ou fatigué inhale, avale ou se frotte les yeux avec ces poussières. Il court droit aux complications inflammatoires ou irradiantes des muqueuses pouvant provoquer une stase sanguine des viscères abdominaux qui peuvent le saisir de paralysie directe de douleurs le condamnant à peine à se mouvoir. Va-t-il être autorisé à se mettre en arrêt pour autant ? Que prévoit la juridiction d'époque ?

Chaque lieu de travail doit imposer une propreté et un rangement des plus rigoureux de l'atelier pour éviter les accidents et combattre les dangers de certaines fabrications utilisant le plomb, l'arsenic, le mercure, le sulfure de carbone, le cuivre, etc. Ce texte relatif à l'hygiène et à la sécurité fut voté au Parlement sans complication de discussion en 1893, essuyant juste deux échecs de projets gouvernementaux précédents : l'un en 1885 et l'autre en 1887. Il fallait, coûte que coûte, inclure à cette juridiction nouvelle l'article 5 qui veille à la réorganisation de l'inspection du travail figurant dans la loi du 19 mai 1874 relative à la réglementation du travail industriel des enfants et des femmes pour qu'elle devienne opérationnelle, sans quoi elle ne pourrait ou elle ne saurait pas être efficace. Initialement financé par les conseils généraux, le corps d'inspecteur du travail est créé en 1892, alors qu'il est institué tôt en Angleterre (*Factory Act* en 1844), en Allemagne (loi du 1er juin 1891) et aux États-Unis. La loi française du 19 mai 1874 instituera un service de 15 inspecteurs divisionnaires et des inspecteurs départementaux. La Conférence internationale du travail, réunie à Berlin le 15 mars 1890, prévoyant une législation internationale du travail fut l'occasion pour les autorités françaises de créer par la loi du 2 novembre 1892 un corps d'inspecteurs fonctionnaires d'État.

Ce système remplaça *les commissions de surveillance* mises en place dans chaque département (par circulaire du 25 mars 1841) sous contrôle préfectoral qui étaient composées de notables comme d'anciens magistrats, médecins, manufacturiers retirés des affaires ou des fonctionnaires et des officiers à la retraite remplissant les fonctions d'inspecteurs. Ce sera en 1858 que le Conseil d'État sera chargé de préparer la réorganisation de l'Inspection sur le principe d'une inspection salariée. Derrière l'œuvre juridique en cours d'élaboration, se cachaient bien entendu quelques médecins-hygiénistes, « les chanteurs de talent » à la cause altruiste de devoir ménager la santé des travailleurs. Nous pouvons citer le célèbre Dr Henri Napias (1842-1901), médecin hygiéniste et secrétaire général de la *Société d'hygiène professionnelle*, membre de l'Académie nationale de médecine et directeur de l'Assistance publique de Paris, auteur d'un manuel de législation d'hygiène industrielle comparant les juridictions françaises et étrangères sur le sujet (1882) sensible à l'assistance des plus vulnérables (1899) en renvoyant au Parlement les questions clefs de couverture sociale en cas d'invalidité ou de handicap[1]. *La société d'hygiène professionnelle*, rebaptisée *société de médecine publique et d'hygiène professionnelle,* créée à Paris en 1877, était chapeautée par le Pr Apollinaire Bouchardat (1806-1886), titulaire de la chaire d'hygiène de la Faculté de médecine de Paris, ancien président de l'Académie nationale de Paris. Cette société savante venait, par ses études réalisées sur la santé publique, renforcer les activités du *Comité consultatif d'hygiène publique de France*, autorité des *conseils d'hygiène publique et salubrité départementaux* dont le Parlement réuni en commissions spécialisées nc manquait jamais de consulter pour prendre les avis de ces experts-hygiénistes au même titre que l'Académie nationale de médecine, conseillère médicale qui s'appliquera à le faire pour les questions de prophylaxie et de santé publiques.

Très tôt, au XIXe siècle, l'assurance contre la maladie est le but principal des sociétés de secours mutuels qui sont les premières

---

[1] Médecin de la marine, le Docteur Henri Napias était inspecteur du travail, inspecteur général des services administratifs pour les établissements hospitaliers, auteur de plusieurs ouvrages comme *Les hôpitaux d'isolement en Europe*, Paris, 1888, *De l'organisation des crèches*, Rouen, 1897, *Administration générale de l'Assistance publique de Paris. L'Assistance publique en 1900*, Paris, 1900.

organisées parmi les sociétés de prévoyance en 1819. Les assurances sur la vie se développeront lentement jusqu'en 1860 rapidement après 1875. L'aide mutuelle se manifeste il y a fort longtemps, par des secours, en nature, et des sociétés de secours exécutent prenant en compte des associés malades, des travaux pressants comme les moissons ou servent de garantes aux soins personnels des malades ou aux frais funéraires occasionnés. En 1908, il faut compter jusqu'à 2 550 000 mutualistes assurés contre la maladie sur un total de 3 975 000 membres adhérents qui font partie de ces sociétés (indépendamment des 510 000 membres honoraires qui n'y figurent que comme bienfaiteurs)[1]. Ces sociétés accordent des secours en cas de maladies pour une durée limitée à une période d'indemnités de trois mois ou de six mois au maximum. Au-delà si la maladie devient chronique, c'est l'assurance contre l'invalidité qui prend le relais de la prise en charge. Du point de vue de l'histoire de la juridiction, la loi du 11 juillet 1868 créa deux caisses nationales d'assurance : l'une en cas de décès et l'autre en cas d'accidents. La première s'engageait à payer au décès de chaque assuré, un capital de 3 000 francs (montant maximum). La deuxième caisse avait pour objet de verser des pensions viagères aux travailleurs des champs ou de l'industrie en activité qui seraient atteints de blessures entraînant une incapacité permanente de travail, de contribuer par des aides financières en secours aux veuves et enfants mineurs des personnes assurées qui auraient péri par suite d'accidents survenus dans l'exécution desdits travaux. Il faut savoir que la caisse d'assurances en cas de décès n'a pas eu un succès plus grand, puisqu'en 1883, un an après le dépôt de la proposition de loi par le député Martin Nadaud au sujet des accidents, elle comptait à peine 1 000 assurés. L'existence de ces deux caisses de protection sociale n'a pas influencé les discussions parlementaires à propos du projet de loi de 1898 si ce n'est qu'il fallait rendre la souscription à ces assurances-vie : obligatoire. Ce sera un des enjeux majeurs des discussions sur la loi.

---

[1] Cf. Association médicale mutuelle, Sociétés médicales de prévoyance, *Journal de l'Association médicale mutuelle*, Paris, [S.N.] 1905, p. 60.

2. De l'ambiance délétère aux dangers permanents de l'atelier

Comme il est aisé de se l'imaginer, l'atmosphère quotidienne des usines renferme parfois des poussières, du gaz et des vapeurs spécifiques à chaque industrie. Des poussières peuvent être nuisibles à la santé de l'homme par leur action mécanique comme les poussières pierreuses. Quand d'autres sont toxiques comme celles du plomb, de l'arsenic et de leurs composés. Les bronzeurs d'objets d'art, par exemple, respirent par accident des poussières de cuivre en poudre mélangé à de la limaille de laiton ou d'or massif qui entraînent des troubles des voies digestives, ou une inflammation des gencives causée par l'action irritante des poussières. Il est reconnu que les métiers du cuivre et des moulages présentent de façon ordinaire des risques de coliques métalliques et des crises d'asthme[1]. La manipulation des matières animales renferme des germes infectieux et communique, également, aux ouvriers des maladies spéciales pouvant devenir handicapantes à court ou à long terme[2]. On peut citer dès lors le charbon comme exemple, une maladie infectieuse qui comprend le *Bacillus anthracis,* germe bactérien découvert entre 1849 et 1876, qui se transmet de l'animal à l'homme sous trois formes contagieuses, pathogènes, rapportées à l'être humain : 1) forme cutanée (démangeaisons, ulcérations, œdèmes, fièvres) ; 2) forme digestive (ulcère, septicémie, vomissements, diarrhées sanguinolentes, perforation des intestins, ascite) ; et 3) forme respiratoire (fièvre, maux de tête, insuffisance respiratoire grave, médiastinite)[3]. La nomenclature des établissements insalubres, dangereux ou incommodes, définie par les hygiénistes depuis 1810 par décret impérial du 15 octobre, contient des industries dont la nuisance est attribuée en particulier à celle du plomb. Ce décret visait à l'initiale les fabriques de soude ou les manufactures productrices des vapeurs d'acide ou de chlore. *« Sur 100 cas d'intoxication saturnine, liée à l'utilisation du plomb, les fabriques de céruse et de minium en fournissent 55, il y en a 28 parmi les peintres et 8 chez les imprimeurs ; les 17 autres se*

---

[1] Cf. Alexandre Layet, *op. cit.*, p. 181.

[2] Cf. Laura Newman, *Germs in the english workplace, C.1880-1945*, Routledge, 2022.

[3] Cf. E. Shlyakhov, J. Blancou et E. Rubinstein, « Les vaccins contre la fièvre charbonneuse des animaux, de Louis Pasteur à nos jours », *Revue scientifique et technique de l'Office international des épizooties*, 1996, 15 (3), pp. 853-862.

répartissent parmi les potiers, les émailleurs, les fondeurs en plomb, les bijoutiers, etc. » Il convient de savoir que la mortalité des ouvriers qui manient le plomb au XIXe siècle est très élevée en rance1 comme en Angleterre2. L'intoxication par le phosphore s'observe, quant à lui, dans les fabriques d'allumettes et se traduit par la nécrose du maxillaire résultant de l'imprégnation des gencives par les vapeurs phosphorées et la pénétration de celles-ci pouvant atteindre le périoste maxillaire grâce aux dents cassées. Les ouvriers qui manipulaient ou qui respiraient par inhalation ce métalloïde en permanence (dont le plus toxique est le phosphore blanc) à raison de 15 à 30 centigrammes, concernant cette dernière substance citée, pouvaient trouver la mort ![3] Le Docteur en

---

[1] La concession de Saint-Laurent-le-Minier (Gard), la mine de plomb la plus importante de France, a été créée le 9 mars 1875 comprenant des installations de triage reliées aux ateliers de broyage et de lavage, trois fours de grillage en 1891. Sa toxicité est connue des médecins et des mineurs sous l'Antiquité. Les Romains l'utilisaient sous forme d'acétate de plomb, pour conserver et sucrer le vin dont les plus gros buveurs souffraient d'intoxication. Des symptômes spécifiques ont été décrits, associés aux professions de la mine, des fonderies, aux ateliers de peinture et à l'artisanat du vitrail. Le plomb a été interdit pour la fabrication des tuyaux de distribution en eau potable, en Suisse, en 1914. Seulement la France prendra un grand retard en matière de juridiction sanitaire, avec l'interdiction en 1948, de vendre les peintures contenant le plomb, et de concevoir les canalisations, sans celui-ci, pour la distribution de l'eau potable en 1995. Ouvriers fabricants ou utilisateurs de ce minéral avalé ou inhalé qui causaient des dommages considérables. En 1913, les États-Unis sont les plus grands producteurs et consommateurs au monde de plomb avec la production de 395,4 milliers de tonnes contre 28,8 milliers de tonnes en France (données de R. Musset, « La métallurgie du plomb », *Annales de géographie*, 1935, 250, pp. 442-443). Le plomb présente un usage très polyvalent au XIXe siècle. Il peut être employé traditionnellement à la fabrication des hameçons de pêche pour le lestage des lignes, les balles des armes de chasse, le sceau des amphores ; en cosmétique pour la fabrication de fard et du khôl de soins de beauté. Il est utilisé comme supports d'écriture (tablettes), à la fabrication des manuscrits pour les reliures, les jointures pour la soudure des matériaux en architecture (vitrail, pierres, matériau de revêtement des bâtisses...), les sarcophages ou les cercueils funéraires, les cadres métalliques pour miroirs, bijoux, boîtes ou coffrets métalliques, etc.

[2] Cf. François Jarrige et Thomas Le Roux, *La contamination du monde : une histoire de la pollution à l'âge industriel,* Le Seuil, 2017.

[3] Selon le toxicologue J. Ogier, dans l'article d'Alain Astier « Des allumettes françaises ou la singulière histoire des empoisonnements par le phosphore blanc », *Revue d'histoire de la pharmacie*, 1997, 316, pp. 385-394. Et pourtant nous précise cet auteur, le minéral est inscrit au Codex des pharmaciens en 1837,

médecine, Jules Rochard, commente, dans son traité d'hygiène de référence hautement médicale. Cette maladie si spéciale a de tout temps préoccupé les hygiénistes. Ils ne se lassent pas de réclamer le remplacement du phosphore blanc qui est toxique, par le phosphore rouge qui ne l'est pas. « La *question a été discutée plusieurs fois à l'Académie de médecine et tout récemment encore à propos d'une communication de M. Magitot. Le Conseil d'hygiène et de salubrité de la Seine a protesté à son tour. Les ouvriers des manufactures de Pantin et d'Aubervilliers ont réclamé et le ministre des Finances a nommé une commission chargée de juger les produits nouveaux présentés par les fabricants. M. Schloesing a lu son rapport le 19 août 1895 à l'Académie de médecine, et l'on a fait l'essai de nouvelles allumettes sans phosphore, qui ont donné de bons résultats. Pour garantir les ouvriers de l'atteinte des poussières, quelles qu'elles soient, la ventilation des ateliers est la première condition à remplir. L'emploi des appareils est le plus souvent nécessaire. Le chiffre moyen de 60 mètres cubes d'air à introduire par heure et par individu a été fixé par le général Morin et adopté par les hygiénistes. »* À l'issue de ces débats, une réglementation en appel du système de ventilation a été codifiée par l'installation des hottes de dégagement, les cheminées d'appel, les aspirateurs et la conception de grandes fenêtres afin de garantir une aération saine des lieux de travail. L'inventaire en nature et en quantité des usines définies comme dangereuses ou incommodes à l'homme et à son environnement, malgré les contrôles de fabrication par l'inspection médicale du travail pendant tout le XIXe siècle, est très important. Nous pouvons citer quelques fabriques types courantes de l'époque comme les fonderies et les raffineries de métaux, les manufactures de tabacs, les distilleries d'eau-de-vie, les savonneries, les fabriques de colle (colle de parchemin, colle d'amidon ou vitriol), les tanneries, les ateliers d'artificiers, de corroyage ou du rouissage de chanvre (...) Les abattoirs et les boyauderies, les chiffonneries[1],

réapparu dans l'édition de 1884 pour y figurer jusqu'en 1937. Il servait à la préparation médicinale prescrite pour guérir des états adynamiques, les fièvres typhoïdes, les paralysies musculaires de l'œil, la scrofule.

[1] *« Les statisticiens ont fait sur le chiffon une foule de calculs approximativement exacts, d'après lesquels, en France, 100 000 personnes au moins vivraient du glanage des chiffons, 100000 êtres humains presque tous faibles, infirmes,*

les mégisseries, les faïenceries, les féculeries, les ferblanteries, etc., présents un peu partout dans le pays. Où les odeurs nauséabondes, les émanations de gaz, où les bruits, les vrombissements, les stridences, les éclairages s'entremêlaient en permanence[1] [2] [3]. Où les gestuelles corporelles à haute pression continues ou à résistance physique perpétuelle conduisaient à des formes d'épuisement physique et moral à court ou à long terme. Des dysfonctionnements physiologiques immédiats ou héréditaires chez les individus apparaissaient vite : étiolement, rabougrissement, rachitisme des enfants et des jeunes gens perpétré sur des générations entières de familles[4]. Une usure prématurée des yeux

---

femmes ou enfants débiles, qui trouvent dans ce travail une existence qu'ils seraient forcés de demander au vol, à l'aumône ou à l'assistance publique. » (Turgan, Grandes Usines.) Vêtus de guenilles et munis d'une hotte qu'ils portent sur leur dos, on les voit ramassant au milieu d'ordures, ou achetant, les uns des chiffons, d'autres des peaux de lapin, tous en général des os et du verre cassé (…) On comprend combien une hygiène aussi révoltante, jointe à la misère, peut être dangereuse pour leur santé. Les maladies de peau occasionnées par le contact d'objets sales et de matières irritantes sont extrêmement communes chez eux. Ils sont exposés à gagner la gale et certaines maladies contagieuses par l'intermédiaire des chiffons qu'ils manient. Les fièvres graves, revêtant presque toujours un caractère d'adynamie, sont fréquentes chez les chiffonniers. Plus que personne, ils sont frappés par les épidémies, le choléra et la fièvre typhoïde entre autres. Les douleurs rhumatismales et les affections de l'intestin se rencontrent assez souvent dans la profession ; Ollivier (d'Angers) ayant été appelé à visiter un magasin de chiffonnier où se trouvaient amoncelés des os et des débris de toute espèce, fut atteint, quelques heures après, de nausées, d'évacuations liquides très-fétides, de sueurs froides, de syncope, véritables symptômes d'empoisonnement putride qui se dissipèrent peu à peu (…) » in A. Layet, *Hygiène des professions*, p. 220.

[1] Cf. Alexandre, Jean-Baptiste Parent-Duchâtelet, « Des obstacles que les préjugés médicaux apportent dans quelques circonstances, à l'assainissement des villes et à l'établissement de certaines manufactures », in *Hygiène publique ou Mémoires sur les questions les plus importantes de l'hygiène,* Paris, éditions J.-B. Baillière, 1836, volume 1.

[2] *« (...) Autour des fours et des laminoirs, se pressent les ouvriers, puddleurs, marteleurs, lamineurs, cingleurs, et une légion d'aides et de manœuvres. Les vibrations métalliques des appareils en mouvement résonnent de tous côtés, et forment comme une espèce de concert : c'est la grande voix du travail qui s'élève jusque vers le ciel. »*, Louis Laurent Simonin, *La richesse minérale de la France,* Paris, Noblet et Baudry, 1865, p. 33.

[3] Cf. Geneviève Massard-Guilbaud, *Histoire de la pollution industrielle. France, 1789-1914*, Paris, EHESS, 2010.

[4] L.-D. Renauld, ancien militaire (sous le pseudonyme de Louis-Camille-Auguste Desloges), adressera une lettre au Maréchal, président de la République, et à ses

et des oreilles (application des yeux à un ouvrage soutenu, troubles de la vue, en référence au métier d'horloger par exemple) ; les états de fatigue soumis aux cadences infernales et excessives. Puis il est possible d'évoquer non moins les crises d'arthrose ou d'arthrite aux accents aigus, avec un bien triste constat affectant, chaque jour, les articulations, le dos, les mains et les pieds à la fois, sous la classification codée des pathologies médicales de rhumatisme, raideur, synovite, hydarthrose et coxalgie, pétrifiant et martelant de douleurs lancinantes les humeurs mortifères de ces honnêtes travailleurs. Faut-il souligner que tôt ou tard ces pathologies professionnelles pourraient se transformer en handicaps ou polytraumatologies sociales que les travailleurs emporteraient avec eux dans leurs cercueils ? Par exemple, les laboureurs agricoles sont victimes de maladies cardiaques expliquées par l'accumulation des efforts physiques mécaniques répétés qu'ils exercent avec leurs bras. S'exposant par avance dans leurs professions aux risques irréversibles d'insolation, aux maladies de la poitrine ou à des rhumatismes (courbure de la colonne vertébrale, cyphose). Quand par ailleurs ils ne contractaient pas, le typhus exanthématique ou la diphtérie qui sont des maladies endémiques typiques, très fréquentes, qui touchaient toutes les populations des campagnes rurales (Gestin, 1870). En période de moisson, les poussières de céréales, volent, provoquent des irritations de la conjonctive ou des kératites par l'incrustation d'infimes particules végétales dans la cornée. Les vignerons, traditionnellement nombreux en France, ont la vie dure aussi : *« Chez les vignerons de profession, cette courbure (en référence à la colonne vertébrale) est surtout très prononcée à la*

---

ministres en 1875 à propos de cette situation : *« En agriculture, on fait également fausse route. Il est certain que la France pourrait produire un tiers de plus de denrées alimentaires. Ce qui fait défaut au sol, c'est l'engrais. Eh bien ! Paris, à lui seul, perd par jour de quoi amender un kilomètre carré de terres labourables. En outre, toujours grâce à la routine, par des préparations, fruits de la routine, on fait perdre aux aliments de 5 à 5 000 de leurs propriétés. Cet appauvrissement des produits de première nécessité, en même temps qu'il en accroît le prix, en diminue proportionnellement la valeur nutritive ; de là, l'étiolement des classes laborieuses, cette population chétive des grands centres, et les ravages effrayants que la phtisie et les autres maladies aiguës y exercent sans relâche. Qui ne sait qu'à Paris seulement, sur une moyenne de 800 décès par semaine, plus de la moitié est due à ces sortes d'affection ? »*, Paris, impr. de G. Masquin et Cie, 1875, p. 3.

région cervico-dorsale. - D'après Vernois, le maniement et la préhension habituelle du manche de la bêche amèneraient, à la longue, une déviation, des quatre doigts de la main vers le bord cubital, avec impossibilité de redressement normal.[1] » Les ouvriers qui s'activent devant les feux peuvent subir des brûlures quant à eux des érythèmes ou des éruptions d'acné, des furoncles extrêmement douloureux causant des humeurs irritables, des états de fatigues ravageurs sous-jacents qui affectent à plus ou moins long terme tout l'organisme humain. Beaucoup plus grave encore, ils sont exposés au risque extrême de mort par la contraction d'encéphalites ou de méningites générées par l'intensité du calorique rayonnant[2]. Il convient de savoir que la chaleur ambiante provoque une suractivité de la peau et de l'appareil cardio-vasculaire (fièvres de surmenage). En 1908, le Docteur Maximilien Albert Legrand, dit Max, médecin principal de la marine écrit : « *La peau excrète 50 grammes de sueur à l'heure, 1 250 grammes en 24 heures. Dans les fortes transpirations provoquées par une chaleur exagérée, un exercice violent, la maladie, ces chiffres s'élèvent jusqu'à 400 et 500 grammes, et même 1 000 grammes à l'heure.*[3] » Situation bien connue chez les fondeurs de métaux, puddleurs[4], ouvriers des hauts fourneaux[5], forgerons, verriers, chauffeurs de machines à vapeur. Mais aussi bien présentes chez les boulangers, pâtissiers et les cuisiniers. Exposés à des différences de températures entre le chaud et le froid ou les courants d'air, ils seront sujets à contracter pendant toutes leurs carrières professionnelles des affections de la poitrine, les rhumatismes aigus fébriles, la néphrite albumineuse à des âges de la vie plus ou moins avancés (...) Les ouvriers qui sont en contact permanent avec l'eau et l'humidité sont prédisposés à des comorbidités qui vont se manifester par l'irritation catarrhale des muqueuses. Il faut citer le catarrhe des bronches, le catarrhe de

---

[1] Cf. Alexandre Layet, *Hygiène des professions,* p. 246.
[2] Cf. Journal de psychiatrie, *L'encéphale*, 25 juin 1906, n° 1.
[3] Cf. Max Albert Legrand, *La peau et la chevelure : hygiène, maladie, traitement,* Paris, Larousse, 1908, p. 15.
[4] *Cf. Annales industrielles,* 1869-1895, Paris, Frédureau (ingénieur civil) éditeur scientifique, G.-A. Cassagnes, éditeur scientifique, H. de Chavannes, éditeur scientifique.
[5] Cf. Léon et Maurice Bonnef, *La vie tragique des travailleurs,* Paris, E.D.I., Nouvelle publication de Michelle Perrot, Publications Jules Rouff, 1984.

l'intestin, le catarrhe des voies génito-urinaires. Et ils contractent des affections rhumatismales apyrétiques et indolentes appliquées aux professions des teinturiers, tanneurs et blanchisseuses. Les rages dentaires en l'absence ou la négligence de soins quand ce n'est pas le harcèlement des patrons, à caractère sexuel ou moral, qui poussent chaque jour davantage les ouvriers à une consommation d'alcool abusive, visible ou dissimulée, qui énervent les corps (un geste plus maladroit, moins assuré) ou qui échauffent les esprits (bagarres, insultes) au travail. Autant de facteurs multi-récidivistes qui viennent assurément corrompre ou sacrifier un épisode insouciant de la jeunesse : l'enfance, l'adolescence, la jeunesse en force de procréation. Ou autres étapes de la genèse humaine qui heurtent de manière insidieuse ou brutale la santé des adultes en pleine possession de leurs forces vitales. Femmes pubères, frêles ou ménopausées, hommes vieillissants, incurables ou séniles, tous d'honnêtes travailleurs qui pourraient aspirer à des existences meilleures. Depuis le Second Empire, de 1872 à 1885, avec l'industrialisation et l'urbanisation du pays, il convient de savoir que la consommation d'alcool a progressé de 50 % en l'espace d'une seule décennie[1]. Le milieu prolétaire consomme en quantités et en fréquences trop souvent néfastes à l'organisme humain le mauvais alcool issu bien entendu de l'industrie (pomme de terre, betterave, grains)[2] [3]... Sans nul doute aussi, tout travail chiffré en heures abusives, prescrites ou proscrites à l'atelier à l'usine ou dans les champs, toutes postures corporelles en conformité avec les usages professionnels (stations debout, assise, pliée, courbée...) exposées à des variabilités parfois minimes ou extrêmes de températures sont incidemment des plus nocives (...).[4] Toutefois, il convient de noter qu'au XIXe siècle, les accidents des industries sont presque toujours, produits par les machines ou par

[1] Cf. Claude Quétel, Jean-Yves Simon, « L'aliénation alcoolique en France (XIXe siècle et première moitié du XXe siècle), *Histoire, économie & société*, 1988, 7-4, pp. 507-533.

[2] Cf. A. Hébert, *L'industrie de l'alcool,* Lacour/Rediviva, 1998.

[3] Cf. J. Dujardin, *Recherches rétrospectives sur l'art de la distillation. Historique de l'alcool de l'alambic et de l'alcoométrie*, Paris, chez l'Auteur, 1900.

[4] Cf. Jacques Gleyse, « L'instrumentalisation du corps. Archéologie de la rationalisation instrumentale du corps de l'Âge classique à l'époque hyper-moderne », Paris, L'Harmattan, 1997.

les outils qu'elles font mouvoir. Les accidents corporels causés par les moteurs sont des explosions de chaudières, des broiements dans les engrenages[1], des arrachements ou des mutilations de membres de l'organisme humain par les courroies ou par l'arbre de transmission des moteurs. Les parties du corps les plus atteintes sont les membres supérieurs avec un taux de 87 % des accidentés par les machines, les membres inférieurs présentent un taux de 7,5 % de la population travailleuse accidentée. Enfin, la tête et le tronc du corps humain présentent le chiffre de 5,5 % de victimes[2] dont la mortalité humaine était la plus élevée dans les exploitations minières (le métier des carriers par exemple), les houillères (le métier des marbriers) et les carrières (les tailleurs de pierre)[3]. À ce sujet, le Dr A. Layet écrit : *« Les accidents sont peut-être plus communs ici (en référence au métier de carrier) que dans les mines métallurgiques et les houillères. Les blocs qui se détachent pendant leur ascension, et qui écrasent les ouvriers au fond de la carrière exploitée à ciel ouvert ; les éboulements qui les ensevelissent dans les carrières souterraines ; les échelons qui se brisent sous le poids de leurs corps et les chutes qui en résultent font plus de ravages chez eux, dit Ambroise Tardieu, que les affections pulmonaires et la phtisie.*[4] *»* L'année 1842 comptera 43 morts sur 480 accidents résultant d'éboulements dans les mines contre 66 morts sur 77 accidents occasionnés dans les carrières. En 1850, sur un effectif de 140 décès occasionnés par les éboulements des diverses exploitations minières, un quart des décès (58) proviennent des carrières, dont 23 morts, ceux-ci sont imputés aux carrières souterraines, 35 morts imputés aux carrières à ciel ouvert. Le Dr A. Layet commente à ce sujet : *« Les suites de ce genre d'accidents, dit Tardieu, sont fréquemment funestes, et des décombres ou des masses de terre qu'ils amoncellent on ne retire souvent que des cadavres ; les uns ont la tête ou la colonne vertébrale broyées et sont morts par le fait de la lésion du cerveau ou de la moelle ; les autres ont péri étouffés et présentent, à*

[1] Cf. Léon Guitard, *De la méthode ambulatoire dans les traumatismes osseux du membre inférieur*, Paris, G. Naud, 1903.
[2] Cf. Jules Eugène Rochard, op.cit., p. 872.
[3] Cf. Jean-Claude Chesnais, « La mortalité par accidents en France depuis 1826 », *Population*, 1974, 29-6, p. 1114.
[4] Cf. A. Layet, op.cit., p. 194.

l'autopsie, les signes caractéristiques de la suffocation : ecchymoses ponctuées disséminées à la surface des poumons et du cœur. Quant aux blessures non suivies de mort que déterminent les éboulements, elles sont en général très graves ; ce sont le plus ordinairement des fractures des membres et des côtes. Celles-ci ont un caractère plus particulièrement sérieux, car elles sont multiples et peuvent se compliquer d'épanchements traumatiques, d'inflammations et de fièvre. Quelquefois, il s'agit seulement de contusions, mais dont l'étendue et la profondeur rendent les suites non moins redoutables que celles des fractures. La moelle épinière ressent fréquemment le contrecoup de ces contusions, dont la colonne vertébrale reçoit principalement le poids. Il en résulte des paraplégies qui persistent toujours très longtemps, parfois même à l'état d'infirmités incurables. Ces différentes lésions peuvent s'accompagner de plaies sur diverses parties du corps et notamment à la tête.[1]» Il faut savoir que la tête et les mains sont surtout menacées par les meules, par les machines à travailler le bois, par les différentes opérations des tissages dans les ateliers d'imprimeries, dans les fabriques de papier, etc. Les maçons, briquetiers et couvreurs, présentent eux des professions où la mortalité est supérieure à la moyenne. Jules Rochard écrit qu'une statistique relative à l'industrie du textile selon laquelle la proportion des accidents entraînant une incapacité de travail de plus de 13 semaines ne dépasserait pas le taux de 4,14 victimes pour 1 000 assurés[2]. Les explosions de chaudières sont dues le plus souvent à leur mauvaise construction, à des incrustations qu'y produisent des eaux à forte concentration séléniteuse. Les broiements et les arrachements de membres, les blessures sont produits par les scies mécaniques ; les plaies causées par les peignes des filatures s'expliquent dans les trois quarts des cas à l'imprudence ou à l'indiscipline des ouvriers. Le plus grand nombre de ces accidents a lieu pendant le graissage des machines ou le maniement des courroies lorsque les ouvriers se livrent à ces opérations pendant que les appareils sont en marche malgré la

---

[1] Cf. A. Layet, op.cit., p. 195.

[2] Cf. Jules Eugène Rochard, cite M. Engel Gros, au Congrès international des accidents du travail, à Berne, en septembre 1891, statistiques étayées par les docteurs Schüler et Burkhard in *Traité d'hygiène et de santé publique*.

défense qui leur en est faite[1]. Tout geste lent ou maladroit entraînerait des retards de production mal tolérés par les patrons. Dans les usines où on est obligé de se servir de grandes cuves remplies d'eau ou de soude ou de fer blanc à une haute température fusionnelle (concernant en particulier les aciéries, forges, savonneries, tanneries, blanchisseries), il arrive, parfois, que des ouvriers y tombent et il est bien rare qu'on puisse les en retirer vivants. Dans une savonnerie artisanale, si l'ouvrier tombe dans la cuve de soude par maladresse, il n'y aura pas d'enterrement funéraire de la personne. C'est pourquoi les savonniers mirent au point une astuce très simple pour se protéger, ils fixaient des clous sous leurs paires de sabots pour ne pas glisser. Chaque industrie présente donc des seuils à risques accidentogènes spécifiques à leurs activités qui emploient le plus couramment des hommes et des femmes de la force de l'âge, mais aussi des vieillards et des enfants[2]. En France, vers la fin du siècle, il faut savoir que les manufactures de laine, de coton et de soie occupent entre 400 000 à 450 000 femmes ; le nombre des dentellières et des brodeuses est de 370 000[3]. Ces enfants recrutées à l'usine dès l'âge de cinq ans sur un travail fin et fatigant deviendront bossues (courbures du dos) ou malvoyantes dès l'âge de cinquante ans (engorgement des paupières, amaurose, myopie, cécité, etc.). À partir de 1850, l'industrie de confection du vêtement supplée de façon progressive la profession des tailleurs. De la condition féminine et démographique du pays, l'ordre moral de la IIIe République envisagera le retour sage de la femme à la maison pour procréer et éduquer. Inciter la petite fille à devenir une véritable fée du logis, puis une mère au foyer pendant que les pères et les maris[4] sont au travail ou à l'estaminet[5]. Le député Albert de Mun, grande figure du

---

[1] Cf. Sadi Carnot, *Réflexions sur la puissance motrice du feu et sur les machines propres à développer cette puissance*, Paris, imprimerie-libraire Gauthier Villars, 1878.

[2] Cf. Edward Ellis, *Manuel pratique des maladies de l'enfance suivi d'un formulaire complet de thérapeutique infantile,* Paris, Gustave Doin, 1889, 2e édition.

[3] Cf. Jules Eugène Rochard, *Traité d'hygiène publique et privée* / chapitre « Professions industrielles », 1897, 1040 p.

[4] Cf. Camille Lemonnier, *Happe-Chair,* Paris, D. Monnier, De Brunoff & Cie éditeurs, 1886.

[5] Cf. Michelle Perrot, « L'éloge de la ménagère dans le discours ouvrier au XIXe

catholicisme social, sera un des premiers représentants politiques à poser à la Chambre, en 1886, la question du repos des travailleuses avant et après l'accouchement (loi du 27 octobre 1909 accordant huit semaines de congés payés), en raison des problèmes sous-jacents de dépopulation que rencontrait dès lors la société de la IIIe République. A. Layet reprend Villermé en disant que l'espérance de vie au moment de la naissance serait de 39 à 43 ans en zones agricoles contre 19 et 22,5 ans dans les manufactures. Il commente : *« D'après Bertillon, tandis que la France enregistre de 20 à 50 ans, année moyenne, une mortalité de 12 décès sur 1000, la population rurale n'offre que 10,8 décès sur 1000. Ces derniers chiffres doivent attirer plus spécialement notre attention. De 15 à 60 ans, en effet, l'influence professionnelle entre en ligne de compte et doit être soupçonnée à bon droit. Nous trouvons enfin dans Bertillon des données positives sur le sujet qui nous occupe. C'est ainsi que lorsque la mortalité générale moyenne et annuelle sur 1 000 vivants est, pour les périodes de 25 à 35 ans, de 35 à 45 ans, de 45 à 55 ans, de 8,65, 11,47 et 16,52 pour toute la population ; pour les fermiers et les valets de ferme, elle n'est plus que de 6,6, 7,7, 11,0 dans les mêmes périodes de vie.*[1] *»* La jurisprudence de 1898 relative à l'accidentologie professionnelle a défini le seuil d'une rente égale aux 2/3 du salaire annuel de la victime blessée dans le cas d'une incapacité permanente absolue, d'une rente de la moitié de la réduction que l'accident a provoquée comme préjudice au salaire de l'intéressé dans le cas d'une incapacité permanente partielle. Si le travailleur accidenté venait à mourir, le conjoint bénéficierait d'une rente à 20 %, les enfants à une rente de 15,25,35,40 % (taux variant en fonction du nombre d'individus pour chaque famille) et les ascendants à une rente de 10 % des revenus de la victime. En Allemagne, les lois de protection sociale de 1883, de 1884 et de 1889 obligent les ouvriers à s'assurer non seulement contre les accidents du travail, mais aussi contre la maladie et l'infirmité résultant de la vieillesse. Les caisses de secours aux malades auxiliaires et complémentaires sont fondées par des associations chrétiennes, des groupes socialistes d'ouvriers et pour beaucoup par le patronat. Elles

---

siècle », *Romantisme,*1976, 13-14, pp. 105-122.

[1] Cf. Alexandre Layet, op.cit., p. 244.

servent à la bonification des plafonds alloués par l'assurance légale et obligatoire. L'enjeu du droit français en la matière ne se contente pas d'évaluer, seul ici le taux budgétaire d'invalidité sur l'individu, mais d'apprécier à sa juste valeur les indices circonstanciels du dommage causé. L'ouvrier acceptera-t-il de se faire soigner ? De subir une intervention chirurgicale ? Comment s'accommodera-t-il de son handicap physique nouveau au travail, privé dorénavant, d'un membre amputé ? Comment parviendra-t-il à subvenir financièrement au sujet des petites incapacités de 0 à 5 % qui ne donnent pas droit à une moindre rente[1] ? À peine la loi de 1898 votée, voici les délibérations de jurisprudence d'instances à propos de la reconnaissance de problèmes de santé au travail, en 1904, avec un cas précis d'une pathologie au demeurant des plus bénignes en apparence et fort courante à toutes professions exercées : « *ECZEMA. — La loi ne s'applique pas : 578. — Eczéma des deux mains et des ongles d'une journalière provenant du lavage de pots de confitures. Principes : Le principe du risque professionnel ne s'applique pas aux maladies, aux infirmités dérivant d'un travail insalubre qui se sont manifestées lentement et progressivement. Ce ne sont pas des lésions corporelles dues à un événement soudain, fortuit et involontaire (/. paix Paris, 12 déc. 1900 : La Loi, 22 déc. 1900). 579. Eczéma venu petit à petit et dû moins au contact de liquides employés dans un lavoir qu'à la prédisposition constatée (/. paix Paris, 21 mars 1907 : Villetard, VIII, 258). 580. Brûlures aux mains en les immergeant dans de la chaux vive sans les gants en caoutchouc mis à la disposition de l'ouvrier ; aggravation par suite de prédisposition constitutionnelle à l'eczéma. Principes : Lorsque dans le cours de son travail un ouvrier fait un acte anormal qui eût été sans conséquence, mais qui ne s'est aggravé que par suite de sa prédisposition constitutionnelle, le patron n'est pas responsable des conséquences de cette brûlure qui dans ces conditions ne constitue pas un véritable accident du travail (/. paix Paris, 6 sept. 1906 : Gaz. Tribunaux, 1907, I, 2, 180).* »[2] Certes, il ne s'agit pas

---

[1] Cf. Paul Zeys, *La valeur du corps humain devant les tribunaux et les lois sur les accidents du travail en France*, Paris, Librairie de la Société du Recueil Sirey, L. Larose et L. Tenin, 1912.
[2] Cf. Paul Zeys, op. cit., 1912.

dans ces cas de figure proprement évoqués d'« accidents professionnels » ! Ces illustrations témoignent juste des difficultés du raisonnement et des enjeux de réflexions par les experts pour jauger un peu la reconnaissance des dommages corporels causés par une activité professionnelle. Où sont les limites de l'éthique médicale ou morale de la société confrontée à de tels litiges ? Les professions de tanneurs, de corroyeurs présentent un taux de mortalité élevé, ce qui n'est pas le cas pour la profession de cordonnier pourtant peu épargnée par les maladies dont la longévité est la plus courte (âge moyen des décès, 35 ans). Les attitudes corporelles vicieuses de la profession ci-contre, pression de la forme sur le sternum, action continuelle et efforts permanents des membres supérieurs se combinent aux efforts respiratoires et aux troubles pulmonaires, troubles dans la circulation abdominale, déformation ou dépression thoracique conduisant aux affections organiques du cœur (Shann). L'industrie des poils, crins, spartène, verreries et cristalleries, poteries possède une mortalité très élevée à tous les âges de la vie. Dans le cadre des soieries par exemple notamment au cours du blanchiment des vers à soie, les dévideuses de cocons ressentaient le « mal de bassine » en exposant leurs voies respiratoires aux vapeurs sulfureuses. Imaginons, à cet instant-là, la croissance physique des jeunes filles et des très jeunes femmes qui évoluaient à longueur de journée même en espaces matériels confinés et de promiscuité humaine plus ou moins désirable. Il y aurait bien des histoires à raconter.

3. Lorsque l'accident survient

Au cours du XIXe siècle, lorsque l'accident se produit à l'usine concrètement, que va-t-il se passer ? Il convient de savoir que le médecin ne se déplace pas toujours, car le seul médecin qui pourrait secourir n'est pas toujours disponible. Il parcourt beaucoup de kilomètres avant d'arriver sur le lieu de l'accident surtout si l'accident se produit à la campagne, quand celui-ci n'est pas exposé aux dangers de l'infection et de la contagion des malades[1]. Il faudra

---

[1] Devons-nous ajouter : « Mais combien de fois les exigences de sa pratique viendront-elles mettre obstacle aux conseils de l'hygiène ! Nous ne pouvons pas nous empêcher de citer ici ces quelques réflexions de Beaugrand : *« Pour les gens du monde, le médecin est taillable et corvéable à merci, toujours à la disposition du public ; pour lui point de repos, jamais il ne doit être fatigué ; l'heure de ses*

attendre 1888 pour une organisation moderne de la prise en charge des accidentés. L'Assistance publique de Paris dotera l'hôpital Saint-Louis d'un réseau téléphonique spécial relié à 27 postes avertisseurs dans les quartiers de Paris (dans un rayon de huit kilomètres), chez les pharmaciens et les bureaux de police permettant d'envoyer une voiture spéciale pour transporter l'accidenté soit à son domicile ou soit à l'hôpital. De 1888 à 1893 (en l'espace de 5 ans), ce système d'organisation mis en place sauvera 14 000 personnes[1]. Au début du XXe siècle, Ludwik Skaryski précise que sur les 19 292 usines que possède la Russie, 3 881 établissements industriels qui sont soumis à l'inspection du travail sont dotés de secours pour leurs ouvriers et 798 parmi eux sont pourvus d'hôpitaux[2]. Tout accidenté est pris en charge bien avant le régime de IIIe République. Or, il est important de dire que du point de vue juridique avant la loi de 1898, l'accident relève de la médecine légale par l'article 319 de la loi du 13 mai 1863, du Code pénal, qui fera nécessairement l'objet d'un rapport de police pour savoir si c'est *un accident*, *un homicide* ou *un suicide* ? Dans le *Dictionnaire des sciences médicales* du Dechambre (édition de 1885)[3] le mot « accident » n'apparaît pas. Il faut consulter le mot « blessure » ou le mot « plaie ». En 1792, la France comptait dix-huit facultés, quinze collèges de médecine, des sociétés savantes, dont l'Académie de chirurgie prestigieuse, qui disparurent par le courant révolutionnaire de l'époque en référence à la loi d'abolition du 17 août 1792. La loi du 4 décembre 1794 de réintégration vint inclure à l'enseignement officiel de la médecine des disciplines émergentes comme la médecine légale, l'histoire de la médecine,

---

repas est celle que l'on choisit pour le venir chercher ou pour lui parler ! — Et il ne faut pas que la mauvaise humeur de ces dérangements, souvent pour les motifs les plus frivoles, se trahisse le moins du monde. Son zèle, l'amour de ses malades doivent être sans borne et de tous les instants, autrement on déclare qu'il n'est pas à la hauteur d'un sacerdoce dont on lui impose les devoirs les plus pénibles, sans se croire obligé à la reconnaissance. », in l'ouvrage, A. Layet, *hygiène des professions*, p. 395.

[1] Chiffres de Jules Rochard in *Traité d'hygiène professionnelle*, Paris, O. Doin, 1897.

[2] Cf. Skaryǹski Ludwik, *Le progrès social à la fin du XIXe siècle,* avec une préface de M. Léon Bourgeois, Paris, Hachette, chapitre IV, 1901.

[3] Cf. *Dictionnaire encyclopédique des sciences médicales*, sous la direction de A. Dechambre, Paris, G. Masson, P. Asselin, 1885.

l'hygiène, la physique et la chimie médicale[1]. L'objectif premier de cette réorganisation visait en priorité à former des médecins pour les nombreuses armées que comptait la République afin de les entraîner somme toute aux opérations chirurgicales perfectibles sur les champs de bataille. Les membres de l'Académie royale de médecine et de l'Académie royale de chirurgie, habitués à travailler traditionnellement ensemble, refondèrent avec le concours de la Société de santé le 27 pluviôse an V (15 février 1797), sous la dénomination de Société de médecine, une société savante libre non subventionnée par l'État, regroupant à la fois, les études de la médecine, de la chirurgie, de la pharmacie, l'art vétérinaire. Intégrant, pareillement, toutes les sciences physiques qui s'appliqueraient à l'art de la guérison. Les débuts de la médecine opératoire remontent à 1796. Pour les plaies, les chirurgiens utilisent à l'origine des emplâtres, des sutures (points séparés, sutures enchevillées). Pendant une bonne partie du XIXe siècle, il convient de savoir que la victime accidentée sur le lieu de travail devra mourir sur place. Si elle survit de façon opportune à ses blessures, elle devra se contenter d'une convalescence alitée à son domicile, avec quelques médicaments prescrits par un médecin, quelques pansements et quelques bons soins prodigués par ses proches. Si elle séjourne, à l'hôpital, les moyens antiphlogistiques tels que la saignée, les boissons délayantes et rafraîchissantes, la diète (au sens strict du terme), les calmants et les cataplasmes émollients sont les prescriptions thérapeutiques d'usage courant au lit du malade[2]. Il convient de dire que la situation de l'accidenté pendant une bonne partie du XIXe siècle n'est pas des plus confortables. Prenons ne serait-ce que le cas des fractures simples pour évoquer la durée de réparation squelettique, sans considérer la moindre complication de types : plaie ouverte, lésion viscérale, hémorragie interne, qui nécessiteraient une intervention chirurgicale et des soins postopératoires. Il faut compter trente à quarante jours de réparation pour les os de l'avant-bras chez les adultes. De quarante-cinq à cinquante jours pour l'humérus et la clavicule ;

---

[1] Cf. Jules Eugène Rochard, *Histoire de la chirurgie française au XIXe siècle : étude historique et critique sur les progrès faits en chirurgie et dans les sciences qui s'y rapportent,* 1875.

[2] Cf. Raphaël Bienvenu Sabatier, *De la médecine opératoire*, Paris, Béchet jeune, 1810.

cinquante à soixante[1] pour les os de la jambe et le fémur. Et enfin de quatre-vingts à une centaine de jours pour le col fémoral au début du XIXe siècle[2]. Les découvertes en sciences médicales au cours de ce siècle ont été grandissimes en matière d'hygiène, d'asepsie médicale et de microbiologie[3]. Puis, une science en particulier s'est constituée au milieu du XIXe siècle. Celle qui a pris le nom d'histologie qui résultait de la rencontre de la théorie cellulaire (révolution de la biologie) avec Schleiden et Schwann (1837, 1838), puis Virchow (1859) avec le perfectionnement du microscope optique achromatique. L'anatomie générale de Bichat revêtait à présent l'étude des formes microscopiques tissulaires. L'histologie rapportée à l'art vétérinaire, la cytologie (étude des cellules) d'un côté et aux végétaux par les travaux allemands d'Hugo von Mohl et du Suisse Karl Naegeli de l'autre côté aidait à la compréhension du fonctionnement des organismes vivants. Certains histologistes se tournèrent vers les fonctions au détriment des formes, ce qui permit de développer une réelle science de physiologie microscopique ou d'histophysiologie expérimentale. En matière d'opération chirurgicale, les progrès de l'époque seront également remarquables en citant quelques célébrités comme Lisfranc, Malgaigne, Michon, Robert, Lenoir, de M. Chassaignac en France. Par extension, plus tard dans le temps, l'orthopédie thérapeutique médicale rapportée à la chirurgie générale utilisera les méthodes modernes d'hydrothérapie, l'électricité, le massage, la mécanique orthopédique de contention exacte des os et des jointures avec un appareillage de plus en plus sophistiqué comme les appareils plâtrés, le corset de Sayre, les appareils à extension continue, à traction élastique, les appareils mécaniques (Gaujot, *Arsenal de chirurgie contemporaine*, Paris, 1867, t.1)[4,5]. Il faut le

---

[1] Voir soixante-dix jours.

[2] Source : Louis-Jacques Bégin, *Nouveaux élémens de chirurgie et de médecine opératoire, ouvrage contenant l'exposition complète des maladies chirurgicales et des opérations qu'elles réclament,* 1824.

[3] Cf. Michel Morange, *Pasteur,* Paris, Gallimard, collection « NRF Biographies », 2022.

[4] Cf. Wilhelm Schultess, *Atlas manuel de chirurgie orthopédique*, Paris, Jean Baillière et Fils, 1902.

[5] Cf. Bonnet de Lyon, *Traité des sections tendineuses et musculaires,* 1841, *Traité des maladies des articulations.*

répéter, le progrès médical, utilisant les découvertes techniques et technologiques émergentes de l'époque, galope à grandes chevauchées lyriques. Au XIXe siècle, des instituts orthopédiques se créent, un peu partout en Europe, comme ceux de Lowenstein à Berlin, de Zahn à Nuremberg, de Nussbaum à Munich, de Little à Londres. Les orthopédistes de plus en plus au fait des connaissances médicales osent de véritables méthodes opératoires innovantes sous couvert cependant de l'antisepsie, problématique médico-chirurgicale des plus cruciales et épineuses du siècle. Il faut dire que l'ostéomyélite traumatique (infection de la moelle osseuse) a freiné, pendant très longtemps, tout essai opératoire chirurgical sur le squelette. L'asepsie a connu des rebondissements phénoménaux. La note sur la désinfection et le traitement des plaies présentée à l'Académie des sciences par A. Velpeau, professeur de clinique chirurgicale à la Faculté de médecine de Paris, chirurgien de l'hôpital de la Charité et membre de l'Académie impériale de médecine, en 1859, au nom de Corne et de Demeaux à partir d'un mélange de plâtre fin en poudre et de coaltar, était prometteuse. Cette découverte ne résista pas aux solutions d'iode, de brome et les hypochlorites prescrits par O. Réveil, professeur agrégé à la Faculté de médecine et à l'École de pharmacie de Paris à peine quatre ans plus tard en 1863[1]. Tout allait très vite ! Une découverte, du milieu, en cachait immédiatement une autre en France, en Europe et à travers le monde. La contribution de la connaissance des académies et des sociétés savantes n'était pas négligeable non plus. La méthode anatomo-clinique, celle qui relève des observations pratiquées au chevet du malade ou au cabinet du médecin[2], allait sans nul doute donner raison à la physiologie de Claude Bernard qui va prendre ses lettres de noblesse pour mieux comprendre les connaissances anato-

---

[1] Léon Labbé commente : *« D'après ses recherches* (en référence à O. Réveil), *les préparations coaltées et goudronnées peuvent rendre de grands services ; mais elles n'ont pas, comme l'iode et le brome, la propriété de détruire l'action toxique des produits morbides et de la putréfaction, ainsi que celle des virus. »* in *Rapport sur les progrès de la chirurgie,* 1867, p. 726.

[2] Cf. Jean-François Hutin, « *Au lit du malade. L'examen clinique à travers l'histoire* », communication à la séance de la Société française d'histoire de la médecine, Paris, vendredi 21 octobre 2022.

miques accumulées depuis les époques hippocratiques et galéniques, les reliant facilement aux fonctions organotrophiques et nutritives de l'organisme humain. À ce sujet, Claude Bernard écrit en 1872 : *« La physiologie générale ne peut être solidement fondée qu'à la condition de reposer sur cette double base ; elle doit considérer à la fois dans l'organisme les propriétés vitales ou physiologiques des tissus vivants et les propriétés physicochimiques des milieux sous l'influence desquelles la vitalité des tissus se manifeste. Si le physiologiste reste trop exclusivement anatomiste, physicien ou chimiste, et ne s'appuie que sur un ordre des connaissances que nous avons signalées, ou seulement s'il lui accorde une trop large part, il fait nécessairement fausse route et il s'expose à avancer, sur les phénomènes de la vie, des explications erronées ou incomplètes. Il faudra toujours, en un mot, tenir compte de deux ordres de conditions : 1° des conditions anatomiques de la matière organisée qui donnent la nature ou la forme des phénomènes physiologiques ; 2° des conditions physicochimiques ambiantes qui déterminent et règlent les manifestations vitales. »*[1] Il faut bien dire que la physiologie expérimentale, en France, n'avait pas bonne presse. Elle grandit au milieu des plaintes et des antipathies du grand public à l'encontre des vivisections animales.

Cependant, revenons à l'accidentologie à proprement parler d'un point de vue chirurgical. Les accidents les plus traumatisants correspondent aux métiers des chemins de fer lorsque les mécaniciens, les chauffeurs, les graisseurs, les conducteurs de train attachent les trains en marche. Cela pouvait représenter 62 % d'agents des compagnies de transports blessés ou de tués sur un total de 1 700 blessés ou tués dans les gares ferroviaires entre 1835 et 1854. Sont inclus à ce panneau des tragédies les ouvriers qui travaillaient aux terrassements, à la pose ou à la réparation des rails, les aiguilleurs, les cantonniers qui séjournent sur les voies. Les agents sont tamponnés ou écrasés au moment du nettoyage des locomotives, à l'attelage ou au décrochage des wagons. Des chutes du haut des wagons ou surpris par les machines ou les trains ou les machines en marche, les agents peuvent s'accidenter en marchant

[1] Cf. Claude Bernard, *De la physiologie générale*, 1872.

sur la voie des convois. Les accidents produits par le tamponnement entre deux wagons ou l'écrasement sur les rails sont peut-être les plus spectaculaires. Mais, ils restent de fait les plus redoutables. Le Dr A. Layet commente : *« Nous ne saurions mieux faire comprendre la nature et la gravité des lésions produites qu'en empruntant à Jourdes la description suivante : « On se trouve ici en présence des effets maximums de l'écrasement produit par une quantité de mouvement provenant de vitesses et de masses considérables. Pour les locomotives, c'est un poids de 16 à 64 tonnes ; pour les voitures, de 4 à 5000 kilogrammes avec des vitesses de 20 à 80 kilomètres à l'heure, soit 5 à 22 mètres par seconde, vitesse égale à celle d'un vent impétueux. Les genres de lésions qui amènent la mort peuvent se distinguer ainsi : 4° Effets du tamponnement. Des hommes d'équipe, des employés pendant les manœuvres des trains sont saisis entre deux voitures et écrasés par la rencontre des tampons. L'autopsie a offert dans ce cas une très grande identité de lésions : le thorax est aplati d'avant en arrière, ou un peu obliquement, suivant le lieu d'application du tampon ; la peau est intacte ou à peine ecchymosée ; la cage thoracique a éclaté ; on rencontre des fractures multipliées des côtes, du sternum et du rachis, avec déchirures des poumons, du cœur et des gros vaisseaux ; la mort est souvent instantanée. — 2° Effets de l'écrasement sur les rails. Les signes sont l'attrition au plus haut degré avec empreintes allongées et la section complète d'une partie du corps (tête, membre). La mort peut avoir lieu sans qu'aucun organe essentiel ait été atteint, par exemple dans l'écrasement simultané des membres supérieur et inférieur du même côté. — 3° Chutes. Par l'effet même de l'impulsion horizontale, elles se font souvent contre les rails et une partie du corps est broyée. — 4° Effets des chocs et collisions des trains. Dans ce cas, toutes les blessures ont le caractère de la contusion au plus haut degré, accompagnée de commotion du cerveau ou de la moelle épinière. Ainsi, pour un train animé d'une vitesse de 11 m,11, l'effet est le même que si la victime tombait de -m.29, environ d'un second étage ; avec 13 m,88 par seconde, c'est la hauteur d'un troisième, 9 m,82 ; le train express, qui parcourt 16 m,16 par seconde, produirait le même effet qu'une chute de 14 m,15 ou d'un quatrième étage, sauf les diminutions causées par les frottements. » (Tourdes, à l'article BLESSURES, in Dict.*

encyclop.. des sciences médicales.)[1] » La modernité liée à l'émergence du machinisme et du progrès technique n'a pas que des méfaits, car la chirurgie au XIXe siècle progressera à coup d'étincelles électriques pour répondre au mieux à la réparation des dommages corporels. Le chirurgien français Paul Reclus, dans son ouvrage *Cliniques chirurgicales de la Pitié* au sujet des grands écrasements, écrira en 1894 (voir la citation à la fin de l'article). La déclaration de Paul Reclus à la fin du siècle à ses collègues pourrait bien résumer la préoccupation des chirurgiens de l'époque qui était posée bien avant le XIXe siècle et qui reste une question d'actualité brûlante du XXIe siècle à propos de l'amputation malgré les énormes progrès en matière de fabrication (qualité et technologie des prothèses, chirurgie réparatrice et rééducation fonctionnelle[2], orthopédie)[3] en considérant l'évolution du regard de la société à propos du handicap. Bien qu'une perte d'un membre du corps humain reste toujours une expérience mutilante traumatisante des plus dramatiques du point de vue identitaire et des sciences médicales, l'ablation d'un membre ou d'un organe posera toujours des difficultés d'autonomie dans la vie courante ou professionnelle de l'accidenté. La société vingt-et-unièmiste s'est très peu finalement adaptée à l'intégration civique et physique des personnes handicapées. Prise dans ce sens et avec ce recul, la déclaration de Reclus, à la fin du XIXe siècle, est lumineuse et sage du point de vue d'une chirurgie humaine parce qu'il évoque le challenge de l'amputation avec les risques fondamentaux encourus : hygiène, risques d'infections et de complications postopératoires au regard de la cicatrisation de la plaie, voire même des risques vitaux, vie ou mort, pour la victime. Alors qu'en 1824, dans son ouvrage intitulé *Nouveaux élémens de chirurgie et de médecine opératoire* (ouvrage contenant l'exposition complète des maladies chirurgicales et des opérations qu'elles réclament), le Dr Louis-Jacques Bégin (1793-1859), médecin, rédacteur pour la chirurgie des *Mémoires de médecine, chirurgie, et pharmacie militaires*, membre de l'Académie royale de médecine de Paris, de la société médicale

---

[1] Cf. A. Layet, op. cit., p. 217.

[2] Cf. François Guermonprez, *Critiques et controverses sur la gymnastique des convalescents après les fractures des membres*, Paris, 1905.

[3] Cf. E. Masson de La Malmaison, *Établissement orthopédique et gymnase médical fondés et dirigés depuis 1826*, Paris, 1855.

d'émulation de Paris, correspondant des sociétés des sciences médicales de la Moselle, etc., écrit ceci p. 116 de son livre : *« Il est évident que quand un membre est réduit en bouillie, et que ses os eux-mêmes sont broyés, et mêlés aux lambeaux des muscles et des aponévroses, il faut immédiatement recourir à l'amputation*[1] *»*. Sabatier, en 1810, chirurgien consultant de l'empereur et du roi (dans son ouvrage *De la médecine opératoire*), précise que sur 3 personnes amputées, 2 périront. La comédie humaine qui se joue au début du siècle est tragique. Retraversons le XIXe siècle en revenant sur les propos de Reclus, en 1894, l'auteur insiste bien sur l'autre dilemme crucial de l'époque qui est celui d'une surenchère de la douleur traumatique si la victime accidentée vient à être opérée. Car, vous le savez, les enjeux de la chirurgie au XIXe siècle sont bien le problème de l'anesthésie. À la fin du XVIIIe siècle (1795), Beddoes en Angleterre vulgarisa l'usage de l'aspiration de certains gaz comme moyen de traitement. D'une anesthésie qui a été expérimentée pendant tout le XIXe siècle avec l'usage de l'éther (Velpeau, Malgaigne, Orfila, Christison et Flourens en France). Hischmann, chirurgien de Londres, fit connaître en 1828 ses travaux d'anesthésie sur les animaux par des inhalations éthérées. Puis, la gloire de la découverte pour ce procédé d'endormissement opératoire revint à Jackson et Morton à Boston (aux États-Unis) pour l'appliquer à l'homme en 1846[2]. Le 12 janvier 1847, Malgaigne, en France, présenta la question de l'éthérisation devant l'Académie de médecine faisant part de son expérience sur cinq opérations pratiquées dans son service à l'hôpital Saint-Louis[3]. L'ammoniaque, le curare (avec Claude Bernard) en passant par le chloroforme (Soubeiran), l'amylène (Giraldès à Paris, Snow à Londres) seront les substances anesthésiantes expérimentées dans les années 1840. Le chloroforme a été découvert en 1831 par le Français Soubeiran en distillant l'alcool et le chlorure de chaux en même temps que Liebig chimiste allemand obtenait le même résultat en traitant le chloral par les

---

[1] Cf. Bégin Louis-Jacques, *Nouveaux élémens de chirurgie et de médecine opératoire*, ouvrage contenant l'exposition complète des maladies chirurgicales et des opérations qu'elles réclament, 1824.

[2] Cf. Antoine Berne, *Influence de la physiologie moderne sur la médecine pratique,* 1864, chapitre « Anesthésie chirurgicale », p. 222.

[3] Cf. Léon Labbé, *Rapport sur les progrès de la chirurgie,* 1867.

alcalis en outre-Rhin[1]. L'analogie de Soubeiran avec les éthers engagea Natalis Guillot, agrégé à la Faculté de médecine de Paris, qui l'utilisa pour traiter l'asthme comme antispasmodique distillé cent fois son poids d'eau[2]. Antoine Berne commente : *« Le chloroforme est assez agréable ; il endort vite et sûrement, il ne provoque point habituellement la toux et les vomissements, sa période d'excitation est de courte durée ; voilà ses avantages, avantages incontestables ; mais il a un inconvénient qu'on voulait nier en vain il tue quelquefois, et avec une rapidité foudroyante. L'éther, lui, est moins énergique, mais les cas rares où on peut lui attribuer des accidents sont tous contestables. Pour notre part, nous l'avons employé ou vu employer des milliers de fois, et toujours avec une innocuité complète. Les partisans du chloroforme diront qu'il cause rarement la mort, et que les accidents tiennent à un emploi vicieux. Si l'on compulse les journaux anglais et américains, on y trouvera les lamentables et nombreuses histoires des personnes qui ont succombé à l'anesthésie chloroformique, et on verra que la mort est survenue brusquement, au moment où on s'y attendait le moins, chez des gens pleins de vigueur. Je ne parle pas des cas où il y avait contre-indication par suite d'une affection du cœur ou des poumons.*[3] *»* La combinaison de morphine et de chloroforme verra le jour en 1860 et la formule intraveineuse (celle qui est en usage aujourd'hui) sera pratiquée en 1872 avec l'utilisation de l'hexobarbital. Puis, viendront les essais cliniques de la cocaïne à la fin du siècle. À propos de cette dernière substance, Paul Reclus écrit en 1894 : *« (…) la cocaïne est vraiment analgésique, et permet de mener à bien des opérations importantes par leur étendue et par leur durée, sans que le malade éprouve la plus légère douleur, qu'elle est absolument innocente lorsqu'on sait la manier, et que les accidents à elle imputés sont le fait d'une ignorance ou d'une imprudence faciles à éviter. »*[4] Le chirurgien Paul Reclus pratiqua 2 477 interventions chirurgicales en moins de huit ans sous anesthésie cocaïnique sur des patients

---

[1] Cf. Kraty l'Archivaire, « Liebig ou Soubeiran », *Revue d'histoire de la pharmacie,* 1932, 78, pp. 89-92.
[2] Cf. E. L. Bouisson, op. cit., chapitre VI Du chloroforme, 1850.
[3] Cf. Antoine Berne, op.cit, *supra*, p. 222.
[4] Cf. Paul Reclus, *Cliniques chirurgicales de La Pitié,* chapitre premier analgésie cocaïnique, Paris, G. Masson, 1894.

dont les tempéraments et les idiosyncrasies étaient bien différenciés. Pendant tout le XIXe siècle, il convient de reconnaître que tous ces produits anesthésiques, administrés en doses expérimentales, ont fait un certain nombre de victimes. Avec la découverte de « l'asepsie », c'est un des principaux enjeux de l'époque qui ont inscrit les sciences médicales aux plus hautes marches de la modernité.

Conclusion générale

Face à l'industrialisation grimpante du pays, la société française organise ses institutions. Le Conservatoire national des arts et métiers, grand établissement d'enseignement supérieur et de recherche, est fondé le 10 octobre 1794 par l'abbé Grégoire. Il forme des ingénieurs dans tous les corps de métiers se réclamant de l'industrie nationale. Il est héritier des Lumières et des encyclopédistes. En 1828, le Docteur Ulysse Trélat réclamera à Charles X la création d'un enseignement de l'hygiène pour la classe ouvrière. Sa proposition est rejetée. Il faudra attendre 1905 pour que le premier cours d'hygiène industrielle soit donné au Conservatoire national des arts et métiers par le Pr Heim de Balsac. Par ailleurs, la France organise sa justice. Dès 1810 est instauré le Code pénal. De cette même année découle le premier décret qui imposera au patronat de payer les frais médicaux des ouvriers blessés au cours des accidents du travail. Ce sont les miniers qui disposeront, les premiers, dès 1812, d'un projet de règlement policier qui prévoit un chirurgien par exploitation minière. Ce sont, du coup, les propriétaires des mines qui engagent les premiers médecins d'entreprise et mettent en place des hôpitaux spécialisés qui vont traiter les accidentés du travail. Ainsi, ils prennent en charge la santé de leurs familles. L'année suivante, en 1818, côté médecine, le Doyen de la Faculté de médecine de Paris, M. J. Orfila (1787-1853), professeur de médecine légale et de chimie médicale qui a institué la toxicologie moderne, publie le *Traité des poisons tirés des règnes minéral, végétal et animal, ou toxicologie générale considérée sous les rapports de la physiologie, de la pathologie et de la médecine légale* (Crochard, Paris, 1818, 2e édition) et d'un autre ouvrage, de référence non moins intéressante, intitulé *Secours à donner aux personnes empoisonnées ou asphyxiées : suivis des moyens propres à reconnaître les poisons et les vins frelatés, et à distinguer la mort réelle de la mort apparente* (1818) qui pourraient bien s'appliquer aux malades ou aux accidentés du monde du travail. En 1829, la revue de référence des hygiénistes est créée sous l'intitulé *Annales d'hygiène publique et de médecine légale* où il est question d'un grand nombre d'articles et d'études qui traiteront directement des conditions de vie et de pathologies du milieu professionnel. Somme d'observations rapportées par les hygiénistes sur le terrain dont les médecins et les pharmaciens étaient en grand nombre auteurs de la prestigieuse revue. Elle perdurera jusqu'en 1922. La Révolte du mois de novembre 1831 des Canuts lyonnais marquera bien évidemment l'histoire sociale du pays pour être la toute première insurrection à dénoncer l'ère industrielle. Ces ouvriers se solidarisent en mettant en place des sociétés de secours mutuel, couvertures et protections sociales en attendant l'arrivée officielle des caisses de résistance et des chambres syndicales qui aboutiront à une véritable organisation syndicale nationale des travailleurs. La Constitution de la Deuxième République du 4 novembre 1848 fera le reste. Elle déclare : « *En présence de Dieu et au nom du Peuple français, l'Assemblée nationale proclame ; Article 1 : « La France s'est constituée en République. En adoptant cette forme définitive de gouvernement, elle s'est proposé pour but de marcher plus librement dans la voie du progrès et de la civilisation, d'assurer une répartition de plus en plus équitable des charges et des avantages de la société, d'augmenter l'aisance de chacun par la réduction graduée des dépenses publiques et des impôts, et de faire parvenir tous les citoyens, sans nouvelle commotion, par l'action successive et constante des institutions et des lois, à un degré toujours plus élevé de moralité, de lumière et de bien-être.* » (...) Et plus loin d'ajouter dans son indispensable Article 13 : « *La Constitution garantit aux citoyens la liberté du travail et de l'industrie. La société favorise et encourage le développement du travail par l'enseignement primaire gratuit, l'éducation professionnelle, l'égalité de rapports entre le patron et l'ouvrier, les institutions de prévoyance et de crédit, les institutions agricoles, les associations volontaires, et l'établissement, par l'État, les départements et les communes, de travaux publics propres à employer les bras inoccupés ; elle fournit l'assistance aux enfants abandonnés, aux infirmes et aux vieillards sans ressources, et que leurs familles ne peuvent secourir.* » C'est un progrès de réforme sociale inespérée pour les travailleurs et les familles modestes du XIXe siècle. En 1867, il est créé, par F. Engel Dollfuss, l'Association pour prévenir les accidents de machines. Précédente à la loi de 1841 relative à la protection des enfants au travail, la loi du 19 mai 1874 vient renforcer la réglementation du travail des enfants et des filles mineures employés dans l'industrie. Le projet de loi arrêté par la commission d'examen Waddington à la Chambre des députés fixait la journée de travail à dix heures sans distinction de sexe ni d'âge. En deuxième lecture (mars 1881), l'amendement Diancourt fixant la journée du travail à onze heures seulement pour les mineurs et les femmes fut retenu. Le Sénat rejeta en février 1882 ce projet de loi. Le régime de IIIe République étant bien entraîné à devoir régler désormais les revendications de la classe ouvrière, il est créé en 1883 l'Association des industriels de France contre les accidents du travail. Adoptant en 1888 à l'unanimité (moins cinq voix) le principe de l'assurance obligatoire relatif au projet de loi sur les accidents du travail en cours d'élaboration à la Chambre des députés, les ouvriers devraient contribuer au paiement de la prime et l'industriel de s'assurer soit à la caisse de l'État, soit à des syndicats d'assurance mutuelle, soit aux Compagnies d'assurance contre les accidents, sous le contrôle de l'État et les garanties d'un Règlement d'administration publique spécial. Entre 1883 et 1889, en Allemagne, Bismarck met en place le premier système de protection sociale. En France, la loi du 21 mars 1884 relative à la création des syndicats professionnels est votée. Les syndicats ou associations exerçant la même profession, de métiers similaires, pourront se constituer librement sans autorisation du gouvernement (article 2). Quelques mois plus tard, en juin 1884 (le 27), la loi sur l'assurance contre les accidents du travail est votée. La première conférence internationale concernant le règlement du travail dans les établissements industriels et dans les mines est organisée à Berlin du 15 au 29 mars 1890 à l'invitation de l'empereur Guillaume II et avec l'aval du pape Léon XIII. Elle rassemble les principaux États industriels de l'Europe : Allemagne, Autriche-Hongrie, Belgique, Danemark, Espagne, France, Grande-Bretagne, Italie, Luxembourg, Pays-Bas, Portugal, Suède-Norvège, Suisse. Au passage, la loi française du 2 novembre 1892 relative au travail des enfants, des filles mineures et des femmes dans les établissements industriels est votée. Ce texte interdit le travail de nuit des femmes. Côté médecine, en 1894, le Docteur Jules Rochard, membre de l'Académie nationale de médecine, fait publier sous sa direction *l'Encyclopédie d'hygiène et de médecine publiques* (livre VI) contenant six chapitres consacrés de manière exclusive à l'hygiène industrielle, traitant à la fois de la dangerosité, de la responsabilité et de l'assurance en matière d'accidents du travail, ainsi que des comorbidités professionnelles en quelque 1 040 pages. La loi du 10 avril 1898 tant attendue à propos de l'accidentologie au travail est enfin votée. Grâce au vote de la loi de protection des salariés, les organisations syndicales entrent pour la première fois dans le jeu juridique avec l'aide des juristes et des médecins socialisants pour affronter les patrons et les assureurs. Mais les employeurs ne perdront pas une occasion pour utiliser les compagnies d'assurances pour faire reporter les frais de cotisations d'assurance sur les salariés. Très vite, des plaintes seront déposées relatives à l'interprétation restrictive donnée par les tribunaux à propos du champ d'application de la loi. Il y a protestation contre la lenteur des procédures en faveur de tentatives de transaction par les assureurs. Le rôle des médecins patronaux est, également, dénoncé. Avec cette grande avancée sociale à la fin du XIXe siècle, il faut noter que ce sont donc 4 accidents sur 5 qui n'ouvrent pas droit à une réparation financière, qui met ainsi en péril, le salarié privé de sa force de travail et des ressources de vie pour lui-même et sa famille. De plus, les maladies professionnelles ne sont pas davantage prises en compte puisqu'il faut attendre la loi du 25 octobre 1919 pour régler le problème. Toujours est-il que la loi de 1898 étendra son champ d'application à de nouveaux bénéficiaires : les salariés des exploitations commerciales en 1906, les délégués à la sécurité des ouvriers mineurs en 1912, les salariés des exploitations forestières en 1914, les salariés agricoles en 1922, le personnel domestique en 1923 avant que la loi du 1er juillet 1938 ne l'accorde à tout travailleur sous contrat de louage de service. Au cours de cette même année 1898, riche d'avancées sociales à la date du 1er avril, les mutuelles sont reconnues pour être légales. Elles se regrouperont en une fédération nationale en 1902 au moment même où le premier congrès international sur les maladies professionnelles se tiendra en Italie. À la fin du XIXe siècle, la durée du travail journalière pour les salariés demeure encore beaucoup trop longue malgré les revendications syndicales. Dans la petite industrie et le travail à domicile, la journée œuvrée est de 12 à 14 heures par jour, voire plus. Le chemin est long le soir pour rentrer à la maison quand les enfants attendent avec impatience les parents pour manger. Dans le textile et dans certains internats féminins, 48 % des ouvrières dépassent 11 heures et dans certains établissements de soyeux, on va jusqu'à 14 heures. L'enquête des frères Pelloutier fait état d'une durée de 14 à 18 heures par jour selon les professions, parfois de 8 à 10 heures seulement. En l'espace d'un siècle, le nombre de femmes recensées comme « actives » en France a doublé : 6,8 millions en 1901, contre 13,9 millions en 2008. Celui des hommes n'est pas spectaculaire : 12,9 millions en 1901, contre 15,3 millions en 2008. Il faudra attendre le 29 juin 1905 pour que la journée du travail en secteur minier passe à huit heures. Enfin, 1906 sera l'année de grands progrès. À Lyon, Jules Courmont, professeur de la chaire d'hygiène de la Faculté de médecine de Lyon entre 1900 et 1917 est le créateur du premier institut d'hygiène pour les médecins d'usine. Le 25 octobre 1906 est créé un ministère du Travail sous le gouvernement du Docteur Clemenceau. René Viviani devient le Premier ministre du Travail et de la Prévoyance sociale. Le Code du travail fixe pour la première fois les principes généraux de salubrité des locaux et de protection des travailleurs, et prévoit la déclaration de tout accident du travail ou de maladie professionnelle. En 1906-1910 est créée la Commission permanente internationale de Médecine du travail à Milan en attendant la création d'un fonds national de chômage le 20 août 1914. Les sanatoriums pour le traitement de la tuberculose (maladie prégnante du XIXe siècle) ne seront pas institués avant le 7 septembre 1915 et les interventions médicales liées au travail des femmes dans les usines d'armement, pendant la Grande Guerre, seront marquées par l'instauration à la date du 5 août 1917 des chambres d'allaitement dans les usines.

Annexe

Paul Reclus, *Cliniques chirurgicales de la Pitié*, Paris, G. Masson, 1894, au sujet du traitement des grands écrasements : *« MESSIEURS, Je désire vous entretenir de ces graves écrasements des membres qui surviennent à la suite des grands traumatismes, tamponnement de wagons, passage des roues d'un lourd camion, chute d'un tonneau sur les bras ou les jambes, broiement dans les engrenages, éboulement dans les carrières. Faut-il amputer immédiatement, ainsi que le pratiquent la plupart des chirurgiens ? Je crois que le mieux est de s'abstenir de toute intervention sanglante. Et c'est ce problème que je vais examiner avec vous. Vous savez quel est l'aspect de ces blessures et de ces blessés. L'organe broyé, qu'il s'agisse de tout ou partie du membre supérieur ou du membre inférieur, est transformé, en une bouillie sanglante ; la charpente osseuse est menuisée en un nombre considérable d'esquilles qui crépitent les unes sur les autres ; les masses musculaires ressemblent à la pulpe de la rate ; elles n'en diffèrent que par les bouts de tendons blancs qui traînent çà et là dans ce magma lie de vin ; les nerfs sont rompus, les vaisseaux déchirés ; quelques artères donnent encore du sang ; d'autres sont oblitérées (...) De la peau, il ne reste que des lambeaux meurtris, violacés et froids. Tous ces tissus paraissent voués à la mort, et l'amputation ne fera que retrancher un membre ou une partie de membre dont la gangrène va s'emparer. D'autant que, dans ces grands fracas, les germes pathogènes, en profusion sur la peau et dans les vêtements, ont pénétré dans les tissus ; souvent la terre a souillé la région et l'on sait que — sans compter d'autres microbes — elle renferme le bacille de Nicolaier. Le danger est immédiat. Les complications les plus redoutables vont s'abattre sur le membre écrasé. Non seulement il est perdu pour la fonction, mais il est un péril pour l'organisme entier par les accidents dont il va devenir le point de départ : suppurations diffuses, gangrène foudroyante, infection purulente ou tétanos. Pourquoi ne pas le sacrifier ? On ne perd rien à l'intervention, puisque le membre est broyé, et l'on y gagne d'écarter les inoculations, en substituant une plaie opératoire aseptique au foyer traumatique, inoculé et déjà virulent. Pour moi, je m'inscris en faux contre ces assertions d'apparence si logique, et je me déclare partisan résolu de l'abstention. Je crois l'intervention nuisible et voici mes raisons : un premier point, le plus important, c'est que tous ces blessés, ces « fracassés » pourrait-on dire, sont en état de choc ; vous connaissez leurs aspects, ils sont pâles, couverts de sueur froide, plongés dans une sorte de stupeur et d'hébétude dont on ne les retire qu'avec peine et où ils retombent aussitôt ; le pouls est petit et lent, la respiration rare et profonde ; il y a des nausées, des vomissements, quelques mouvements convulsifs ; l'économie tout entière est ébranlée ; les fonctions organiques paraissent sur le point de s'arrêter, les urines sont rares et la température s'abaisse de 1, de 2, ou même 3 degrés. Pas un de vous qui ne se rappelle, pour les avoir observés, les principaux traits de ce tableau clinique. Eh bien ! Rien n'est plus redoutable qu'une intervention chirurgicale sur un pareil organisme. Il est en état de choc et vous allez ajouter un nouveau choc, de nouveaux chocs, devrais-je dire, à celui qui existe déjà. Il vous faudra endormir le blessé, car vous n'oseriez, sans chloroforme, pratiquer l'opération que vous méditez. Or, cette anesthésie n'est pas innocente ; elle est une cause sérieuse d'affaiblissement, sans parler du danger immédiat qu'elle cause ; des tables mortuaires dressées par MM. Duret et Marchand, il ressort qu'une défaillance rapide et définitive peut en être la conséquence. Et l'opération elle-même est des plus graves : c'est une amputation ou une désarticulation de l'avant-bras, de la jambe, du bras, de la cuisse, de l'épaule ou de la hanche. Vous coupez de gros nerfs, vous ouvrez de nombreux vaisseaux une hémorragie est à craindre et votre blessé, déjà froid, est à la merci de la moindre perte de sang. »*

Références bibliographiques :

Histoire économique, sociale et juridique

Asselain Jean-Charles, *Histoire économique. De la révolution industrielle à la Première Guerre mondiale*, 1985.

Batteur Étienne, « De la jurisprudence en matière d'accidents », vol. *BHL*, Lille, Le Bigot, 1891.

Braudel Fernand, *La dynamique du capitalisme*, Paris, Champs-Flammarion, 1988.

Bonnef Léon et Maurice, « La vie tragique des travailleurs, enquête sur la condition économique et morale des ouvriers et ouvrières d'industrie », Paris, J. Rouff, DL, 1908.

Bry Georges, *De la législation industrielle du travail et de la prévoyance sociale*, 3e édition, 1908.

Dargelos Bertrand, « Genèse d'un problème social. Entre moralisation et médicalisation : la lutte antialcoolique en France (1850-1915) », *Lien social et Politique*, 2006, 55.

Escudier Jean-Louis, Conus Marie-France, « Les transformations d'une mesure. La statistique des accidents dans les mines de charbon en France, 1833-1988 », *Histoire & Mesure*, 1997, 12-1-2, pp. 37-68.

Fourier Charles, *Le nouveau monde industriel ou l'invention du procédé d'industrie attrayante et naturelle distribuée en séries passionnées,* 1829.

Friedman Georges, *Les problèmes humains du machinisme industriel*, Paris, éditions Gallimard, 1946.

Guillerme André, *La naissance de l'industrie à Paris. Entre sueurs et vapeurs, 1780-1830*, Paris, Champ Vallon, 2007.

Knittel Fabien, Mariotti Nadège, Raggi Pascal (sous la direction de), *Le travail en Europe occidentale des années 1830 aux années 1930. Mains-d'œuvre artisanales et industrielles, pratiques et questions sociales*, Paris, éditions Ellipses, collection « CAPES/Agrégation), 2020.

Le Roux Thomas, Barillé Claire, *Les Paris de l'industrie, 1750-1920 : Paris au risque de l'industrie*, Grane, Créaphis, 2013.

Numéro spécial, « Conditions satisfaisantes de sécurité et d'hygiène », *Relations industrielles*, Année 1955/3.

Pansu Henri, Claude-Joseph Bonnet, *Soierie et Société à Lyon et en Bugeu au XIX*[e] *siècle - Aux temps des pieux notables, de Lyon à Jujurieux,* Lyon et Jujurieux, 2012.

Petites affiches roubaisiennes, paraissant le samedi de chaque semaine, chronique financière du 17 janvier 1897.

Prémont Marie-Claude, Tancelin Maurice, « L'indemnisation des victimes d'accidents du travail. Une histoire de contre-courants », *Les Cahiers de droit*, Année 1998/2.

Proudhon Pierre Joseph, *Système des contradictions économiques ou Philosophie de la misère*, Paris, Garnier, 1846.

Richard Guy, La Révolution industrielle et ses aspects techniques dans la métallurgie du fer en Haute-Normandie (1815-1860), *Annales de Normandie*, 1964, 14-3, pp. 339-363.

Rioux Jean-Pierre, *La Révolution industrielle. 1780-1880*, Paris, Éditions du Seuil, 1989.

Sachet Adrien, *Traité théorique et pratique de la législation sur les accidents du travail*, Paris, Librairie de la Société du Recueil J.-B. Sirey et du journal du palais, 1909.

Skaryǹski Ludwik, *Le progrès social à la fin du XIXe siècle,* avec une préface de M. Léon Bourgeois, Paris, Hachette, 1901.

Thoemmes Jean, « La construction du temps de travail, normes sociales ou juridiques », *Droit et société*, 1999, 41 pp. 15-32.

Vanremortere Florent, « La protection du travailleur contre les accidents du travail de part et d'autre d'une frontière », *Actes des congrès nationaux des sociétés historiques et scientifiques*, 2006, 127-6, pp. 259-271.

Weber Max, *Die protestantische Ethik und der Geist des Kapitalismus,* Archiv für Sozialwissenschaft und Sozialpolitik, 1905.

Zeys Paul, *La valeur du corps humain devant les tribunaux et les lois sur les accidents du travail en France,* Paris, Librairie de la Société du Recueil Sirey, L. Larose et L. Tenin, 1912.

Histoire de la chirurgie (par les traités classiques de chirurgie, XVIe-XIXe siècles)

Bégin, Louis-Jacques, *Nouveaux élémens de chirurgie et de médecine opératoire, ouvrage contenant l'exposition complète des maladies chirurgicales et des opérations qu'elles réclament*, Paris : Méquignon-Marvis, 1824.

Bernard Claude, *Précis iconographique de médecine opératoire et d'anatomie chirurgicale,* Paris, Méquignon-Marvis, 1854.

Bernard Claude, *Leçons sur les effets des substances toxiques et médicamenteuses* ; publié par le Dr A. Tripier, Paris, J.-B. Baillière et Fils,1857.

Bernard Claude, *Rapport sur les progrès et la marche de la physiologie générale en France,* 1867.

Bernard Claude, *De la physiologie générale,* Bruxelles, 1872.

Bernard Claude, *Introduction à l'étude de la médecine expérimentale,* Paris, C. Delagrave, 1898.

Bernard Claude, *La science expérimentale,* Paris, 1878.

Berne Antoine, Delore Xavier, *Influence de la physiologie moderne sur la médecine pratique,* Paris, 1864.

Bezançon Germain de, *Les Médecins à la censure, ou Entretiens sur la médecine*, Paris, 1677.

Bichat Xavier, *Anatomie générale appliquée à la physiologie et à la médecine*, Paris, Brosson, Gabon et Cie, 1801.

Bichat Xavier, *Recherches physiologiques sur la vie et la mort,* Paris, V. Masson, 1852.
Bouisson Étienne Frédéric, *Traité théorique et pratique de la méthode anesthésique appliquée à la chirurgie et aux différentes branches de l'art de guérir*, Paris, 1850.
Bourgery Jean-Marc (1797-1849), *Traité complet de l'anatomie de l'homme comprenant la médecine opératoire : [Atlas].* Tome 1, Paris, C. Delaunay, 1831-1846.
Chauliac Guy de, *La grande chirurgie,* Tournon, Claude Michel, 1598.
Coumétou Maurice, « L'aspect juridique et médico-légal de l'accident du travail », *Bulletin de psychologie*, 1952, 5-11, pp. 663-666.
Denonvilliers Charles, *Propositions et observations d'anatomie de physiologie et de pathologie,* Paris, Imprimerie et fonderie de Rignoux et Cie, 1837.
Girodat Jean-Louis, *Recherches critiques et historiques sur l'origine, sur les divers états et sur les progrès de la chirurgie en France,* Paris, C. Osmont, 1744.
Labbé Léon, *Rapport sur les progrès de la chirurgie,* Paris, 1867.
Lassus Pierre, *Essai ou Discours historique et critique sur les découvertes faites en anatomie par les anciens & par les modernes,* Paris, M. Lambert & F. J. Baudouin, 1783.
Le Dentu Auguste, *Traité de chirurgie clinique et opératoire,* Paris, 1896.
Lucas-Championnière Just, *Le Passé et le présent de la méthode antiseptique, par le Dr Just Lucas Championnière... Leçon d'ouverture d'un cours de clinique chirurgicale*, Paris, 1899.
Raulin Joseph, *Traité des maladies des femmes en couche, avec la méthode de les guérir,* Paris, 1772.
Reclus Paul, *Cliniques chirurgicales de la Pitié*, Paris, G. Masson, 1894.
Rochard Jules Eugène, *Histoire de la chirurgie française au XIXe siècle : étude historique et critique sur les progrès faits en chirurgie et dans les sciences qui s'y rapportent*, Paris, J.B. Baillière, 1875.
Roche, Louis-Charles, *Un mot sur les théories,* Préface de la 4e édition des "Nouveaux éléments de pathologie médico-

chirurgicale" de MM. Roche, Sanson et Lenoir. [Signé : L.-Ch. Roche, 20 novembre 1843.], Paris, 1843.
Sabatier Raphaël Bienvenu, *De la médecine opératoire, chirurgien consultant de l'empereur et du roi*, Paris, Béchet jeune, 1822-1824.
Tissot Joseph, *Principes de la morale : leur caractère rationnel et universel, leur application,* Paris, Librairie philosophique de Ladrange, 1866.

Histoire de la médecine, chirurgie, sciences, hygiène et hygiénisme

Auvray Hugues, *Histoire des rayons X à Rouen : Les pionniers de la radiothérapie,* Rouen, Wooz Éditions, 2022.
Barry Jonathan, Bigotti Fabrizio (Editors), *Santorio Santori and the Emergence of Quantified Medicine, 1614-1790 : Corpuscularianism, Technology and Experimentation*, Palgrave Macmillan, 2022.
Berche Patrick, *Une histoire de la médecine au travail*, Paris, éditions Docis, 2019.
Bouhdiba Sofiane, *La chair et la scie. L'amputation de la Préhistoire à nos jours*, Paris, L'Harmattan, 2022.
Cage E. Claire, *The Science of Proof, Forensic Medecine in Modern France*, Cambridge University Press, 2022.
Cavé Isabelle, *État, santé publique et médecine à la fin du XIXe siècle français*, Paris, éditions L'Harmattan, collection « Médecine à travers les siècles », 2016.
Cavé Isabelle, « La médecine du travail du XIXe au XXIe siècle : Plus de deux siècles d'histoire contemporaine à la croisée de quelques chemins... », *35e Congrès national de médecine et de santé au travail*, Marseille, 2 au 5 juin 2018, poster.
Chancerel G., *Historique de la gymnastique médicale, depuis son origine jusqu'à nos jours*, Paris, Adrien Delaye, 1864.
Chappuis Loraine, Chauvaud Frédéric, Ortolani Marc et Porret Michel (dir.), *Faire parler les corps. François Emmanuel Fodéré à la genèse de la médecine légale moderne*, Rennes, PUR, 2021.
Chauveau Sophie, « Quelle histoire de l'hôpital aux XXe et XXIe siècles ? », *Les Tribunes de la Santé*, 4, n°33, 2011.
Chiron Jean-Paul, « Virus, herpès : 2000 ans d'histoire – François Chast [et al.], Virus, herpès et pensée médicale de l'empirisme au

prix Nobel », in *Revue d'histoire de la pharmacie,* 86e année, n°318, 1998, pp. 218-222.
Combes, « Rapport sur la fabrication de la céruse en France au point de vue de la santé des ouvriers » (Compte rendu de l'Académie des Sciences, 1849), analysé in *Annales d'hygiène publ.*, 1850, t. XLIII, p. 199.
Couremenos (dir.), *Revue clinique médico-chirurgicale,* « accidents du travail », 1908-1912.
Coury Charles, *Grandeur et déclin d'une maladie : la tuberculose au cours des âges*, Suresnes, Lepetit, 1972.
Danjou G., *L'éducation physique de la femme présentée au Congrès international de l'Éducation physique*, Paris, impr. de F. Bouchy, 17-20 mars 1913.
Darmon Pierre, *Défense de cracher ! - Pollution, environnement et santé à la Belle Époque*, Paris, Èditeur Le Pommier, 2020.
De France Léonard, Tomsin Philippe, *Les broyeurs de couleurs, leur métier et leurs maladies*, Liège, Céfal, 2005.
Dejours Christophe, *Observations cliniques en psychopathologie du travail*, Paris, PUF, collection « Souffrance et théorie », 2010.
Delattre Valérie, « *Amputer, réparer et appareiller dans les sociétés du passé* », conférence du 3 novembre 2022, INRAP, Université de Bourgogne.
Delattre Valérie & Sallem R. (dir), *Prothèses*, CAP SAA éditions, 2021.
Devinck Jean-Claude, La création de la médecine au travail 1914-1946, *UNSA éducation*, n°36, décembre 2002.
Dubrana Frédéric, *Les boiteux. Mythes, génétique et chirurgie*, Paris, éditions L'Harmattan, collection « Médecine à travers les siècles », 2011.
Duval Vincent, *Institut orthopédique*, A Paris, 1850.
Encausse Gérard, *Du traitement externe et psychique des maladies nerveuses : aimants et couronnes magnétiques, miroirs, traitement diététique, hypnotisme, suggestion, transferts,* Paris, Chamuel, 1897.
Faure Olivier, « Contre les déserts médicaux. Les officiers de santé en France dans le premier XIXe siècle », Presses universitaires François-Rabelais, *Perspectives historiques*, série Médecine, 2020.

Favaretti Camposampiero Matteo, Scribano Emanuela (Editors), *Galen and the Early Moderns, Springer ; 1 st ed. 2022 edition.*
Gautier Georges, *Revue internationale d'électrothérapie*, Paris, M. Maloine, 1899.
Gresser Bernard, Fauché Serge, « Arcachon au XIXe siècle. Images des bains de mer. In : Avec vue sur la mer. » *Actes du 132e Congrès national des sociétés historiques et scientifiques*, « Images et imagerie », Arles, 2007. Paris, éditions du CTHS, 2011, pp. 85-103.
Groc Edmond, *Physiothérapies. Cures, Marines, Convalescences dans l'Armée,* La Rochelle, Imprimerie Noëlle Texier, 1911.
Gubian Alain, « Sur l'hygiène de l'ouvrier en soie », *Journal de médecine de Lyon,* tome X, 1846.
Hamilton Alice, « *Lead Poisoning in potteries, tiles works and porcelain enameled sanitory ware factories* », Washington Governement Printing Office, 1912.
Hamilton Alice, « *Hygiene of the Printing Trades* », Washington Governement printing Office, 13 mai 1913.
Hamilton Alice & Baker Yates Anna, « Industrial Poisons and Diseases », *Monthly labor, Review*, vol. 8, n°1, janvier 1919, pp. 248-277.
Imbert Jean, *Histoire des hôpitaux en France*, Paris, éditions Privat, 1982.
Jabouille Paul, *La thérapeutique des maladies mentales et nerveuses dans les asiles publics d'aliénés,* Paris, J. Rousset, 1910.
Jackson Scott, M., *Skin Disease and the History of Dermatology,* CRC, 2022.
Jacquet Alfred, *L'alcoolisme,* Paris, Masson et Cie éditeurs, 1897.
Jones Lones & Varlik Nükhet, *Death and Disease in the Mediaval en Early Modern Word : Perspectives from across the Mediterranean and Beyond*, York Medieval Press, 2022.
Jouanna Jacques, *Hippocrate. Sur les fractures*, Les Belles Lettres, Collection des Universités de France Série grecque, Collection Budé, n° dans la collection : 566, 2022.
Kostial, « Les ouvrières de la fabrique de cigares d'Iglau », Wochenblatt der Gesellschaft der Aerzte in Wien, n°s 34, 36, 37, 38, 39, 40, 41 ; Jahresbericht de Virchow et Hirsch, 1868, Band I, p.463 ; extrait in *Ann. d'hyg. publ.*, p. 1871.

Layet Alexandre, *Hygiène des professions et des industries : précédée d'une étude générale des moyens de prévenir et de combattre les effets nuisibles de tout travail professionnel*, Paris, J.-B. Baillière et Fils, 1875.

Lécuyer Bernard, « Les maladies professionnelles », *Annales d'hygiène publique*, puis le *Mouvement social*, juillet 1985, pp. 45-69.

Legrain Paul Maurice (Dr), *Dégénérescence sociale et alcoolisme*, Paris, G. Carré, 1895.

Lenoir Rémi, « La notion d'accident du travail : un enjeu de lutte », *Actes de la recherche en sciences sociales*, 1980, 32-33, pp. 77-88.

Levy Claude, « Les travailleurs accidentés de la région parisienne », *Population*, Année 1979, 34-2, pp. 379-402.

Marmisse Géraud, *De l'éducation physique*, Bordeaux, Imprimerie bordelaise J. Lamarque, 1877.

Marre Philippe, *L'Académie nationale de chirurgie au service de l'histoire. Séances solennelles : articles et conférences*, Paris, éditions L'Harmattan, collection « Médecine à travers les siècles », 2021.

Mémoires du 1er congrès international de thalassothérapie, Boulogne-sur-Mer, 1894.

Monet Jacques, *La naissance de la kinésithérapie (1847-1914)*, Paris, éditions Glyphe, 2009.

Motet Auguste, *Congrès international pour l'étude des questions relatives à l'alcoolisme. Considérations médico-légales sur les délits et les crimes commis sous l'influence de l'alcoolisme*, Paris, Typographie Morris Père et Fils, 1889.

Moriceau Caroline, « *Les douleurs de l'industrie, l'hygiénisme en France, 1860-1914* », Paris, éditions de l'EHESS, 2009.

Muñoz Jorge, « Prendre en charge un accident du travail : une activité de qualification à l'épreuve de la précarisation », *Revue des Sciences sociales et santé*, Année 2003, 21-4, pp. 81-103.

Obers Maurice, François Joseph, *Étude médico-légale sur la relation entre les maladies professionnelles et les accidents du travail*, thèse de médecine, Lille, Veuve Masson, 1905.

Ombredane André, « *Structure du corps et personnalité* », Bruxelles, Presses universitaires de Bruxelles, 1959.

Pillon Thierry, *Le corps à l'ouvrage*, Paris, éditions Stock, collection « un ordre d'idées », 2012.
Pozzi Adrien, *La chirurgie en France au XVIII*[e] *et au XIX*[e] *siècle*, Reims, Matot-Braine, imprimeur – libraire – éditeur, 1889.
Pravaz J. C. T., *De l'orthopédie*, Lyon, Imprimerie Pitrat Aîné, 1873.
Raspail Camille fils, *Notice théorique et pratique sur les appareils orthopédiques de la méthode hygiénique et curative de F.-V. Raspail*, Paris, chez l'éditeur des ouvrages de M. Raspail, 1867, 2e édition augmentée.
Rengade Jean, *Les grands maux et les grands remèdes. Traité complet des maladies qui frappent le genre humain*, Paris [s.n.], 1879.
Revue d'hygiène thérapeutique : hydrothérapie, électrothérapie, aérothérapie, hygiène alimentaire, gymnastique médicale, orthopédie, massage, climatothérapie, Paris, *Revue d'hygiène thérapeutique*, 1889-1897.
Réveil Oscar, *Mémoire sur une question importante de posologie des liquides médicamenteux présenté à l'Académie de médecine,* Paris, 1862.
Ribeill Georges, « Les débuts de l'ergonomie en France à la veille de la Première Guerre mondiale », *Le Mouvement social*, n°113, 1980, p. 3-36.
Rob Boddice, *Humane Professions. The Defense of Experimental Medicine, 1876-1914*, Cambridge University Press, 2021.
Rochard, Jules Eugène, *Traité d'hygiène publique et privée,* Paris, O. Doin, 1897.
Rolle Pierre, « Les ouvriers de la médecine du travail », *Revue française de sociologie*, 1962, 3-3, pp. 316-324.
Rosen George, « *The history of miners, diseases, medical and social interpretation* », Michigan, Schuman's 1943.
Sainton Paul, *Chambre syndicale des instruments et appareils de l'art médical. Section de l'enseignement professionnel*. Discours à la réunion générale du 8 janvier 1901, Clermont (Oise), Imprimerie Daix Frères, 1902.
Salomon Bayet Claire (dir.), *Pasteur et la révolution pasteurienne*, préface d'André Lwoff, Paris, Payot, 1986.
Sournia Jean-Charles, *Histoire de l'alcoolisme*, Paris, Flammarion, 1986.

Suelin Queiroz, *Traité de toxicologie professionnelle*, Paris, Kindle éditions, 2014.
Thomsin Laurence, Houillon Vincent, Capron Catherine, Neven Muriel, « Une approche intégrée du vieillissement dans deux villes sidérurgiques à Denain (Nord-Pas-de-Calais) et Seraing (Province de Liège) », *Espace Populations, Sociétés*, 2001, 3, pp. 383-398.
Thurloy Jean François, *La physiologie expérimentale. Le renouveau médical au XVIIIe siècle,* ISTE éditions, 2022.
Turbiaux Marcel, « Les facteurs humains des accidents du travail », *Bulletin de psychologie*, 1971, 24 – 293, pp. 952-960.
Turpin Jean-Claude, *Hygiène et santé publique : Dans toutes les civilisations. De la préhistoire à nos jours,* Paris, éditions Graine d'auteur, 2019.
Villermé Louis René, *Tableau de l'état physique et moral des ouvriers employés dans les manufactures de coton, de laine et de soie,* Paris, 1840.
Villermé Louis René, *De la santé des anciens ouvriers employés dans les fabriques,* [s.n], 18.
Villermé Louis René, *Des sociétés de prévoyance ou de secours mutuels*, [s.n], 1829.
Villermé Louis René, *Sur les cités ouvrières*, 1850.
Zimmer Marguerite, *Méthodes et techniques au XIXe siècle*, Paris, EDP Sciences, 2012.

L'ACADÉMIE NATIONALE DE CHIRURGIE – ENTRE MÉMOIRES ET INNOVATIONS par Hubert Johanet[1]

L'Académie nationale de Chirurgie est heureuse d'être partenaire de l'événement consacrant les quinze ans d'existence de la collection « Médecine à travers les siècles » aux Éditions L'Harmattan et la publication de son cent cinquantième livre.

On rappellera succinctement l'histoire de l'Académie avec l'édification par le Collège des chirurgiens de l'amphithéâtre Saint-Côme, encore utilisé ce jour en 1694. La fondation en 1731 de la Société royale de Chirurgie, puis par lettre patente du roi, de l'Académie royale de Chirurgie en 1748, grâce aux efforts de Georges Mareschal et de François de Lapeyronie. Ce collège d'anatomie étant devenu trop exiguë, ce sera la construction en 1775 de ce qui est devenu maintenant la faculté de médecine au 12, rue de l'école de médecine, puis comme pour toutes les académies, sa suppression par Robespierre et la Convention le 8 août 1793, avant que l'Académie de Médecine soit restaurée, avec une division chirurgicale en 1820, puis une reprise d'autonomie des chirurgiens en 1843. Les *Mémoires de l'Académie royale de Chirurgie*, dont le premier tome a été publié en 1743, avant les *Annals of the Royal College of Surgeons of England* en 1745. On rappellera à cette occasion que le *New England Journal of Medicine and Surgery* a vu son premier numéro publié en 1812.

En 2022, l'Académie nationale de Chirurgie tient session toutes les semaines. Ces sessions sont publiques et visibles en replay dans leur intégralité. De ce fait, l'Académie est bien placée pour savoir que l'accès à la connaissance se trouve dans les livres. Il s'agissait d'accéder aux bibliothèques, jusque dans les années 1990. Depuis, la numérisation a permis une extension de ces accès à la connaissance. L'Académie, elle-même, possède plus de 800 ouvrages et est en train de numériser ceux qui ne le sont pas déjà ailleurs.

Tous ces livres recèlent des histoires, qu'il s'agisse des histoires de chirurgiens, des différents accès aux innovations depuis 1743, de sérendipité. Elles permettent de pallier à l'absence de mémoire.

[1] Actuel Secrétaire général de l'Académie nationale de Chirurgie depuis 2019.

Les chirurgiens, eux-mêmes, ont particulièrement innové et écrit, comme Ignace Philippe Semmelweis, chirurgien hongrois, en 1847, ayant ouvert les voies de l'antisepsie, suivi par Joseph Lister, chirurgien britannique, en 1865. Parallèlement, Antonin Jean Desormeaux, en 1855, a introduit à Paris, la notion d'endoscope. Il sera suivi de près par Johannes von Mikulicz-Radecki, chirurgien roumain, qui introduisit le gastroscope en 1881. William Thomas Green Morton, chirurgien-dentiste américain, réalisa la première séance d'anesthésie publique en 1846. Enfin, William D. Altemeier mit au point la classification des infections postopératoires en 1968. Tous ces écrits permettent de pallier l'absence de mémoire. En effet, on a tendance à penser que Steve Jobs, qui inventa Apple en 1976, est un précurseur, mais on a tendance à oublier que Thomas Edison, en 1874, créa le premier centre de recherche et développement, en embauchant 65 chercheurs à Menlo Park, près de New York. De même, un article publié en 2021 par le Dr Amelki, chirurgien californien, nous annonce que la longueur de l'intestin grêle, chez l'homme, est en moyenne de 7,40 mètres, mais il oublie de préciser que le même travail avait déjà été réalisé par Alphonse Bloch sur le même effectif, aboutissant au même résultat, en 1904. Un autre exemple de perte de mémoire est la mise sur le marché des automobiles électriques Tesla, en 2012. Beaucoup de conducteurs de cette automobile ignorent probablement que c'est Nikola Tesla, en 1887, qui, après avoir travaillé avec Thomas Edison, imposa à son patron le courant alternatif, alors qu'Edison était plutôt partisan du courant continu. Or, c'est le courant alternatif que nous utilisons tous quotidiennement. Enfin, si le protoxyde d'azote est actuellement remis en cause, pour d'une part, son usage festif et d'autre part, son bilan carbone, on n'oubliera pas que l'innovation rapportée par Henry Hickman en 1820, puis Horace Wells en 1844 ont permis le développement de l'anesthésie, par l'intermédiaire de ce produit encore utilisé quotidiennement. De même, il est toujours utile de rappeler que plusieurs innovations mondiales ont été découvertes par hasard. C'est le principe de la sérendipité.

Rappelons la découverte en 1928 d'Alexander Fleming, médecin biologiste et pharmacologue britannique, de l'absence de prolifération bactérienne dans une de ses boîtes de Petri, à son retour de vacances, lui permettant de découvrir la pénicilline.

Souvenons-nous aussi de l'accident survenu à un des employés du laboratoire de Gérard Mourou, dans le Michigan, celui-ci travaillant sur le laser et son employé ayant eu une plaie oculaire pouvant conduire à la fermeture de son laboratoire de recherche. Le conseil de l'Université s'est réuni pour statuer et, devant la netteté de la plaie causée par ce laser, constata qu'il s'agissait là d'un agent vulnérant extrêmement innovant et plutôt que de fermer le laboratoire, vota des crédits de plusieurs centaines de milliers de dollars pour la poursuite des recherches. Gérard Mourou, physicien français, a été prix Nobel de physique en 2018. Enfin, Alain-Charles Masquelet, chirurgien orthopédiste français, membre de l'Académie nationale de Chirurgie, découvrit, quant à lui, par hasard, les procédés de reconstruction osseuse, par l'intermédiaire de la membrane induite.
Les progrès de la médecine et en particulier de la chirurgie sont très dépendants des apports technologiques. Ainsi, lorsque François Dubois annonce aux États-Unis, à Atlanta, en début 1990, la réalisation de 37 ablations de la vésicule biliaire par laparoscopie, il s'agit là de remplacer toutes les opérations réalisées par laparotomie ou thoracotomie, par des petites incisions, à l'aide d'une caméra. Les Américains l'appelleront « la deuxième Révolution française » et cette innovation va se diffuser dans toutes les spécialités chirurgicales, partout dans le monde. En réalité, si François Dubois peut annoncer cette innovation, il le doit à Harold Horace Hopkins, qui en 1950 a découvert la fibre optique, mais aussi à Karl Storz qui, en 1945, a mis au point une gamme d'instruments pour des voies mini-invasives, à l'Allemand Hans Kelling qui, en 1901, découvrit le principe de gonfler le ventre avec du gaz pour créer un espace de travail dans la cavité thoracique ou abdominale, au Britannique Joseph Swan qui, en 1879, a su capter l'électricité dans une ampoule quelques mois avant Thomas Edison, – celui-ci le doit lui-même à Humphry Davy qui, le premier en public, en 1808, à Londres, a mis en évidence l'arc électrique. Il a réalisé cette expérience parce qu'Alessandro Volta, en Italie en 1800, a mis au point une façon d'accumuler l'électricité, la pile, lui-même ayant construit ses expériences à partir de la mise au point par Pieter Van Musschenbroek de la bouteille de Leyde en 1746 aux Pays-Bas, qui n'était rien d'autre que le premier condensateur. Il reste encore aujourd'hui beaucoup d'éléments à découvrir. En effet, il est fort

possible que, dans l'avenir, le fait que Nicolas Copernic, en 1511, ait été le premier à démontrer que la Terre tournait autour du Soleil, que William Harvey, en 1628, découvrant la circulation sanguine ou qu'Isaac Newton, en 1687, découvrant la gravitation universelle, pourrait être remis en cause par la mise à jour, soit de nouvelles découvertes de la médecine arabe, inconnue encore actuellement, soit peut-être plus probablement, des découvertes plus anciennes venues d'Asie.
Toute cette mémoire va nous permettre de découvrir de nouvelles innovations. L'Académie nationale de Chirurgie y est attentive depuis plusieurs siècles. On peut distinguer deux types de progrès :
- Les progrès continus, qu'il s'agisse des progrès continus des voies mini- invasives avec le développement actuel de la fœtoscopie, permettant des interventions chez le fœtus in utero ;
- Les progrès constants de l'imagerie, qu'elle soit descriptive ou fonctionnelle, le développement fulgurant du numérique et de l'intelligence artificielle, les développements de la médecine interventionnelle qui atteignent un résultat égal et seront amenés à se substituer aux gestes chirurgicaux invasifs. Ceux-là mêmes qui seront vraisemblablement remplacés à terme par des agents non invasifs, comme, par exemple, les ultrasons de haute intensité qui nécessiteront, certes, un réglage précis, mais dispenseront de toute incision.
La robotique actuelle dans son développement ne représente qu'une étape. C'est tout cela que raconte la collection « Médecine à travers les siècles ». Merci donc aux Éditions L'Harmattan et merci à Xavier Riaud, directeur de cette collection, membre de l'Académie nationale de Chirurgie.

La Médecine… art ou science ?

par Dominique Le Nen et Frédéric Dubrana[1]

Ouvrage collectif à « 9 mains », préfacé par le philosophe André Comte-Sponville, avec : David Lebreton, sociologue, Jean-Claude Dupont, historien et philosophe des sciences, Jacques Blanc, homme de lettres et artiste, Geneviève Hery-Arnaud, bactériologiste, Patrick Moureaux, dermatologue et écrivain, Philippe Liverneaux, chirurgien et écrivain, David Jousset, philosophe, Frédéric Dubrana, Chirurgien et philosophe, Dominique Le Nen, Chirurgien et historien des sciences.

Ce questionnement n'est pas récent, deux aphorismes célèbres en témoignent. L'un de Rabelais *« Science sans conscience n'est que ruine de l'âme »* ; si le terme « art » ne figure pas explicitement, la conscience ramène immanquablement à la façon de considérer la science. L'autre, devise de la Société nationale de chirurgie fondée en 1843, que l'on doit à J.-F. Malgaigne, *« Vérité dans la science, moralité dans l'art »*.
Dans l'ouvrage, Philippe Liverneaux rappelle que pour l'Académie française, la médecine est une *« science qui a pour objet l'étude, le traitement, la prévention des maladies ; c'est l'art de mettre, de maintenir ou de rétablir un être vivant dans les meilleures conditions de santé[2] »*. Chaque mot a sa place, a son importance, la médecine étant avant tout considérée comme une science, l'art prenant la signification de moyen.

---

[1] Dominique Le Nen est Professeur des universités de Bretagne occidentale et chirurgien des hôpitaux. Docteur en épistémologie, histoire des sciences et techniques à l'université de Nantes, il est aussi membre de l'Académie nationale de chirurgie.
Frédéric Dubrana est Professeur des universités de Bretagne occidentale. Chirurgien des hôpitaux depuis 2004, il détient parallèlement en 2009 un doctorat en philosophie à l'Université Paris - 1- Panthéon-Sorbonne.
La médecine... Art ou Science ?, L'Harmattan (éd.), Collection Médecine à travers les siècles, Paris, 2022.
Prix Littré-Suzanne Rafflé de Chevaniel 2022 décerné par le Groupement des Écrivains Médecins.

[2] http://stella.atilf.fr/Dendien/scripts/tlfiv5/visusel.exe?11;s=651770565;r=1;nat=;sol=0.

Depuis l'aube des temps, la médecine est un art. Mais de quel art s'agit-il ? Il ne s'agit pas de l'art dans le sens d'arts plastiques, quoique, comme le rapporte Frédéric Dubrana, *« l'idée que la chirurgie se rapproche d'une création artistique est si bien ancrée dans l'esprit de certains chirurgiens qu'un collègue n'a pas hésité à signer au laser ses interventions sur le corps des patients ».* Concernant la relation entre médecine et art au sens artistique, Jacques Blanc, estime, je cite, que : *« La médecine obéit à une nécessité, une causalité nécessaire, elle est ce qui ne peut pas ne pas être. Mais il n'y a pas de nécessité à l'art, qui achoppe sur la question du déterminisme, car il n'obéit à aucune causalité apparente. Il n'y aurait donc aucun point commun entre la nécessité de la médecine et celle de l'art ».*
L'art médical est l'art dans le sens d'artisanat, dans le sens de travail bien fait, bien mené… autrement dit l'art de soigner ; au sens du grec *techne* ou du latin *ars* d'où dérive le terme art, c'est-à-dire de pratique du soin. Ainsi, lorsqu'Achille soigne une blessure du bras de Patrocle sur un vase en céramique au tournant du VIe et du Ve siècle av. J.-C., c'est dans l'objectif de soigner. Lorsqu'au Moyen Âge, Guido de Vigevano représente un médecin ouvrant le crâne de son patient pour y chercher l'origine d'un mal, un des actes chirurgicaux les plus anciennement connus, c'est sans doute dans le but de soigner. Ou bien encore, lorsqu'au XVIIIe siècle, Mme du Coudray, sage-femme à Rouen, enseigne l'art de l'accouchement, c'est sans aucun doute à la recherche du travail bien fait, de la transmission au mieux des bases de l'accouchement, d'un savoir-faire qui dépasse le domaine de la simple théorie. Des exemples, il en existe au travers dc la longue histoire de la médecinc. Cette pratique tire sa source d'un mot : l'intuition, comme le bon sens empirique, la pratique, sans véritable support scientifique, pratique dont le corollaire pour celle ou celui qui s'y consacre de longue date est l'expérience acquise, le savoir-faire.
Jean-Claude Dupont renforce la notion d'une approche subjective de l'art médical, non quantifiable, non modélisable, propre à chaque médecin, lorsqu'il écrit : *« … la médecine est d'abord un art de la clinique. Le savoir-faire clinique du médecin, issu d'un mélange d'humanisme et d'expérience, interdit une attitude systématique puisqu'il exige cette mise en œuvre de moyens adéquats en adaptant avec prudence son regard à chaque cas*

clinique rencontré, ce qui suppose un acte de création sans cesse renouvelé. L'écoute de chaque patient souffrant suppose la maîtrise parfaite de l'art de la clinique, héritage de la pratique hippocratique de la médecine. De là découle l'importance du « sens clinique », de « l'intuition clinique », accordée au bon médecin. Ces notions, difficiles à clarifier, ont en commun l'idée de l'exercice d'un art qui dépasse l'acte technique, l'exploitation pratique des connaissances et le raisonnement analytique, exercice intrinsèquement lié à la subjectivité du praticien ».

À ce stade, une question paraît essentielle, si la médecine fut un art, à partir de quelle période s'est opérée une sorte de mutation scientifique ? La médecine fut un art avant de véritablement s'enrichir de connaissances fondées sur des recherches, à commencer par l'étude de l'anatomie. Lorsque la malédiction, le déséquilibre des humeurs ou l'influence des astres suffisaient à expliquer ses troubles et ses maladies, lorsque sa santé ne requérait que des traitements externes ou quelques onguents, lorsque qu'il tira sur des membres déformés, creva des abcès, l'Homme ne s'est pas intéressé à ce qui constitue sa structure la plus intime. Son intérêt pour le corps lui prit lorsqu'il vit en un homme ou une femme malade, un corps malade, un corps à soigner, car pour David Le Breton, *« la passion de l'anatomie est une passion du corps »*[1]. S'affranchir d'une médecine fondée sur des critères empiriques, voici la mission que l'anatomiste entendait entreprendre par l'étude des organes pour tenter de percer les mystères de la vie. Des étapes importantes ont été franchies tardivement, tout d'abord avec l'anatomie à la Renaissance… Grâce à Jean-Baptiste Morgagni est née la méthode anatomoclinique, il a répertorié tous les signes et symptômes que présentaient ses patients ainsi que leur évolution au cours du temps jusqu'à leur mort, puis procédait à leur autopsie et tentait de rapprocher la mort à une lésion d'organe. Conscient des limites de cette méthode, Claude Bernard introduisit la science du fonctionnement du corps humain en état de santé, ce qui permit d'expliquer le morbide par la connaissance du normal. Il est considéré comme le père de la physiologie et de la médecine expérimentale. C'est surtout à partir

[1] Le Breton D. *La chair à vif. Usages médicaux et mondains du corps humain.* Ed Métailié, Paris, 1993, p. 14.

du milieu du XIXe siècle que l'art médical s'est nourri des progrès technologiques et de sciences. Et que dire de l'ensemble des innovations médicales de la fin du XIXe et du XXe siècle ? Combien de scientifiques sont-ils à l'origine de ces découvertes ? Mais si le scientisme ne suffit pas à faire du médecin un bon médecin, comme l'application de techniques un bon chirurgien, néanmoins, la science demeure et demeurera le support d'une bonne médecine. David Lebreton évoque justement les écueils d'une médecine qui ne serait réduite qu'à l'état de science : *« Si la médecine était une science exacte et consensuelle, le même patient serait traité dans ces circonstances de la même manière, de l'identification du mal à sa prise en charge thérapeutique ».* Pour lui encore, *« La médecine soigne une maladie, non un malade, c'est-à-dire un sujet inscrit dans une trajectoire sociale et individuelle ».* Notre médecine se doit de s'adapter aux patients et, pourtant, pendant toutes nos études, l'homme ou la femme se dissimule derrière son corps dans l'étude de l'anatomie, des pathologies qui peuvent atteindre les différents organes du corps. L'ultime erreur serait de le considérer et je cite encore David Le Breton *« comme une machine biologique complexe ».* On n'en est pas loin si l'on perd cette vision holistique de l'Homme. Les limites de la technicité de la médecine sont aussi pointées du doigt dans ce passage de notre préfacier, André Comte-Sponvil- le : *« La dimension proprement scientifique ne cesse de s'accroître, sans supprimer pour autant la dimension proprement artisanale du métier. Méfions-nous du scientisme, en médecine comme ailleurs ! L'idée que le savoir puisse un jour totalement dispenser de savoir-faire — donc que la médecine cesse d'être un art, en ce sens, pour n'être plus que science — est une illusion dangereuse : parce qu'elle évacuerait l'art de soigner (avec ce que cela suppose de subjectivité, de normativité, de liberté) au profit d'un savoir exclusivement objectif, donc impersonnel et même, à la limite, inhumain ».*

Et lorsque Geneviève Hery-Arnaud cite Claude Bernard : *« Jamais, dans les sciences expérimentales, la logique seule ne suffit »,* ou Albert Einstein quand il disait que *« l'imagination est plus importante que la connaissance »,* ou que *« la connaissance est limitée alors que l'imagination englobe le monde entier, stimule le progrès, suscite l'évolution »,* c'est pour cibler le point de départ de la médecine qui est le même : l'imagination. Et l'imagination, jointe à l'intuition, renvoie à l'art médical du début de l'ère médicale.

À l'occasion d'échanges avec un groupe d'étudiants en médecine il y a quelques mois, l'un d'entre eux me posa la question suivante : *« Qu'est-ce qu'un bon chirurgien ? »* Il est vrai que, dans la pensée populaire, un bon chirurgien a des mains en or, une dextérité hors norme. Un autre cliché fait du chirurgien un professionnel, comme il est dit aujourd'hui, apte de ses mains, mais peu de son cerveau. Alors je me suis entendu répondre à cet étudiant, sans même réfléchir, cette phrase qui venait du plus profond de mon subconscient : *« Le bon chirurgien est un bon médecin ».* Dans le sens où, dans la pensée populaire, un bon médecin n'est pas forcément qu'un bon technicien, mais surtout un médecin proche de son patient et humain, qui l'écoute. Car il est clair que dans le monde déshumanisé dans lequel nous vivons, nous avons plus besoin d'autant d'humanistes que de techniciens. Autrement dit, l'acte technique ne suffit pas à faire du chirurgien un bon clinicien, sans une autre dimension, et cette dimension, c'est l'humanisme.

Comment situer la médecine factuelle par rapport à une médecine compassionnelle, et à toute une famille de médecine dite non conventionnelle ? Je cite Jean-Claude Dupont : *« La médecine est à la fois un art du soin et une science de la découverte, un savoir-faire qui nécessite une expertise, mais qui repose aussi sur des connaissances fondamentales, et il n'est pas utile de s'en désespérer. L'EBM n'invalide pas la médecine comme art, puisque l'acte médical implique toujours la phronesis face à la singularité des cas et l'importance de la clinique qui doit dicter l'usage des outils techniques. L'analyse logique des énoncés médicaux montre d'ailleurs leur spécificité, qui est caractérisée par l'intervention de valeurs, c'est-à-dire de ce qui est préférable, à la différence des énoncés scientifiques, qui restent neutres de ce point de vue ».* Tout est dit dans cet extrait, et plus il y a d'EBM, de normes, de stéréotypes, plus la société se réfugie vers les médecines alternatives qui soignent le corps comme l'esprit de l'individu en tant qu'individu.

Dans cette citation, le philosophe David Jousset démonte le « tout EBM » et replace avec pertinence la science médicale à sa juste place : *« La médecine contemporaine... est science, c'est-à-dire pensée rationnelle. Mais la médecine est-elle science au même titre que la physique théorique ?... Malgré les efforts de systématisation accomplis dans le cadre de l'« Evidence-based Medicine », tous les énoncés médicaux n'ont pas un statut scientifique équivalent :... une recommandation de traitement, relevant des bonnes pratiques, constitue bien un savoir argumenté, fondé sur des faits, mais elle ne relève pas des énoncés scientifiques du type énoncé vérifiable ou falsifiable d'une propriété de la matière. La recommandation intègre en effet une dimension d'ouverture sur la singularité du cas, en énonçant un probable préférable et non une nécessaire certitude... ce qu'ajoute la médecine est bien ce « préférable, c'est-à-dire ce qui vaut ou ne vaut pas d'être tenté » constituant la médecine comme « savoir original par l'intervention de valeurs ». En effet, la médecine non seulement ne peut faire abstraction des valeurs qui justifient son action sur le plan déontologique donc éthique et juridique, mais la médecine travaille sur ces valeurs ».*

Si l'art et la science ont fait de la médecine ce qu'elle est aujourd'hui, peut-on en prévoir le futur ? Lorsque le chirurgien Marjolin écrivait au début du XIXe siècle que la chirurgie était parvenue au point de n'avoir presque plus rien à acquérir, et lorsque l'on visualise les progrès qui depuis ont bouleversé sa pratique, peut-on imaginer ce que sera notre profession dans le futur ? Sera-t-elle toujours synonyme de progrès et le progrès toujours au service du patient ? Notre médecine ne s'emballe-t-elle pas au fil des découvertes, de la course à l'innovation ? Après les allogreffes de visage et de mains, fabriquera-t-on un nouveau Frankenstein ? Se prépare-t-on ou doit-on nous préparer à une vision dystopique du futur comme nous l'assènent régulièrement les médias ? On peut réellement s'interroger sur l'influence future des sciences. Sont-elles l'avenir de l'humain s'il n'y a pas d'humain ? Car toujours plus de science avec moins d'humains demandera l'adaptation - ou non - de l'humain à un nouveau mode de soin. Les spécialistes du transhumanisme développent un discours effrayant. Je partage les inquiétudes de Philippe Liverneaux sur le sujet, bien exprimées dans l'ouvrage, ou encore de Patrick Moureaux, lorsqu'il cite le chirurgien Laurent Alexandre, spécialiste du transhumanisme : *« La Guerre des*

Intelligences fait rage, Intelligence artificielle versus Intelligence humaine[1] ».

Je conclurai par deux passages : l'un de Steeves Demazeux, philosophe et historien des sciences, qui résume avec justesse l'étendue du rapport entre art et science en médecine et dont je vous ai brossé un tableau rapide et certes incomplet : *« L'opposition entre "art" et "science" est devenue un poncif du débat épistémologique [...] Elle est dans les débats toujours axiologiquement surchargée et conceptuellement imprécise. Tantôt elle est mobilisée pour opposer l'attention au particulier (art) à la focalisation sur le général (science) ; tantôt pour opposer une démarche holiste (art) à une démarche réductionniste (science) ; ou encore, pour opposer une approche intégrative (art) à une méthodologie exclusive (science) ; le bricolage du savoir-faire (art) aux connaissances exactes (sciences) ; la prise en compte du subjectif (art) à la neutralité objective des connaissances (sciences), etc. »*. Et puis cette citation d'André Comte-Sponville : *« La médecine, science ou art ? Elle est les deux, indissociablement, et pourtant de plus en plus scientifique, et c'est tant mieux, sans être pour autant de moins en moins un art (l'art de soigner), en tout cas au sens que j'ai proposé, c'est-à-dire, finalement, un humanisme en acte »*. Pour terminer, je vous apporterai ma propre vision de ce questionnement tel un équilibriste qui tente de jongler avec trois mots. La médecine est-elle un art ou une science ? *« C'est tout simplement l'art d'appliquer la science au service de l'Homme. »*

---

[1] Laurent Alexandre. *La guerre des intelligences*, Éd. JC Lattès, Paris, 2017.

Médecine antique des Romains et des Germains – Confrontation et analyse

par Michel A. Germain[1]

Ce travail confronte les médecines antiques des Romains qui ont laissé des « écrits » et des Germains, de tradition orale, pour lesquels les renseignements ne proviennent que de découvertes archéologiques. Celles-ci portent aussi bien sur les localisations des références géographiques par les méthodes les plus modernes (vues aériennes) que sur l'examen méticuleux des objets ou des pièces de monnaie trouvés sur les sites archéologiques.

Dans une première partie, du côté des Germains, la complexité historique est peu connue de cette période de l'Antiquité qui entoure celle de la vie du Christ (en gros VIe siècle avant et autant après) alors qu'au contraire, du côté des Romains, cette période historique parfaitement documentée est basée sur les multiples références écrites. On remarquera une opposition claire entre deux systèmes, l'un parfaitement organisé (celui des Romains), l'autre très disparate (celui des Germains) constitué de multiples peuplades et territoires « barbares » juxtaposés plutôt que réunis avec le Rhin comme frontière géographique ("barbares" signifie "hors de l'Empire").

L'explication détaillée de la bataille de Teutoburg - en l'an IX de notre ère - marque, d'une part, la défaite des Romains devant les « barbares » germains et, d'autre part, la limite de la volonté d'expansion romaine. Elle permet aussi grâce à l'archéologie (armes découvertes lors des fouilles effectuées sur le site parfaitement identifié géographiquement) et aux écrits romains d'étudier en détail le fonctionnement des deux types d'armées. Les techniques militaires et les armes employées sont ensuite présentées, en montrant par exemple combien les petites unités mercenaires germaniques plus légères, très mobiles (dont certaines ont été utilisées par César pour vaincre Vercingétorix à Alésia)

---

[1] Professeur, chirurgien des hôpitaux de Paris, membre titulaire de l'Académie nationale de chirurgie, membre titulaire de l'Académie vétérinaire de France et membre correspondant de l'Académie nationale de médecine.

Médecines antiques des Romains et des Germains – Confrontation et analyse, L'Harmattan (éd.), Collection Médecine à travers les siècles, Paris, 2021.

s'opposent aux légions romaines plus organisées, mais moins rapides, la protection individuelle étant néanmoins bien plus efficace. Il y a des compétences médicales de part et d'autre. Les références sont plus précises côté Romains que du côté germain où les renseignements viennent surtout de l'interprétation des courts textes gravés dans la pierre tombale de quelques monuments funéraires concernant les médecins (20 connus). L'empereur Auguste a proclamé dans son testament : *« J'ai pacifié la Germanie »*. En réalité, cette défaite de l'an IX de notre ère à Teutoburg marque (malgré quelques tentatives ultérieures durant ce siècle) la fin du rêve romain d'étendre son Empire sur une grande Germanie.
La seconde partie traite de la médecine de l'Antiquité grâce à la consultation d'un grand nombre d'ouvrages exceptionnels dont les références sont opportunément rappelées. On comprend alors que la littérature médicale antique a été en grande partie perdue, car si les papyrus existaient en Égypte depuis 3 000 ans avant notre ère en rouleaux, ce n'est qu'au IIe siècle avant J.-C. que le codex relié s'est imposé comme précurseur du livre. La période gréco-romaine permet, en effet, l'établissement de la médecine d'Hippocrate (3 ou 4 siècles avant J.-C.), renforcée par l'expérience romaine de Galien (1 à 2 siècles après J.-C.). Le *Corpus hippocratique* est une compilation de 60 chapitres rassemblés au IIe siècle avant J.-C. dont seule une petite partie écrite par Hippocrate lui-même a survécu. On ne compte pas moins de 19 auteurs pour ces écrits sans compter les copieurs qui se sont succédé pendant plusieurs siècles. Il n'en reste pas moins que Hippocrate de Cos (son île natale) est considéré comme le père de la médecine où son « serment » reste un engagement décisif pour l'éthique de tous les médecins encore aujourd'hui.
Galien, quant à lui, se reconnaît comme un disciple d'Hippocrate. Il a écrit un grand nombre d'ouvrages dont beaucoup, pendant ses séjours à Rome où il a les faveurs des Empereurs. Mais, une grande partie de ses écrits ont été détruits par un grave incendie de ses propres locaux à Rome en 192 de notre ère. Il ne faut pas oublier l'aphorisme d'un commentateur du VIe siècle *« Hippocrate a semé, mais Galien a cultivé les champs »*.
Une étude extrêmement détaillée porte sur les métiers de médecin, de chirurgien, de sage-femme, leurs conditions de vie et leurs

honoraires... L'étude des médicaments de l'Antiquité, de la pharmacopée et des plantes médicinales a été possible grâce aux découvertes archéologiques de nombreux herbiers. On y remarque, par exemple, la disparition complète d'une plante de l'Antiquité *le Silphium de Cyrénaïque* aux vertus exceptionnelles et multiples sur le plan médical tout autant qu'économique, puisque sa valeur marchande en poids équivalait à celui de l'argent. Les recherches botaniques les plus récentes n'ont pas encore permis de trouver un strict équivalent aux descriptions précises de l'Antiquité.

Les cachets ont été très utilisés avec des indications précises inscrites sur la boîte. Quelques pathologies sont étudiées en détail grâce à des découvertes archéologiques récentes comme par exemple la représentation sur des statuettes de terre cuite du rétinoblastome, cancer de l'œil. Ou encore, plus surprenante, la découverte récente (1975 dans le lit de la Saône) d'une série d'aiguilles très effilées et fines pour traiter la cataracte (dont certaines creuses de diamètre très minime permettant le passage d'un fil métallique de diamètre inférieur à 2 mm). Mais, aussi l'aspiration du cristallin lors des opérations de la cataracte dont on sait maintenant qu'elle est connue depuis l'époque hellénistique, puis abandonnée vers le XIVe siècle pour être retrouvée au XIXe siècle. De même, l'étude détaillée des déformations de la colonne vertébrale est effectuée à partir de nombreuses statuettes datant toutes d'un ou plusieurs siècles avant notre ère, où les diverses pathologies congénitales ou acquises (comme le mal de Pott) ont été représentées. Bien sûr, on se souvient des représentations graphiques de leur correction rachidienne sur des documents datant de l'époque d'Hippocrate. La médecine, la chirurgie, la pharmacologie de Guerre forment une partie très instructive sur l'organisation des techniques, et des instruments utilisés, mais aussi sur le comportement des divers acteurs militaires de cette période antique, où l'on verra apparaître ce qui deviendra ensuite « les hôpitaux »... Les soins dentaires par les plantes comportent l'étonnante liste des compositions préconisées par Scribonius Largus et par Celse, deux médecins de l'Antiquité.

En conclusion, notons qu'au-delà des principes éthiques du « Serment d'Hippocrate » qui nous ont été transmis par les médecins de l'Antiquité, on montre ici les vraies racines de la médecine dans cette relation médecin, malades et société.

Plan géographique de la Bataille de Teutoburg An 9 de nôtre Ere
Défaite des Romains devant les "Barbares" Germains

Le couloir funeste d'étirement obligatoire des Légions Romaines

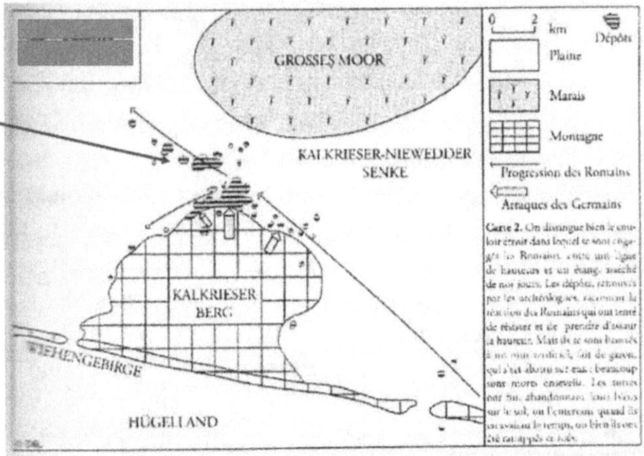

Références bibliographiques :

Beemann J., « Offrandes et lieux de culte chez les Germains », in *Rome et les Barbares. La naissance d'un nouveau monde*, Milan, 2008, pp. 147-149.

Eck W., *La romanisation de la Germanie*, Paris, Errance (éd.), 104 p.

Gallo M., *Les Romains*, Paris, J'ai lu (éd.), 2008 (5 tomes).

Germain M. A., *Médecines antiques des Romains et des Germains. Confrontation et analyses*, Paris, L'Harmattan (éd.), Collection Médecine à travers les siècles, 2021.

Gourevitch D., *Pour une archéologie de la médecine romaine*, Paris, De Boccard (éd.), 1968.

Gourevitch D. & Gourevitch M., « Ex-voto des Gallo-Romains », in *Pour la science*, n° 330, avril 2005, pp. 84-87.

Mary L., *Rends-moi mes légions*, Paris, Larousse (éd.), 2010.

Les maladies et la mort de Gustave Flaubert – Rouen 1821-1880 par Philippe Hecketsweiler[1]

Gustave Flaubert est né à Rouen, le 12 décembre 1821. Son père Achille Cléophas Flaubert, chirurgien en chef de l'Hôtel-Dieu, y bénéficiait d'un logement de fonction. Gustave y est né et y a vécu *« un quart de siècle »* avec ses parents, son frère et sa sœur. Il abrite aujourd'hui le *Musée Flaubert et d'Histoire de la médecine*.

Gustave est un colosse, beau comme un dieu, sportif, volontiers farceur. Il est instruit au Collège royal de Rouen. Tout jeune, il lit et écrit beaucoup. Il commence bientôt des études de droit à Paris. Il fume la pipe, fréquente les filles et cultive un cercle d'amis à Rouen et à Paris. La première crise nerveuse a lieu au début de l'année 1844, alors qu'il conduit un cabriolet dans la nuit. Il revient de Deauville avec son frère aîné Achille, jeune chirurgien. Gustave a un malaise. Il tombe au fond du cabriolet. Achille lui fait une saignée et le croit mort pendant 10 minutes. Gustave retourne brièvement à Paris et, de retour à Rouen, il présente de nouvelles crises. Son père et son frère lui appliquent le traitement classique de l'épilepsie. C'est une « maladie secrète » dont on ne parle pas. Il abandonne ses études de droit. Il ne veut être ni magistrat, ni notaire, ni avocat. Il veut être écrivain !

Quelques mois plus tard, la famille Flaubert acquiert une résidence en bord de Seine, dans le village de Croisset, tout proche de Rouen, où, après la mort de son père, il vivra de longues années avec sa mère, sa nièce orpheline et Julie la fidèle servante. La fréquence des crises diminue.

De 25 à 35 ans, Flaubert a une liaison discontinue et tumultueuse avec la poétesse Louise Colet. C'est aussi le temps d'un grand voyage en Orient avec Maxime du Camp, un jeune écrivain. Il y contracte la syphilis.

À partir de 35 ans, après avoir publié *Madame Bovary* qui l'a projeté au premier plan de la scène littéraire, il mène une vie de

---

[1] Professeur de médecine honoraire du CHU de Rouen. Ancien président de la commission médicale du CHU et du Groupe d'histoire des hôpitaux de Rouen. *Les maladies et la mort de Gustave Flaubert – Rouen 1821-1880*, L'Harmattan (éd.), Collection Médecine à travers les siècles, Paris, 2022.

semi-réclusion, travaille sans relâche, noue de solides amitiés avec de nombreux écrivains et développe une intense activité épistolaire. Les crises nerveuses semblent rares.
Flaubert meurt brutalement le 8 mai 1880 à Croisset, au cours d'un malaise, à l'âge de 59 ans ; on parle d'hémorragie cérébrale. L'année suivante, on apprend par un article de son ami Maxime du Camp dans la *Revue des deux mondes* que Flaubert avait une épilepsie. Guy de Maupassant, si proche de Flaubert, le confirme avec tristesse et colère, dans *Le Gaulois* du 25 octobre 1881 : *« Gustave Flaubert, on le sait donc aujourd'hui, était atteint d'un horrible mal, l'épilepsie, dont il est mort. »*
Cette longue proximité de Flaubert avec la maladie renforça son « imprégnation médicale » qui remontait à l'enfance : *« Je suis né à l'hôpital de Rouen – dont mon père était le chirurgien en chef ; il a laissé un nom illustre dans son art et j'ai grandi au milieu de toutes les misères humaines – dont un mur me séparait. Tout enfant, j'ai joué dans un amphithéâtre. Voilà pourquoi, peut-être, j'ai les allures à la fois funèbres et cyniques. » « J'y ai vécu un quart de siècle. »* La maison de fonction du chirurgien en chef, où est actuellement implanté le *Musée Flaubert et d'Histoire de la médecine*, était située à l'extrémité d'une aile de l'Hôtel-Dieu ; elle donnait sur une avenue qui menait vers le centre-ville. Un large portail ouvrait sur une cour avec une écurie à droite, la maison à gauche et une fontaine. Au rez-de-chaussée de la maison, il y avait la salle de consultation du chirurgien. Au premier étage, les appartements privés, séparés par une simple porte d'une salle de malades, la salle Saint-Charles, avec, à l'autre extrémité, la salle d'opération. Jour et nuit, le père Flaubert pouvait ainsi retrouver facilement ses malades. Toujours au premier étage, au-dessus de la salle de consultation, la chambre des parents où est né Flaubert. Le deuxième étage était l'étage des enfants. Côté cour, la vue donnait sur l'entrée de l'hôpital et de ses beaux bâtiments classiques. De l'autre côté, le jardin de la maison où, grimpant sur une treille, les jeunes enfants, Gustave et Caroline, pouvaient apercevoir leur père dans le petit amphithéâtre de l'École de médecine enseigner l'anatomie sur des cadavres. Achille, le frère aîné de Gustave, avait suivi la même voie que son père et lui succédera à sa mort. On imagine les conversations dans cette famille de médecins, « au milieu de toutes les misères humaines. »

Toute sa vie, Gustave Flaubert eut de nombreuses relations dans le milieu médical : Félix-Archimède Pouchet, l'un des plus grands naturalistes de son temps qui fut son professeur au Collège royal ; des amis de jeunesse comme Louis Bouilhet qui avait été interne de son père ; le Dr Fortin, un médecin de son village de Croisset avec lequel il s'était lié, au point de déclamer ensemble Corneille la veille même de sa mort ! Évoquons aussi le professeur Jules Cloquet, un jeune ami de son père, qui après le succès de Gustave au baccalauréat, l'emmena en voyage dans les Pyrénées et en Corse, et qui fut un appui après la mort de son père, même pour des sujets intimes : c'est à lui par exemple qu'il alla, un peu inquiet, montrer son génitoire, en 1867, et qui lui conseilla de *« faire marcher le goupillon »*. Durant ses voyages, Flaubert a été souvent reçu par des médecins – son père était « illustre ». Par exemple, dans ses notes sur le *Voyage en Orient*, il fait état de rencontres avec sept médecins entre Beyrouth et Athènes. Ces fréquentations médicales lui permirent sans doute de percevoir la diversité et l'éclat de la médecine française de ce temps.
Mais, c'est sans doute la lecture qui a le plus contribué à la formation médicale de Gustave Flaubert. Le père du réalisme littéraire cherchait la plus grande exactitude dans ses récits : pour *Madame Bovary* et la mort d'Emma, il lit le grand toxicologue Orfila ; pour l'épisode du pied bot, il lit l'ouvrage de Vincent Duval ; pour *l'Éducation sentimentale* et le croup du jeune Arnoux, il multiplie ses lectures sur la diphtérie complétées par une semaine d'observation à l'hôpital Sainte-Eugénie. Lectures innombrables aussi pour écrire cette encyclopédie singulière qu'est *Bouvard et Pécuchet*. Quand il commence sa documentation pour *Bouvard* par le thème de la médecine, il consacre la plus grande part de ses notes au *Dictionnaire des sciences médicales* en soixante volumes, édité par Panckoucke, dont la publication avait commencé 50 ans auparavant, dont son père avait été souscripteur et qui figurait dans la bibliothèque familiale.
C'est naturellement à la physiologie qu'il accorde le plus d'intérêt. Il n'a peut-être pas oublié le combat de son père pour maintenir l'enseignement de la physiologie dans la mouvance de l'anatomie. Mais, le champ de la physiologie dépasse alors le champ de la médecine avec la *Physiologie sociale* de Saint-Simon, la *Physiologie du goût* de Brillat-Savarin ou la *Physiologie du*

mariage de Balzac ou même, plus tard, le « *roman expérimental* » de Zola. Naturellement, il a lu l'ouvrage du grand physiologiste Claude Bernard intitulé *Introduction à l'étude de la médecine expérimentale* de 1865. Sa nièce assiste d'ailleurs aux cours du maître ; lui-même suivra le cortège funéraire vers le Père-Lachaise lors des obsèques nationales de 1878 estimant que *« la disparition d'un homme comme Claude Bernard est plus grave que celle d'un vieux seigneur comme Pie IX »*. Mesure-t-il la grande rupture entre la « médecine d'hôpital » du début du siècle, celle qu'il a vécue en famille à l'Hôtel-Dieu de Rouen et la « médecine de laboratoire » incarnée par Claude Bernard, puis Pasteur ? Soulignons qu'il n'évoque jamais Louis Pasteur qui eut pourtant, de 1860 à la mort de Flaubert, une grande visibilité médiatique et qui avait avec son collègue Claude Bernard de très bonnes relations à l'Académie des sciences. Il n'accompagna pas ses deux amies George Sand et la princesse Mathilde à une prestigieuse conférence de Pasteur le 7 avril 1864 à la Sorbonne. Cette attitude traduit-elle une sorte de rancune de Flaubert vis-à-vis de Pasteur, après la si violente querelle sur la génération spontanée qui avait opposé son ancien professeur de Rouen, Félix-Archimède Pouchet, à Pasteur ? Est-ce un témoignage d'amitié pour Georges Pouchet, également biologiste, le fils de son maître ? Un faible intérêt pour la modernité, pour le futur, pour la science ? Quand Gustave Flaubert va à Concarneau avec Georges Pouchet, il observe, certes, la dissection des mollusques, mais se réfugie rapidement dans l'écriture.

L'imprégnation médicale de Flaubert a joué un rôle notable sur son œuvre. Rappelons que la première des qualités que l'on enseignait alors à un futur médecin, c'était la vertu d'observation :
- L'observation du corps avec l'anatomie, dont le poids dans la formation théorique et pratique des étudiants était alors considérable ;
- L'observation au microscope ;
- L'observation des symptômes et des signes de la maladie, leur interprétation (la sémiologie) ;
- L'observation de l'environnement, du milieu, etc.

On apprenait à solliciter les cinq sens : la vue, l'ouïe, le toucher, l'odorat, le goût. On retrouvait ainsi Hippocrate et les fondements de la médecine occidentale longtemps oubliés. La connivence de

Flaubert avec la médecine a peut-être contribué à limiter son penchant naturel au lyrisme ; tout comme ses amis qui, après la lecture de son *Saint Antoine*, lui avaient conseillé de choisir un sujet plus concret, la médecine ne fut-elle pas, pour lui, une école de réalisme ? Flaubert sait que le bon médecin doit être un bon observateur, avoir ce coup d'œil, ce regard qu'il prête à ses personnages : du Dr Mathurin (*« une sonde qui entre dans l'âme »*) au Dr Larivière (*« plus tranchant que ses bistouris descendant droit dans l'âme »*).

Laennec, dans l'éloge funèbre de son ami Bayle, soulignait : *« Son coup d'œil scrutateur et pénétrant »*. Flaubert évoque ce coup d'œil médical dans une lettre à Louise Colet : *« Lamartine n'a pas, ce coup d'œil médical de la vie, cette vue du vrai enfin, qui est le seul moyen d'arriver à de grands effets d'émotion. »* Ce souci de l'observation juste et du mot précis fait-il partie du « style médical » ? Non ! semble-nous dire Flaubert : *« En fait de lectures, je me suis livré, dernièrement, à l'étude du croup. Il n'y a pas de style plus long et plus vide que celui des médecins ! Quels bavards ! Et ils méprisent les avocats ! »*

L'expérience personnelle de la maladie a sans doute joué un grand rôle dans la vie et l'œuvre de Gustave Flaubert. Il eut, certes, bien des maladies banales, mais gênantes, comme des furoncles, des problèmes dentaires ou des douleurs d'estomac… Mais ce sont ses deux maladies chroniques – épilepsie et syphilis – considérées alors comme incurables, honteuses ou héréditaires, et généralement tenues secrètes qui ont pesé sur sa vie. Qui sait si les règles alors en usage – *« pas de mariage pour un épileptique »* par exemple – n'ont pas contribué à la structuration de sa personnalité et de sa vie, à l'origine d'un certain isolement affectif, ou du regard pyrrhonien qu'il portait sur le monde ?

Au XIXe siècle, la médecine a inspiré nombre d'écrivains : de Balzac à Zola, des Goncourt à Maupassant, etc. Seul, Flaubert en fut aussi imprégné dans sa vie, dans ses œuvres et dans son style.

Références bibliographiques :

Pierre Darmon, *L'homme et les microbes*, Paris : Fayard, 1999, p. 129.

Maxime du Camp, *Souvenirs littéraires*, Paris, Hachette, t. I, p. 182.

Arlette Dubois, *Élevé dans les coulisses d'Esculape, La jeunesse de Gustave Flaubert à l'Hôtel-Dieu de Rouen*, Rouen, Musée Flaubert et d'Histoire de la médecine du CHU-Hôpitaux de Rouen.
Flaubert, *Correspondance*, La Pléiade, t II, p. 75 (Lettre de Flaubert à Louise Colet, Croisset, 24 avril 1852).
Flaubert, *Correspondance*, La Pléiade, t. II, p. 696 (Lettre de Flaubert à M.-S. Leroyer de Chantepie, Paris, 30 mars 1857).
Flaubert, *Correspondance,* La Pléiade, t. III, p. 141 (Lettre à Jules Michelet, Croisset, 26 janvier 1861).
Flaubert, *Correspondance*, La Pléiade, t. V, p. 364 (Lettre de Flaubert à Edma Roger des Genettes, Paris, 1er mars 1878).
Stanis Perez, *Histoire des médecins*, Paris, Perrin : 2018, p. 310.

Louis XIV, un souverain diabétique ou De Regis Gallicorum re medica

par Françoise Guillon-Metz[1]

Ce modeste essai bibliographique a pour but d'analyser la pathologie gangrène et le diabète au travers des textes médico-chirurgicaux de 1715, lors de la mort de Louis XIV (1638-1715) à l'âge honorable de 77 ans. Que savait-on de cette gangrène chez les chirurgiens et les médecins auteurs, car certains, prestigieux parmi eux, n'ont-ils pas écrit ? Quel traitement pouvait-on y apporter ? On se rappellera l'enchaînement des événements qui conduisirent à la mort du roi en deux mois, de juillet à septembre 1715. Le *Journal de Santé* des Premiers Médecins, arrêté en 1711, n'est plus là pour nous expliquer les circonstances. Il nous reste les témoins proches, les courtisans et le *Journal des Frères Anthoine* (1).

Reprenons les faits, voulez-vous. Pendant l'été juillet 1715, Mareschal (1658-1736) s'alerte d'une altération de l'état général et d'une menace de fièvre, qui n'est pas la fièvre elle-même. Toujours est-il que le Premier Chirurgien semble suffisamment inquiet fin juillet 1715 pour se confier à l'abbé Dubois (1656-1723), précepteur du duc d'Orléans (1674-1723), futur premier ministre du même duc d'Orléans devenu le Régent, sur une issue peut-être fatale. Fagon (1638-1718), Madame de Maintenon (1635-1719), à qui Mareschal confie aussi ses craintes, ne veulent rien entendre. Le roi est très fatigué, a du mal à marcher. Les premières douleurs de la jambe et de la cuisse gauche apparaissent, que Fagon baptise du nom de sciatique goutteuse et qu'il traite par une purge. Par contre, de son côté, Mareschal applique sur les zones douloureuses des linges chauds de vin aromatisé. En vain. Le traitement de la gangrène, en réalité ! L'évolution se poursuit malgré les scarifications, que Louis ne ressent pas d'abord. Il présente nettement une neuropathie diabétique. Le charlatan Brun n'arrange guère la situation. On se décide un peu tard pour l'amputation que Louis n'aurait pas bien supportée et à laquelle il

---

[1] Médecin endocrinologue-diabétologue.

Louis XIV, un souverain diabétique ou De Regis Gallicorum re medica, L'Harmattan (éd.), Collection Médecine à travers les siècles, Paris, 2021.

n'aurait pas survécu. Louis meurt dans un tableau de gangrène avancée de la jambe et de septicémie.

Que disent les traités de chirurgie ?
Le cours opératoire de Dionis (1643-1718) enseignant la chirurgie au Jardin royal, actuel Jardin des Plantes. Le paragraphe sur la gangrène se trouve dans le chapitre amputation du cours opératoire p. 735. *« Quand la mortification s'est emparée d'un bras ou d'une jambe et que la chaleur naturelle en est absolument éteinte, on ne peut se dispenser de le couper, puisqu'il n'y a plus de moyen de rappeler la vie et qu'en différant, le mal ne peut aller qu'en augmentant. Mais il faut considérer deux degrés dans la mortification : le premier que nous appelons gangrène quand la partie commence à se pourrir, et le second sphacèle, quand elle est entièrement corrompue. Il y a espérance à la gangrène par les remèdes, mais au sphacèle il n'y a point d'autres remèdes que l'extirpation. »*
Il explique que c'est *« l'interruption du mouvement circulaire du sang qui est la cause de la gangrène avec l'absence de chaleur et de vie. Une infinité de maladies en sont la cause, telle que les grosses tumeurs, les érésipèles, les grandes inflammations, le grand froid, les compressions fortes, les dépôts subits de sérosités malignes, les morsures des animaux venimeux. Je ne m'arrêterai pas à vous expliquer comment toutes ces maladies causent la gangrène. De très habiles Médecins se sont donné la peine de nous instruire par des systèmes nouveaux qu'ils disent très faciles à comprendre : il seroit seulement à souhaiter qu'il fût aussi aisé au Chirurgien d'arrêter et de guérir la gangrène, qu'il est facile au Médecin d'en discourir »* Je vous laisse méditer ce petit coup de pied du chirurgien Dionis aux médecins.
Dans le *Traité complet de Chirurgie* de Mausquet de la Motte (1655-1737), en 1722, la gangrène est une grande cause de mortalité, c'est la bête noire du chirurgien qui doit lui payer un lourd tribut. L'auteur l'a décrite en trois stades qui sont : *« La gangrène à proprement parler appeler mortification, le sphacèle considéré comme l'atteinte des muscles et des vaisseaux, l'estonème ou obstruction des vaisseaux avec disparition de la douleur à la piqûre »* qui semble plutôt être l'atteinte neurologique. *« Elle peut avoir d'après lui deux origines : la gangrène*

interne de pronostic plus grave, la gangrène externe après une brûlure, une gelure, une morsure, une contusion, une plaie. »
Un petit progrès apparaît avec la nette distinction entre cause externe et cause interne de la gangrène une vingtaine d'années après. Son traitement est semblable à celui de Dionis :
. Au début, pansements chauds et frictions au vin aromatique (sauge romarin fenouil) ;
. Au stade de l'escarre, excision, puis amputation aux extrémités.
Autant Dionis ne s'étend pas sur la gangrène interne et reste typiquement chirurgical (gangrène dans le cadre de plaies et contusions ou gangrène externe). Mauquest de la Motte, quant à lui, distingue la gangrène interne de pronostic plus grave. La notion de diabète ou d'artérite leur est étrangère. Il faudra attendre le chirurgien Auguste Nélaton (1807-1873) pour avoir une description plus détaillée du pied diabétique.

En ce qui concerne la médecine
Nous avons interrogé le Galien français Jean Fernel (1506-1558) et l'Hippocrate anglais, le plus connu des médecins de son temps, Thomas Sydenham (1624-1689) et Joseph Lieutaud (1703-1780). Dans son chapitre de la gangrène (Chap. 7, p. 558), Fernel écrit :
« Les phlegmons et les autres tumeurs ont souvent force maux à leur suite entre lesquels il n'y a point de pire que la Gangrène. Car, c'est un commencement de corruption de la partie ; laquelle passe jusqu'à l'entière corruption et mortification de la partie, se nomme sphacèle, c'est-à-dire sydération. En l'os, elle s'appelle Carie (...). La beauté et le lustre de la couleur se perd et amortit, et quand la partie est mortifiée, elle devient livide ou noire, enflée, molasse et cadavéreuse ; il ne s'y fait plus de battement d'artères, ny douleurs, non pas même de sentiment qu'on peut y fourrer bien avant la lancette, sans qu'on n'en sente rien. Or, elle se fait lorsque la partie affectée vient à être destituée de la chaleur vitale et des esprits, ou parce que le cœur n'en peut envoyer jusque-là par les artères, qui se trouvent pressées de quelque ligature qui les serre trop, ou de contusion ou d'obstruction : ou bien à cause de la chaleur naturelle de la partie est étouffée ou éteinte, ou par une trop grande quantité d'humeurs, comme il arrive dans les grandes inflammations, ou par quelque sorte d'obstruction qui empêche la

transpiration ou par un froid pénétrant ou par quelque qualité veineuse et maligne. »
La polyurie étant le signe le plus visible du diabète, nous avons donc regardé dans le chapitre des urines dans la pathologie de Fernel. Ce dernier nous en dit ceci : *« Quelquefois l'urine est trop abondante et vient du vice des reins qui attirent puissamment de toutes les parties du corps les sérosités qu'ils font sans cesse répandre et ce mal s'appelle diabète à cause du prompt écoulement de l'urine, laquelle étant en ce cas fort abondante est presque blanche, subtile et sans hypostase (fond du sédiment de l'urine selon Furetière) (...). Mais, quelquefois la masse du corps et des humeurs vient se liquéfier et sort par les urines, selon que nous l'avons remarqué en un certain ivrogne d'assez bonne constitution et replet, lequel de fort gros qu'il était, devint extrêmement maigre dans l'espace d'environ huit jours sans être aucunement malade. »* Cette observation n'est pas éloignée de celle de Louis XIV que l'on ne peut qualifier d'ivrogne.
Que nous dit Sydenham dans son *Traité de médecine pratique* p. 274 ? *« La gangrène peut être causée par l'érésipèle. Quelqu'endroit du corps que l'érésipèle occupe, il est ordinairement accompagné de frisson et de tremblements, de soif, d'inquiétude, et des autres symptômes de la fièvre. À mesure que la maladie avance, la rougeur, l'enflure, la fièvre et les autres symptômes augmentent, et quelquefois même ils se terminent par la gangrène, à moins qu'on ne prévienne ce malheur par des remèdes convenables. »*
Le diabète lui est connu. Il le nomme d'ailleurs diabète. *« Les sucs portés dans le sang sortent par les voies de l'urine encore cruds et indigestes, ce qui fait que les forces du malade se dissipent insensiblement, et que le corps se consume. Cette mauvaise disposition est accompagnée de soif, d'ardeur des viscères, de tumeur des lombes et des cuisses, et d'un crachement fréquent d'une salive écumeuse. Il faut se conduire dans le traitement de cette maladie comme dans celui des fleurs blanches* (pertes menstruelles), *à l'exception de la saignée et des purgatifs qu'il faut en bannir »* (p. 621).
On retrouve le diabète dans le chapitre des fièvres intermittentes (p. 307) où il est dit : *« Il arrive quelquefois, quoi que fort rarement, que les vieillards qui ont eu long temps des fièvres*

intermittentes, et qui ont été saignés et purgés mal à propos, sont attaqués du diabète ou flux immodéré d'urine, lors même qu'il ne reste plus du tout de fièvre. Cela vient de ce que le sang, étant trop appauvri, ne saurait plus assimiler les sucs qu'il reçoit ; d'où il arrive qu'ils sortent par les voies urinaires, encore tout crus et non digérés. La grande quantité d'urine, que les malades rendent, épuise insensiblement leurs forces, et anéantit, pour ainsi dire, toute leur substance. Dans ce diabète et dans tous les autres, de quelque cause qu'ils proviennent, les indications curatives doivent tendre uniquement à donner de la force au sang, et à arrêter le flux immodéré d'urine. On peut se servir des remèdes souvent : un électuaire fortifiant à base de thériaque, une infusion amère, un régime avec très peu de liquide pour éviter d'engendrer des sucs visqueux.

Il est ajouté que : *« Le diabète dont il s'agit ici paroit venir d'un appauvrissement et d'une viscosité du sang et des humeurs, d'une faiblesse des viscères, et d'un relâchement des conduits urinaires ; ainsi les remèdes que prescrit l'auteur peuvent y convenir. Mais supposer qu'ils ne conviennent pas, et que le malade soit vigoureux, il faudra le faire vomir avec de l'ipéca ; ensuite, lui donner des remèdes propres à diviser et à atténuer des humeurs : les principaux de ces remèdes sont les mercuriaux. Après qu'on les aura continués quelque temps, il sera à propos de données des astringents joints aux dés obstructifs, comme les amers, les aromatiques et les martiaux. »*

Enfin, dans son *Traité de médecine*, Lieutaud (1703-1780) écrit, en 1770, quatre pages sur la gangrène et nous apprend *« d'après les observations anatomiques* (c'est-à-dire que ce médecin faisait des autopsies) *que toutes les parties internes plus que les externes peuvent être sujettes à la gangrène ! Lui, distingue plus la gangrène interne qui subdivise en gangrène sèche avec des taches livides ou noires qui touchent la plèvre, l'estomac, les boyaux, les cavités, et en gangrène humide qui crée la pourriture du poumon, du foie, de la rate, de l'épiploon. Il dégage la notion de gangrène interne cachée souvent chez les vieillards et peu susceptible de guérison. Il a établi une clinique : avec douleur brûlante aiguë, pouls faible, anxiété accablement, sueurs froides. »*

Il n'a d'ailleurs pas fait le rapprochement avec le diabète qu'il décrit dans un autre chapitre. *« Cette maladie n'est pas si rare qu'on le pense, surtout chez les vieillards, et parmi les cachectiques ; mais elle échappe souvent aux médecins et aux malades qui négligent d'observer les urines : elles sont alors plus abondantes, relativement à tout ce que l'on prend en boisson ; leur qualité est aussi changée ; et il n'est pas difficile de s'apercevoir qu'elles sont huileuses et quelquefois chyleuses. Cet état, toujours très dangereux, et accompagné de fièvre lente et de la soif ; la salive est souvent écumeuse ; on sent une ardeur des lombes et quelquefois aux entrailles ; on perd enfin des forces, l'embonpoint, etc. C'est, en un mot, une sorte de fièvre hectique*[1]*, ou, comme on dit colloquative*[2]*, qui dépend communément d'un vice aux reins ou au foie. Le diabète vient quelquefois à la suite d'une grande maladie, du choléra, etc. Le travail excessif, la débauche des femmes, l'abus de vin et des liqueurs, certains diurétiques, et même les eaux minérales peuvent aussi donner lieu. L'ouverture des cadavres nous montre des reins mols et affaissés, d'une grosseur extraordinaire, suppurés ou dans un état de putridité. Ces viscères renferment des pierres ainsi que les uretères qu'on a trouvés irrégulièrement dilatés. Vient ensuite le traitement. »*

En matière de conclusion

Au temps de Louis XIV, en 1715, les chirurgiens connaissent bien la gangrène, qu'elle soit externe liée à un traumatisme ou qu'elle soit interne, dont ils entrevoient la physiopathologie (l'arrêt de la circulation sanguine selon Dionis). Ils en connaissent le terrain, chez les vieillards plutôt pléthoriques. Par contre, le traitement à base de scarifications ne pouvait qu'accélérer le phénomène septicémique vers l'issue fatale…

La description du diabète parmi les médecins du XVIIe n'est pas aussi excellente que celle d'Arrêtée de Cappadoce (première

---

[1] La fièvre hectique, d'après le dictionnaire de Furetière, est une fièvre lente qui s'attache aux parties solides, comme les chairs et les os. Il est difficile de la chasser des parties où elle s'est attachée. Elle a trois degrés : le premier est quand elle consume l'humidité des parties solides ; le second, quand elle dévore leur substance charneuse ; le troisième, quand elle s'attache aux os et les détruit. Alors, elle est incurable. Elle fait comme la flamme qui consume d'abord l'huile d'une lampe, puis l'humidité du lumignon, et enfin le lumignon lui-même.

[2] Colloquative = mettre en ordre en un certain rang, en un certain lieu.

moitié du Ier siècle après J.-C.) que nous citerons en final. Diabète, dont le découvreur Apollonius de Memphis (vers 250 avant J.-C.), disciple d'Erasistrate (vers 310-vers 250 avant J.-C.), appartient à l'école prestigieuse d'Alexandrie. C'est la *maladie de la soif.* Il faut éviter la confusion entre le diabète du type I chez le jeune et le diabète de type II chez le sujet âgé devenu insulino-requérant, ce qui est le cas de l'observation de Jean Fernel et celle du roi Louis XIV. Le tableau sémiologique d'Arrêtée de Cappadoce du diabète sucré dresse ses caractéristiques actuelles : sa polyurie, sa polydipsie, son amaigrissement, son évolution vers le marasme et la cachexie sont toujours d'actualité. Il ne lui a manqué que la glycosurie (*l'urine de miel*), découverte réservée au médecin indien Suçruta (IVe siècle avant J.-C.), bien qu'au XIIIe siècle, l'uroscopie des Mires, qui reconnaissait le goût sucré des urines, ait régné en maîtresse. Mais, nous sommes au XVIIe siècle, les connaissances ont peu évolué, le lien n'a pas été fait entre diabète et gangrène.

« Le diabète est une maladie remarquable, mais heureusement plutôt rare. Elle consiste en une liquéfaction des chairs et des parties solides du corps dans l'urine. Comme l'hydropisie, elle est de nature humide et froide. Les reins et la vessie qui sont le passage habituel de ce fluide ne cessent d'émettre de l'urine, l'émission est profuse et sans limites, comme si les aqueducs étaient grands ouverts. Le développement de la maladie est progressif, mais courte sera la vie de l'homme chez lequel la maladie est cependant développée. Un amaigrissement rapide se produit et la mort suit vite. Bien plus, la vie pour les patients est difficile et douloureuse. Le désir de boire devient de plus en plus impérieux, mais, quelle que soit la quantité qu'il absorbe, la soif n'est jamais satisfaite et il perd plus d'urine qu'il ne boit. Il ne peut s'empêcher ni de boire ni d'uriner. Car s'il s'arrête ne serait-ce un court moment de boire, sa bouche s'assèche, son corps s'assèche, et les patients ressentent leurs viscères comme s'ils étaient consumés par un feu intérieur. Ils désespèrent de tout et la mort survient rapidement dans un tableau de sécheresse brûlante et de soif comme causée par un feu dévorant. D'où il me semble que cette affection a reçu le nom de diabète, ce qui signifie siphon, car les fluides ne restent pas dans le corps qu'ils utilisent comme

un canal à travers lequel ils peuvent passer (...), il faut alors diriger le traitement vers l'estomac qui est la cause de la soif. »

Références bibliographiques :
Jean et François Anthoine, *Le roi se meurt*. Cerf. 2015. 276 p.
Pierre Dionis. *Cours d'Opérations de chirurgie*. 7e édition. Paris. 1705.
Fernel Jean. *Universa Medica*. 1574.
Lieutaud. *Traité de médecine*. Paris. 1770.
Sydenham. *Traité de médecine pratique*, traduit par Jault. Paris. 1784.

LA NAISSANCE DE LA MÉDECINE OPÉRATOIRE EN OCCIDENT – DE HAMMOURABI AU CONCILE DE LATRAN par Frédéric Dubrana[1].

La médecine opératoire porte en elle une valeur humaine inaliénable : la préoccupation de l'autre. C'est une des caractéristiques que l'homme partage avec d'autres espèces. Toutefois, la médecine opératoire n'est pas une connaissance instinctive, elle n'est pas le corollaire humain à l'épouillage, le toilettage et le léchage animalier, car elle s'apprend, se transmet, s'améliore... Cet apprentissage fait qu'elle apparaît dès son origine comme une science, certes une science empirique au sens Bernardien du terme, une science se focalisant sur l'organe et non sur les mécanismes.
Le développement de la chirurgie s'est fait en deux étapes :

- La naissance de la médecine opératoire qui s'étend de la période mésopotamienne et se termine vers le concile de Latran ;
- Puis, l'émergence du concept chirurgical que nous aborderons dans un deuxième livre.

J'ai divisé ce livre en sept chapitres. Je vous en présente ici un bref résumé.

1/ Le Code d'Hammourabi

Le Code d'Hammourabi s'appuie sur une thérapie fiable et reproductible, nécessitant du moins implicitement l'utilisation de bonnes pratiques médicales. Sa reconnaissance ontologique est singulière, car elle n'intéresse pas le champ des étiologies et sépare l'âme du corps. Grâce au Code, la médecine opératoire échappe au paradigme de la juste expiation, car elle place la thérapie au centre de sa démarche médicale. Le Code d'Hammourabi ne définit pas la notion de guérison et encore moins l'idée d'une *restitutio ad integrum*. Il statue sur un dualisme manichéen qui entraîne soit le

---

[1] Professeur des universités de Bretagne occidentale. Chirurgien des hôpitaux depuis 2004, il détient parallèlement en 2009 un doctorat en philosophie à l'Université Paris - 1- Panthéon-Sorbonne.
La naissance de la médecine opératoire en occident – De Hammourabi au concile de Latran, L'Harmattan (éd.), Collection Médecine à travers les siècles, Paris, 2021.

versement d'honoraires ou l'exécution d'une sanction. Mais, entre échec et guérison, sanctions et honoraires, le code ne prévoit rien introduisant dans la médecine opératoire la notion philosophique du tout ou rien. Cette idée rejoint le fondement de la jurisprudence médicale moderne qui s'appuie sur la notion de faute et non de résultat. En intégrant l'activité de la médecine opératoire, le Code d'Hammourabi l'a mise hors du champ d'action de la mythologie, des devins et autres magiciens, tout en engageant le médecin à obtenir un résultat technique et clinique probant. On trouve en Mésopotamie, il y a environ 4000 ans, l'un des fondements de la chirurgie : la séparation du corps et de l'âme, qui trouvera son apogée dans le raisonnement cartésien : *« Ces hommes seront composés, comme nous, d'une âme et d'un corps... et enfin que je vous montre comment ces deux natures doivent être jointes et unies, pour composer des hommes qui nous ressemblent. »*[1]

La découverte par de Morgan du codex, c'est plus qu'une curiosité historique, c'est le témoignage d'une médecine s'opposant à l'idée philosophique que le mal physique est un symptôme du mal moral. C'est le témoin de la naissance de la médecine opératoire, la première pierre d'attente de la chirurgie ; un acte fondateur dans une médecine qui, pour André Pichot, fut essentiellement magique : *« Pour les Mésopotamiens, la maladie était une affaire de Dieux, de démons, de spectres, d'envoûtement. Elle est la punition infligée par les dieux pour un manquement quelconque à leurs commandements, elle est possession par un démon ou un spectre (un mort "non apaisé") malfaisant. [...] Dans cette médecine-magie, le diagnostic et le pronostic sont obtenus par divination. Quant au traitement, il consiste en prières, sacrifices, incantations, mais aussi en une pharmacopée excrémentielle qui consiste en remèdes dégoûtants, dont l'administration au malade est censée rendre inconfortable la situation au démon qui le possède, et donc à le chasser. »*[2]

La médecine opératoire mésopotamienne reposait sur des actes thérapeutiques clairement identifiables qui rejetèrent l'acte opératoire hors d'un champ d'action déifiant, avec toutefois un brin

---

[1] René Descartes. Traité de l'homme. La Pléiade. Paris, 1952, p. 807.

[2] André Pichot. La naissance de la science. T1 Mésopotamie, Égypte. Éd. Gallimard. Paris, 1991, p. 174.

d'espérance et de surnaturel, comme en témoigne cette incantation à la déesse Baba : *« Déesse mère des hommes, Baba, qui jette l'incantation de vie contre l'agitation du cœur, toi qui cicatrises les chairs dissociées ; Ô mère des créatures vivantes : le mal de tête, le mal de dents, le mal de cœur, l'épreinte, le mal des yeux, l'affaiblissement, la paralysie des articulations, toute maladie mauvaise, chassent. »*[1]

2/ La médecine égyptienne

En dehors de la médecine opératoire, la médecine égyptienne fut essentiellement incantatrice et certains papyrus médicaux, notamment ceux de Londres et de Leyde, sont principalement magiques. Fournier justifie l'usage de la magie par l'absence du développement des sciences annexes : *« Dans l'ancienne Égypte, la médecine ne peut guère, réduite à ses seules ressources ; la magie, au contraire, peut tout ; comment ne pas la solliciter ? »*[2]

La médecine pharaonique fut mythique, elle ne se discutait pas, on l'appliquait, on la déclamait, on la transmettait, sans la modifier ; on la défendait et elle fut tout à la fois chemin, vérité et but. Les papyrus de Smith et d'Ebers s'allèguent de cette magie et de son viatique suprême, l'espérance, par la logique des faits. Cependant, les médecins égyptiens ne s'opposèrent pas à la magie, mais ils l'ont maintenue dans le labyrinthe de la médecine. Ils ont réparti les tâches sans prééminence entre la science et la magie. D'une certaine manière la sémiologie est née grâce à la vision technique et causale de la médecine opératoire. On trouve toujours, dans la chirurgie moderne des incantations d'autopersuasion que les modernes appellent thérapeutique placebo, rejoignant ainsi l'analyse contemporaine de Dagognet : *« On serait donc mal venu à vouloir éliminer le psychique d'un ensemble pharmacologique. Ne disons plus : une parole ne peut pas être un remède. Disons maintenant : certains remèdes ne valent que par le verbe qui les accompagne. Et si donc le langage peut devenir un remède majeur, a fortiori, l'intervention chirurgicale. »*[3]

---

[1] Georges Contenau. La médecine en Assyrie et en Babylonie. Éd. Maloine. Paris, 1938, p. 139.

[2] Paul-Louis Fournier. La médecine égyptienne des origines à l'école d'Alexandrie. Thèse doctorat en médecine, Bordeaux, 1933.

[3] François Dagognet. La raison et les remèdes. Éd. PUF. Paris, 1984, p. 143.

La force de la médecine opératoire en ces temps anciens est la clarté de sa causalité et sa focalisation sur l'expressivité clinique. Cette aptitude à un raisonnement symptomatique reliant la causalité à l'expression des signes cliniques préfigure l'apparition de la sémiologie grecque : *« Qu'il s'agisse de pharmacie ou de médecine, "le peu" que savaient les Égyptiens, il y avait peut-être quelque mérite à l'avoir trouvé (pré de) trente siècles avant notre ère. Ce que nous avons appris depuis l'époque où Mastero formulait ce jugement en 1876 — après la publication du Papyrus d'Ebers — n'a fait qu'accroître notre estime pour les médecins et surtout les chirurgiens de l'ancienne Égypte. [...] Quant aux médecins, s'ils se sont montrés (ainsi que disait Molière des médecins de son temps) "trop attachés aux opinions de leurs anciens" s'ils ont négligé maintes occasions de s'instruire, par manque d'audace et de curiosité, ils ont cependant ouvert largement la voie à la médecine grecque qui fut, en somme, celle de l'Occident jusqu'au XVIIIe siècle. »*[1]
La médecine opératoire égyptienne se distingua de la médecine mésopotamienne par le remplacement du codex par un livre sémiologique.

3/ Hippocrate et le corpus hippocratique

En libérant la médecine et la médecine opératoire de toute référence magique, le corpus hippocratique s'est démarqué de la médecine mésopotamienne et égyptienne. Cette vision médicale en se référant à un code de bonne pratique, le serment d'Hippocrate, s'est affranchie du besoin d'un code législatif. La médecine opératoire hippocratique parachève deux théories médicales : une conception organiciste, une conception humaniste et holistique reposant sur le serment d'Hippocrate. L'acte chirurgical fut porté par un besoin de soin et la nécessité du serment : *« Je dirigerai le régime des malades, à leur avantage, suivant mes forces et mon jugement, et je m'abstiendrai de tout mal et de toute injustice... »* [2] *« On laissera de côté les bandages élégants et de disposition*

---

[1] Jean-François Porge, G. Lefebvre. Les sciences antiques de l'orient : L'Égypte. *In* René Taton. La science antique et médiévale. PUF, Paris, 1966, p. 76.
[2] Hippocrate. Œuvres complètes. Le Serment, Hippocrate. Éd. Union littéraire et artistique. Paris, 1955, p. 3.

théâtrale qui ne servent à rien ; cela est misérable, sent tout à fait le charlatanisme [...] le patient demande non de la parure, mais du soulagement. »[1]

4/ Celse et Pline

Pour Celse, le corps fut à la fois articulaire, enveloppe et intériorité, cette vision globale du corps humain repose sur une analyse rationnelle des causes grâce à la connaissance anatomique. L'anatomie de Celse est appliquée, elle s'appuie sur la dissection, reprenant l'expression de Le Breton, *L'homme anatomisé*[2]. Mais, loin du savoir anatomique attribué à l'Italie du Quattrocento, Celse apparaît comme un précurseur, car son corps anatomisé est indissociable de l'homme. Certes, la dissection appliquée à l'homme n'était pas inconnue avant Celse, car Hérophile et Érasistrate la pratiquaient chez des condamnés à mort. Mais, le morcellement d'hommes vivants par Hérophile et Érasistrate séparait l'esprit de la chair, il s'agissait d'une anatomie purement abstractive. Cette incapacité de percevoir l'intégrité d'un corps souffrant est fermement combattue par Celse. Pour lui, l'homme, quelles que soient ses fautes, reste ontologiquement entier, car la discision des chairs, en entraînant la souffrance de l'esprit, ne justifie pas l'anéantissement de l'âme : *« Je reviens à mon sujet, et je pense que la médecine doit être rationnelle, en ne puisant cependant ses indications que dans les causes évidentes ; la recherche des causes occultes pouvant exercer l'esprit du médecin, mais devant être bannie de la pratique de l'art. Je pense aussi qu'il est à la fois inutile et cruel d'ouvrir des corps vivants, mais qu'il est nécessaire à ceux qui cultivent la science de se livrer à la dissection des cadavres ; car ils doivent connaître le siège et la disposition des organes, objets que les cadavres nous représentent plus exactement que l'homme vivant et blessé. Quant aux choses qui ne se révèlent que pendant la vie, l'expérience nous en instruira dans le pansement des blessures, d'une manière plus lente, il est vrai, mais plus conforme à l'humanité. »*[3]

---

[1] Hippocrate. Œuvres complètes. Du Médecin, T. I. Op. *Cit.*, p. 53.

[2] David Le Breton. Anthropologie du corps et modernité. Quadrige, PUF. Paris, 1990, p. 47.

[3] Celse. Traité de la médecine. Livre VII. Trad. M. des Étangs. Éd. Firmin Didot. Paris, 1859. p. 11.

C'est la prise en compte de l'humanité du corps qui transforme la médecine opératoire antique en un acte chirurgical. On peut arbitrairement diviser l'histoire de la chirurgie en deux parties, avant et après l'utilisation probable du mot chirurgie. La première partie va de l'époque mésopotamienne à la période post-hippocratique, elle pose les bases d'une médecine manuelle opératoire. La seconde partie débute aux travaux de Celse et correspond à l'émergence du concept chirurgical. Cette évolution est culturelle et sociétale. La perception de l'ontologie du corps ne porte pas que sur les actes techniques, mais aussi sur les idées, car contrairement à ce qu'il est communément admis, la médecine opératoire a permis dès son origine l'élaboration de gestes manuels complexes. Avec Celse, on voit apparaître dans la société latine la reconnaissance d'une qualification basée sur l'humanité du corps, car seuls la conscience et le respect de l'âme séparent les médecins opérateurs des chirurgiens. L'acte chirurgical est porté par un besoin de soin et la nécessité d'humanité. Attention ! Il ne s'agit pas de moralité, car si l'essence de la chirurgie est morale, sa mise en pratique obéit à un ordre sociétal essentiellement économique : *« Jusque-là ces diverses théories ne sont qu'inutiles ; mais ce qui est cruel, c'est d'ouvrir les entrailles à des hommes vivants et de faire d'un art conservateur de la vie humaine l'instrument d'une mort atroce, surtout quand les questions qu'on essaye de résoudre à l'aide de ces affreuses violences, ou demeurent complètement insolubles, ou pourraient être éclaircies sans crime. »*[1]

5/ Galien

Galien se situe à un croisement de la connaissance. Il fut, grâce à sa richesse intellectuelle et à sa connaissance des philosophies anciennes, un récepteur, un déchiffreur et un orienteur du savoir. Ses choix intellectuels ont façonné la médecine opératoire pendant plus de dix siècles. On peut dire qu'avec Galien, la médecine opératoire assimila la réflexion philosophique et le savoir scientifique. Galien n'est pas un limiteur du savoir, il répond simplement à la question du raisonnable dans l'acte médical. La médecine opératoire galénique s'appuie sur une pensée finaliste et une anatomie philosophique autorisée par la connaissance

---

[1] Celse. Traité de la médecine. Livre VII. *Op. Cit.*, p. 6.

intrinsèque, l'observation, la dissection occasionnelle et la vivisection. Ces modes d'exploration du savoir donnent à Galien une légitimité philosophique et médicale incontestable et respectable. En limitant volontairement le développement de la médecine opératoire dans une société où l'on tue institutionnellement pour se distraire, Galien nous introduit la morale dans les processus de la connaissance médicale. Cependant, ne confondons pas, ce n'est pas la médecine opératoire qui est morale. Pour paraphraser Poincaré[1] : *« Il ne peut pas y avoir de morale chirurgicale, mais il ne peut pas non plus y avoir de chirurgie immorale. »* Pour Galien, la conscience de la médecine opératoire, c'est l'apprentissage du savoir. Cet apprentissage n'est pas une création *ex nihilo*, mais un continuum avec les civilisations antérieures, mésopotamiennes, égyptiennes et grecques.

Il obéit à un code héritier de :
- la jurisprudence du Code de Hammourabi qui exigeait du médecin l'obtention d'un résultat technique et clinique probant ;
- la force de la médecine opératoire égyptienne qui est basée sur la causalité et focalisée sur l'expressivité ;
- la réflexion philosophique des présocratiques ;
- l'empirisme hippocratique qui, guidé par l'intérêt supérieur du malade, ambitionnait une guérison sans douleur et si possible sans séquelles.

Cette médecine opératoire se situe dans un contexte historique particulier. Deux siècles apr. J.-C., la société romaine se transforme, la secte chrétienne est en train de se développer, prônant une doctrine du salut portée notamment par l'amour et le respect des hommes. Ces idées, même si Galien ne les prêcha pas, se trouvent dans son œuvre, car il ambitionnait un soulagement sans douleur et si possible sans aucune séquelle, une guérison guidée par l'intérêt supérieur du malade. Il est probable que l'essor du christianisme au travers des moines-copistes va ancrer la pensée galénique autour de la notion du respect humain. Tailler, couper

[1] Il ne peut pas y avoir de morale scientifique, mais il ne peut pas non plus y avoir de science immorale. Henry Poincaré. Dernières pensées. Éd. Flammarion. Paris, 1912, p. 93.

ne sont pas interdits, mais abhorrés, et seulement autorisés face à une souffrance homicide. Face au dilemme d'une souffrance institutionnelle s'opposant aux valeurs morales chrétiennes, les interdictions des canons conciliaires furent nombreuses, mais essentiellement théoriques avec de nombreuses exceptions, tolérances et immunités. L'acte opératoire de Galien est porté par un besoin de soins et une insidieuse moralité des processus de la connaissance. Pour se développer, la médecine opératoire post-galénique se devait de développer une expérience ontologique tout en s'interrogeant sur la réflexion d'Avicenne : *« Certes, le discours du philosophe est plus vrai, car il est prouvé avec subtilité, mais le discours du médecin est plus manifeste à première vue. »*[1]

6/ La médecine opératoire arabe

Pour la première fois depuis Celse, la médecine opératoire s'organise autour d'idées abstraites et concrètes, la théorie et la pratique, elle se conceptualise, c'est l'émergence de la chirurgie : *« La science est la connaissance de la vérité de l'intention poursuivie et elle est placée dans la réflexion qui opère la distinction et l'organisation en vue de l'action et de l'opération voulues. L'opération est l'extraction de cette chose placée dans la réflexion vers la pratique par les sens et l'opération de la main, selon ce qu'a arrangé la distinction. »*[2]

De Albucasis à Ali ibn al-Abbas al Magusi, on assiste à la renaissance d'une médecine opératoire raisonnée et scientifique. L'acte opératoire du Moyen Âge fut l'héritier de la médecine grecque, latine et arabe. Il repose sur un fondement médical et une réflexion philosophique séculaire. Il n'est pas selon l'expression de René Leriche *« l'ère du condottiere chirurgical »*[3].

7/ Le bas Moyen Âge

Au bas Moyen Âge, l'information médicale et scientifique va circuler grâce aux incunables, mais sa diffusion reste limitée aux

---

[1] Mirko D Grmek. Histoire de la pensée médicale. Éd Seuil. Paris, 1995, p. 192 : Avicenne (Canon, I, 1, 5,1)1.

[2] *Ibid.*, p. 82.

[3] René Leriche. La philosophie de la chirurgie. Éd. Flammarion. Paris, 1951, p. 13.

lettrés religieux. Les traductions, de grec en arabe ou de latin en arabe, puis d'arabe en français, ont rendu difficile l'immuabilité des concepts. Il faudra attendre le concile de Latran (11 au 30 novembre 1215), puis les ordonnances royales du XIIIe siècle pour mettre fin à la confusion des idées et tenter de définir une pratique raisonnée. La médecine opératoire en quittant le giron ecclésiastique a dû se réinventer.

8/ Conclusion

L'histoire de la médecine opératoire nous montre qu'au départ, elle fut principalement un acte thérapeutique. Certes, au travers de la pensée hippocratique et des travaux de Celse, la médecine opératoire a cherché à se dégager d'une vision réductrice, uniquement technique. Cependant, la pensée galénique dominante a limité, pendant plus de dix siècles, le champ du savoir au raisonnable et a cantonné l'action essentiellement aux clercs. Le passage d'une médecine opératoire à un concept plus vaste (joignant l'homme et la technique) date en France d'Henri de Mondeville (1260-1320) qui plaida pour une chirurgie basée sur Dieu, la justice, la raison et l'instruction.

L'histoire de la chirurgie remonte aux premiers écrits connus de la médecine opératoire. En affranchissant la médecine opératoire de toutes actions thaumaturgiques et en la subordonnant à une législation, ils témoignent des interactions entre le corps et la culture. Cette association, droit et médecine, apparaît au cours des siècles comme une constante. Je distingue trois périodes :

- L'époque mésopotamienne où le Code d'Hammourabi stipule les sanctions auxquelles s'expose le médecin ;
- La période hippocratique qui a défini un code de bonne conduite ;
- La période du bas Moyen Âge qui a permis l'émergence d'un droit professionnel.

Pour Hammourabi, mieux vaut un corps malade qu'un corps invalidé par le médecin. Le codex plaide pour un droit à l'intégrité corporelle, même malade. Le Code d'Hammourabi, en intégrant l'activité de la médecine opératoire, l'a mise hors du champ d'action de la mythologie, des devins et autres magiciens. En soumettant uniquement la catégorie des médecins opératoires à son code, le roi de Babylone a ancré l'histoire des chirurgiens dans le respect du corps.

Deux mille ans plus tard, les médecins hippocratiques se réfèrent à un code régissant des règles de bonne conduite, le serment d'Hippocrate. Ce code, en cantonnant le patient dans une utopie chirurgicale (une guérison sans douleur et si possible sans aucune séquelle), s'affranchit du code législatif des Mésopotamiens. Il libère le médecin. On peut dire qu'avec Hippocrate, la pensée prend le pas sur l'action. On assiste à la naissance d'un concept[1]. Cette idée est argumentée par Platon dans un dialogue entre Socrate et Phèdre :

« Socrate

Sans doute en va-t-il de même pour la médecine et pour la rhétorique ?

- Phèdre

Comment cela ?

- Socrate

Dans l'un et l'autre cas, on doit procéder à l'analyse d'une nature : celle du corps dans le premier cas, et celle de l'âme dans le second, si l'on souhaite ne pas en rester à la routine et au savoir-faire, mais recourir à l'art pour, d'une part, administrer au corps remède et nourriture, en vue de faire naître en lui santé et vigueur, et pour, d'autre part, proposer à l'âme des discours pratiques conformes aux usages et ainsi lui communiquer la conviction et la vertu que l'on souhaite.

- Phèdre

Il est pour le moins vraisemblable, Socrate, qu'il en va ainsi.

- Socrate

Mais, la nature de l'âme, crois-tu qu'il est possible de la concevoir de façon satisfaisante sans connaître la nature de l'univers ?

- Phèdre

---

[1] On rejoint ici la naissance du concept par Platon. Roger-Pol Droit écrit : *« Il a entrevu la naissance d'un autre ordre - stable, fixe, indépendant des appétits, inclinations et rapports de force. Ce monde de la vérité, il a saisi qu'on peut l'atteindre par la pensée. La voie pour y parvenir passe par les concepts. »* (Platon. Le monde de la philosophie. Flammarion. Paris, 2008, p. X).

En tout cas, il a raison. Pourtant, s'il faut en croire Hippocrate, qui est un descendant d'Asclépios, on ne peut même pas traiter un corps sans avoir recours à cette méthode. »[1]
En définissant le raisonnable dans la médecine opératoire, Galien a permis aux religions monothéistes d'envisager une médecine opératoire minimaliste, se basant sur les valeurs morales et la notion du respect humain. L'idée galénique du corps va perdurer pendant sept siècles. En fixant un corps physique sans droit, elle ancre le médecin opératoire dans le domaine de l'impéritie, elle limite alors le développement de la médecine opératoire.

Au bas Moyen Âge, face à l'immortalité de l'âme grâce aux médecins arabes, la médecine va enfanter la médecine opératoire dans la douleur. Le corps rebondit, il quitte le domaine moral où l'avait enfermé Galien. Il pénètre l'âme ; cette reconnaissance va conduire les instances ecclésiastiques à une impasse morale. Comment justifier une agression physique sans renier les valeurs de l'eucharistie ? La médecine opératoire va répondre aux interrogations du corps et de l'âme, en se construisant autour d'une vision religieuse à l'image de ses deux patrons, saint Côme et saint Damien. Elle va se dégager de règles uniquement techniques pour inclure une compréhension du monde, corps et âme sont mis au même niveau, c'est le symbolisme de l'union sacrée contre la maladie.
Cependant, même si l'église permit l'émergence du concept chirurgical, l'idée même de son fondement, qui pour saint Paul était basée sur la foi, l'espérance et la charité renvoyaient les chirurgiens à une certaine inhumanité. Comment quitter la technicité où l'Église avait enfermé la médecine opératoire ? Comment pénétrer le corps sans avoir accès à son âme ? Comment concilier l'individu

[1] Cette réflexion et la citation du Phèdre dans la naissance du concept hippocratique sont personnelles. Pour résumer, si la médecine veut échapper à sa routine matérielle, elle se doit d'être réflexive. C'est en analysant la conception du geste chirurgical que la médecine opératoire peut se développer sous forme de concept. Répétons avec Jean-Paul Dumont les propos suivants : *« La science naît lorsque Anaxagore relie causalement à la possession des deux mains et à la stature droite de l'homme son aptitude à penser. »* (J.-P. Dumont. Les Présocratiques. Éd. Gallimard, Bibliothèque La Pléiade. 1988, pp. Xi-Xii).

et une pensée religieuse par une définition universelle ? Comment répondre à la difficile équation de la souffrance personnelle et de la conscience collective ? La médecine opératoire communément appelée chirurgie à partir du haut Moyen Âge a dû répondre à ces interrogations…

AUX ORIGINES DE L'ODONTOLOGIE MÉDICO-LÉGALE : DES « SHERLOCK HOLMES » FRANÇAIS…

par Xavier Riaud[1]

Les spécialistes en odontologie médico-légale enseignent partout que l'incendie du Bazar de la Charité (1897) est le premier cas d'identification par les dents post-mortem avéré en France, en tout cas reconnu par la justice. Les mêmes affirment que le travail du Pr Oscar Amoëdo y Valdes, intitulé *L'art dentaire en médecine légale* (1898), est le premier en France sur la question.
Est-ce exact ? J'étais convaincu de la chose. Un livre est venu bouleverser toutes mes certitudes. Si l'incendie du Bazar de la Charité n'est pas la première affaire mettant en valeur l'odontologie médico-légale, laquelle est-ce précisément ? Si Amoëdo y Valdes n'est pas le précurseur de cette discipline, qui est-il ? Des éléments de réponse me sont apparus indiscutables dans le livre d'Amos Frappa, *Alexandre Lacassagne, médecin du crime*, Fage (éd.), 2019.

Discours de Charles Godon

En 1887, Charles Godon (1854-1923), fondateur et doyen de l'École dentaire de Paris (1880), président de la Fédération dentaire internationale de 1901 à 1904, puis de 1909 à 1910, propose, devant ses confrères de la Société d'Odontologie de Paris, l'argumentaire suivant : *« Dans tous les cas où ont disparu les signes extérieurs permettant de reconnaître un cadavre, il doit être procédé à l'examen des dents ; pour cela, un dentiste devra être chargé de dresser un schéma exact de l'état du système dentaire, indiquant toutes les restaurations partielles ou totales qui auraient été faites (obturations, aurifications, dents artificielles, etc.) ou indiquant les dents absentes et les particularités quelconques des dents présentes ».* Cette motion a été aussitôt adoptée.

---

[1] Docteur en chirurgie dentaire, docteur en épistémologie, histoire des sciences et des techniques, lauréat et membre titulaire de l'Académie nationale de chirurgie dentaire, membre libre de l'Académie nationale de chirurgien, médaille de vermeil du Conseil national de l'Ordre des chirurgiens-dentistes.

Aux origines de l'Odontologie médico-légale – Des « Sherlock Holmes français »…, L'Harmattan (éd.), Collection Médecine à travers les siècles, Paris, 2022.

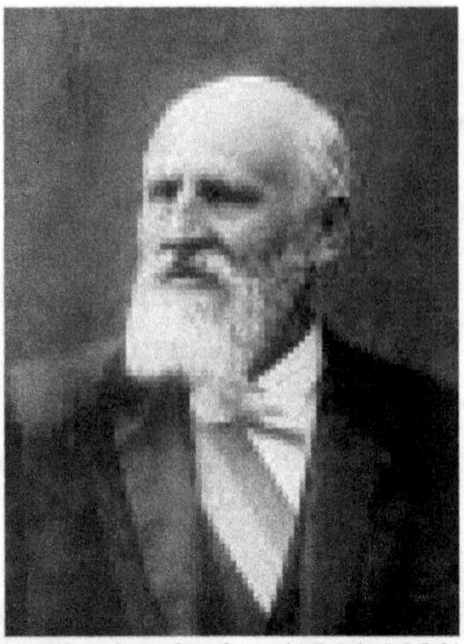

Dr Charles Godon (1854-1923).

L'incendie du Bazar de la Charité

Le 4 mai 1897, 124 personnes décèdent dans l'incendie du Bazar de la Charité, suite à une mauvaise manipulation de produits inflammables participant au bon fonctionnement du cinématographe. Parmi elles, Sophie-Charlotte (1847-1897), duchesse d'Alençon et sœur de Sissi, l'Impératrice d'Autriche. Son corps est un des plus carbonisés. Avec sa fiche dentaire, Isaac Davenport, dentiste américain travaillant à Paris, muni de sa fiche de soins dentaires, identifie formellement la duchesse à partir de ses dents. Ce serait la première identification à partir des dents avalisée par la justice française. Amoëdo y Valdes, dentiste d'origine cubaine, professeur à l'École odontotechnique de Paris, installé dans la capitale, reporte l'intégralité des événements dans sa thèse de doctorat soutenue le 7 juillet 1898. Elle est publiée aux Éditions Masson, s'intitule *L'art dentaire en médecine légale*, fait 608 pages et constituerait la première référence bibliographique sur le sujet en France. Amoëdo n'était pas présent sur les lieux de la catastrophe le jour où cela s'est produit. Il s'est contenté de recueillir l'ensemble des témoignages.

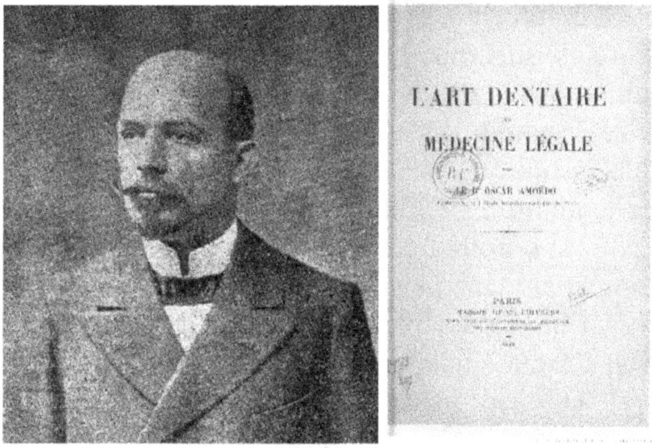

Pr Oscar Amoëdo y Valdes (1863-1945).

Les cinq dentistes du Bazar de la Charité : Dr Charles Godon (1854-1923), Pr Ducourneau de l'École odontotechnique de Paris, Dr Isaac Davenport (1854-1922). À eux trois, s'ajoutent Mrs Brault et Burt.

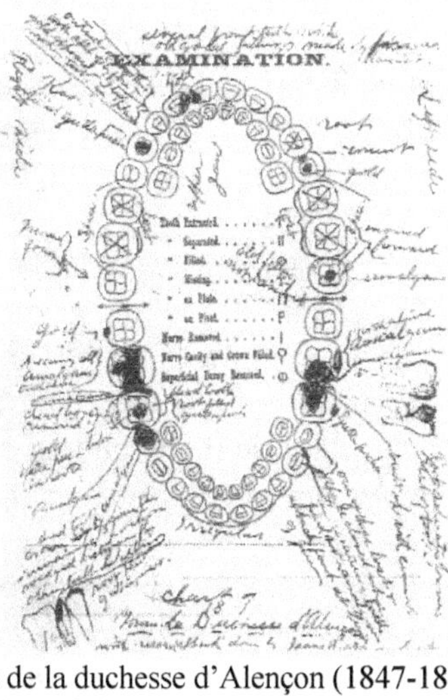

L'odontogramme de la duchesse d'Alençon (1847-1897), sœur de Sissi, l'impératrice d'Autriche, par le Dr Davenport : 17 consultations ; dernier soin le 15/12/1896.

La malle à Gouffé

Cette affaire est survenue huit années avant l'incendie du Bazar. Le 26 juillet 1889, un fonctionnaire parisien réputé de la rue Montmartre disparaît. Il s'agit de Toussaint-Augustin Gouffé, un huissier de justice. C'est un veuf respectable qui multiplie les conquêtes féminines. Le 13 août 1889, un corps dans un gros sac de toile tissé est retrouvé. L'odeur est pestilentielle et le corps est en décomposition. Une petite clé est retrouvée sur les lieux de la découverte. Deux jours plus tard, les restes d'une malle sont découverts. La clé s'adapte parfaitement dessus. L'odeur y est similaire. L'huissier disparu vient d'être retrouvé. Après une enquête approfondie, les responsables de sa mort sont vite découverts. Il s'agit de Michel Eyraud qui s'enfuit et de Gabrielle Bompard. Le premier est arrêté sur le continent américain, est extradé, puis guillotiné le 3 février 1891. La seconde est condamnée à vingt années de travaux forcés.

Une première autopsie qui n'aboutit pas à l'identification du corps est diligentée le 14 août à la Faculté de médecine de Lyon. Le 13 novembre, le dossier est confié par le Parquet au Pr Alexandre Lacassagne qui réalise une seconde autopsie (elle dure 8 jours). Cette fois-ci, le corps est identifié. Le Pr Lacassagne est assisté par le Dr Claude Martin (1843-1911), un dentiste membre de l'Académie de médecine, un des pionniers de la chirurgie dentaire française à la fin du XIXe siècle.

Dans les *Archives de l'Anthropologie criminelle* (1891 ; 6 : 21-22), le Pr Alexandre Lacassagne raconte son enquête. Il s'attarde sur l'étude dentaire de la victime. Le corps a été bâillonné. Un morceau de papier ayant servi à museler le défunt a été retrouvé. Il est imprégné de sang. Afin de rechercher si ce bout de papier a été employé pour *« tamponner ou bâillonner la bouche de Gouffé, nous avons d'abord mesuré les dents du maxillaire supérieur d'un moulage en plâtre de la mâchoire de cet homme et nous avons ensuite examiné si les dents de ce maxillaire s'adaptaient exactement avec les empreintes observées sur le papier ». « Les dents du maxillaire supérieur sont au nombre de 15 ; la seule qui manque est la troisième molaire droite. Les deux incisives médianes sont séparées par un intervalle ayant la forme d'un triangle dont la base reposant sur le bord de l'alvéole mesure une largeur de 5 millim. Ces deux dents ont au niveau de leur partie*

tranchante une largeur de 9 millim. et une épaisseur de 1 millim. Les autres dents ne présentent aucune particularité notable. » À la mandibule, « *les dents sont complètes et ne présentent aucune particularité notable. En superposant les deux maxillaires aussi exactement que possible avec les deux moulages, on constate que les incisives supérieures chevauchent légèrement sur les inférieures. Ce chevauchement existait-il sur la mâchoire de Gouffé pendant la vie ; c'est ce qu'il ne nous est pas possible d'affirmer parce que les moulages qui nous ont été communiqués ne peuvent donner qu'une idée imparfaite de la façon dont étaient anatomiquement articulés les deux maxillaires. Il est cependant probable que ce chevauchement existait réellement si nous tenons compte des deux incisives médianes du maxillaire supérieur. En plaçant le morceau de papier entre les deux maxillaires et en appuyant légèrement sur le maxillaire supérieur, nous constatons que la partie tranchante des deux médianes n'est pas en coïncidence absolue avec les deux empreintes si nettement dessinées sur le papier ; les dimensions de ces dents en épaisseur et en largeur sont bien à peu de chose près les mêmes que celles des empreintes du papier ; mais nous n'avons aucune preuve certaine que les empreintes en question aient été faites par les dents de Gouffé.* »
Dans sa thèse, Merciolle Maurice, *Appréciation de l'examen médico-légal de la dentition dans les questions d'identité*, Thèse Doct. Med., Lyon, 1891, dont Lacassagne est le président du jury, rapporte que, dans l'affaire Gouffé, le Pr Lacassagne a appris que le notaire Gouffé s'était fait arracher une dent, la 3e molaire supérieure droite. Après examen du corps retrouvé, il a pu constater que cette dent lui faisait défaut. Cela a-t-il été suffisant pour identifier formellement le cadavre ? Assurément non pour le Pr Lacassagne qui s'est employé à chercher d'autres éléments afin d'affiner sa conviction. Des traces de tabac ont été aussi retrouvées sur les dents. Un commentaire manuscrit de Lacassagne visible dans la thèse de Merciolle nous donne un élément de réponse : « *De ce que la dent de sagesse parait absente, il ne faudrait pas conclure que le sujet n'a pas atteint ou a dépassé l'âge de son évolution habituelle...* »
Recueil d'éléments ante-mortem – Merciolle raconte que Lacassagne a été cherché des informations auprès de la famille du

défunt : « *Mlle Gouffé dit que les dents de la mâchoire supérieure étaient assez écartées. Les dents du milieu étaient plates et larges..., Mlle Gouffé croit la disposition des dents de la mâchoire supérieure de son père si caractéristique qu'elle ajoute : si j'avais pu voir la mâchoire ou la moulure de la mâchoire, je la reconnaîtrais bien certainement... Je me souviens que quand il riait, dit M. le Dr Hervieux* (le dentiste de Gouffé), *les incisives supérieures ; les moyennes surtout apparaissent longues et écartées. À l'exhumation, on constate que les mâchoires sont fortes, la dentition est bonne... La mâchoire supérieure possède toutes ses dents sauf la troisième grosse molaire droite. Les deux incisives médianes sont fortes, proéminentes d'une manière remarquable et paraissent légèrement ébréchées à leur bord libre.* »

Pr Alexandre Lacassagne
Il naît à Cahors le 17 août 1843. Le 8 avril 1878, il est élu membre de la Société de médecine légale. Il est alors muté à Alger le 22 juillet. Le 3 juillet 1880, il candidate pour la chaire d'hygiène et de médecine légale. Le 10 février 1881, il participe activement à l'ouverture de la Société d'anthropologie de Lyon. En 1886, il assure le lancement du journal *Les Archives de l'anthropologie criminelle* qui contribue à sa grande renommée. Cette même année, il est élevé au grade de chevalier de la Légion d'honneur.

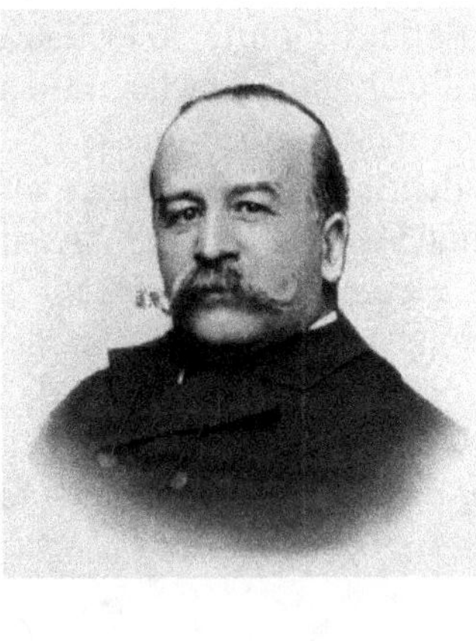

Le 2 juin 1896, il est fait membre de l'Académie des sciences, il obtient le premier fauteuil de la troisième section des sciences. En 1900, deux musées de médecine légale et d'anthropologie criminelle sont installés au premier étage du laboratoire. En 1902, Lacassagne inaugure le musée d'Histoire de la médecine, sa création. En 1914, il offre le musée d'Histoire de la médecine à la Faculté de médecine. Lacassagne en devient le conservateur. En 1882, Lacassagne édicte un ensemble de règles à appliquer lors d'expertises au cours d'affaires d'empoisonnement. En 1892, il publie son propre vade-mecum : normes de publication, doute constant, collégialité et complémentarité. Il est à l'origine de l'Institut médico-légal de Lyon fondé en 1910, à l'origine de la police scientifique française. Son laboratoire de médecine légale dispose d'infrastructures de recherches et d'enseignement comprenant un amphithéâtre qui peut accueillir jusqu'à 40 personnes et qui en perpétuelle évolution. Féru de classifications, spécialiste des tatouages, des masques mortuaires, de la toxicologie et même de balistique, tous les aspects de la médecine légale l'interrogent et l'interpellent. À la base de la déontologie médicale, ses publications sont légion et ses sujets d'intérêt sont aussi variés que surprenants. Il demeure un grand ami d'Alphonse Bertillon avec qui il travaille jusqu'à sa mort et dispose, avec Edmond Locard, d'un élève remarquable. En 1898, il intervient lors du procès très médiatisé du criminel Joseph Vacher, un serial killer. En 1902, l'affaire du tueur de femmes Henri Vidal est sa dernière intervention judiciaire de taille. Le 24 septembre 1924, il est renversé par une automobile sur la voie publique et meurt quelques mois plus tard des suites de cet accident.

La thèse de doctorat en médecine d'Albert Dumur (1882)

Dumur Albert, *Des dents, leur importance et leur signification dans les questions médico-légales*, Thèse Doct. Méd., Lyon, 1882, 104 p.

Président de jury : Pr Alexandre Lacassagne. Elle est survenue 16 ans avant le travail d'Amoëdo y Valdes.

Peu d'informations sur Albert Dumur : un doctorat en médecine à la Faculté de Lyon évidemment (1882). C'est un dentiste né à Thonon en Haute-Savoie, qui aurait travaillé dans le canton de

Vaud en Suisse (il est recensé comme tel en 1899). Il serait aussi docteur de l'université de Zurich.
Tous les thèmes chers aux odontologistes légistes sont présents : déterminisme par les dents de la notion d'identité, de l'âge, du sexe, de la race, de l'identité professionnelle (conséquences des intoxications mercurielles, au phosphore, au cuivre, au fer, au plomb sur les dents…). Il aborde l'action du tabac sur les dents et les conséquences du diabète. De nombreuses affaires policières sont évoquées à des fins d'exemples illustrant chacun des arguments évoqués. L'expert, selon lui, doit évaluer le dommage corporel suite à un traumatisme (c'est toujours le cas aujourd'hui). Dumur fait une étude poussée des morsures et une autre des calcinations consécutives à des catastrophes.

Exemple d'enquête policière :
Mathieu Orfila (1787-1853), le doyen de la Faculté de médecine de Paris, spécialiste de médecine légale intervenant dans de nombreuses affaires judiciaires rappelle : *« Le 1er août 1828, les Drs Laurent, Noble et Vitry sont requis pour procéder à l'exhumation et à l'examen d'ossements trouvés enfouis dans une cave. Le corps a été inhumé en août 1825 et les ossements n'ont été retrouvés que le 12 juillet 1828. Il est établi que Louis Guérin a tué son frère Louis qui boitait légèrement et fumait une pipe en terre. » « Les deux incisives offrent conjointement avec les canines qui leur sont contiguës une perte de substance de forme demi-circulaire qui semble avoir été produite par le frottement longtemps continué d'un corps dur et cylindrique que nous pensons devoir être un tuyau de pipe. » « Deux canines très fortes chevauchent sur les dernières incisives et forment une saillie considérable. Entre ces dernières dents et les petites molaires se trouve une échancrure complétant l'ouverture circulaire qui recevait le tuyau de pipe… »* Cette particularité a été signalée à l'audience par un témoin qui avait conseillé à son propriétaire de se faire arracher la dent. Confronté à la mâchoire, ce témoin a identifié la victime.

Engouement
Au crépuscule du XIXe siècle, à l'aube du XXe siècle, les sciences médico-légales connaissent un essor si extraordinaire que les

auteurs de romans policiers s'en inspirent directement dans leurs œuvres. Sir Arthur Conan Doyle est un médecin. Maurice Leblanc est issu, quant à lui, d'une famille très aisée. À cet effet, il a reçu une éducation très solide. Les connaissances scientifiques ont donc été accessibles pour chacun d'entre eux. Sur la question dentaire, Agatha Christie ne sera pas en reste.

. Arsène Lupin
Les dents du Tigre met en scène Arsène Lupin en 1921. Après *813*, Lupin disparaît juste avant la Première Guerre mondiale. Tout le monde le croit mort. Il revient sous le nom d'emprunt de Don Luis Perenna. Affaibli et donc plus vulnérable, Lupin doit lutter contre un ennemi sournois et manipulateur qui captive ses victimes par procuration afin d'obtenir un héritage considérable. Succinctement, tout commence par une trace de dents laissée sur un morceau de chocolat dans une lettre adressée au préfet, puis on retrouve la même trace de dents sur une pomme abandonnée sur les lieux des méfaits du criminel. Le coupable est identifié et arrêté grâce à cette morsure.

. Sherlock Holmes
Dans *The Adventure of the Stock-Broker's Clerk*, nouvelle publiée en 1893, le détective observe une dent avec une mauvaise obturation en or chez les deux frères Pinner qui ont admis s'en être servis pour tromper leur entourage *« Il riait tout en disant cela, et j'eus un frisson en voyant que sa deuxième dent sur la gauche portait un plombage en or très grossier. » « On s'attend évidemment à ce que deux frères se ressemblent, mais pas à ce qu'ils aient la même dent soignée de la même façon. »*

Conclusion
Au XXe siècle, l'Odontologie médico-légale connaît un essor considérable avec les divers(es) conflits/catastrophes/crimes qui voient les familles en quête d'une identification de leurs proches. Les questions relatives au deuil et à la succession ne peuvent être soulevées sans qu'il y ait eu au préalable une identification formelle du corps. La première affaire où l'Odontologie médico-légale joue un rôle prépondérant est donc bien « la malle à Gouffé ». Si les auteurs actuels l'ont oubliée au détriment de

l'incendie du Bazar, tous ceux du début du XXe siècle sont unanimes et l'érigent en point d'ancrage historique. La thèse de médecine d'Albert Dumur, écrite en 1882 et soutenue à la Faculté de médecine de Lyon, est indiscutablement la toute première du genre. Albert Dumur est un dentiste français qui a exercé en Suisse et qui a été sur le terrain directement pour rédiger ce document précieux. Il s'est livré personnellement à diverses études et expériences à cette fin. À la lecture de son travail sérieux dont le président de jury n'est autre que le Pr Alexandre Lacassagne, le véritable père fondateur de la médecine légale en France ne peut pas être discuté.
Il est essentiel de rappeler quelques éléments sur le statut du dentiste à la fin du XIXe siècle. En 1828, dans l'affaire évoquée précédemment par Orfila, le dentiste ne dispose d'aucun statut véritable. Il suffit d'acheter une patente pour exercer l'art dentaire, aucune formation préalable n'est requise et n'importe qui peut s'inventer dentiste. En 1882, l'École dentaire de Paris a ouvert ses portes depuis deux ans, les dentistes français ayant conscience de la précarité de leurs fonctions face à l'arrivée massive des dentistes américains en France, tous titulaires d'un DDS (Doctorate in Dental Surgery). De nombreux praticiens soutiennent des thèses de doctorat en Faculté de médecine pour acquérir une légitimité, mais nous parlons ici d'un doctorat en médecine. En 1892, avec la Loi Brouardel, toute personne voulant devenir dentiste doit suivre une formation de trois années en Faculté de médecine sanctionnée par un examen. Le dentiste français vient d'obtenir ses lettres de noblesse.
Autrement dit, Claude Martin, qui est dentiste et titulaire d'un doctorat en médecine et qui intervient comme sapiteur à la demande du médecin en charge d'autopsie, le Pr Lacassagne, légitimise « la malle de Gouffé » comme la toute première affaire où le dentaire voit sa place reconnue par la justice française.
De même pour Albert Dumur et sa thèse de doctorat survenue seize années avant le travail d'Oscar Amoëdo y Valdes et réalisée, de surcroît, par un véritable expert qui a entrepris ses propres expertises et ne s'est pas borné à la seule retranscription de témoignages aussi valables soient-ils.

Références bibliographiques :

Amoëdo y Valdes Oscar, *L'art dentaire en médecine légale*, Masson (éd.), Paris, 1898.

Dumur Albert, *Des dents, leur importance et leur signification dans les questions médico-légales*, Thèse Doct. Méd., Lyon, 1882.

Frappa Amos, *Alexandre Lacassagne, médecin du crime*, Fage (éd.), 2019.

Georget Charles & Boutin Emile, *L'inattendue – Les grandes catastrophes*, Siloë (éd.), Nantes, 1996.

Georget Charles, Fronty Pierre & Sapanet Michel, « L'identification comparative », in *Les cahiers d'Odontologie médico-légale*, Atlantique (éd.), Poitiers, 2001.

Lacassagne Alexandre, « L'homme criminel comparé à l'homme primitif », in *Bulletin du Lyon médical*, 1882, pp. 210-217, 244-255.

Lacassagne Alexandre, « L'affaire Gouffé », in *Archives de l'anthropologie criminelle*, 1891 ; 6.

Larriaga Marielle, *La fabuleuse histoire d'Edmond Locard, flic de province*, Des Traboules (éd.), Brignais, 2007.

Locard Edmond, *Traité de criminalistique*, Desvigne (éd.), Lyon, Vol. 2, 1932.

Lombroso Cesare, *L'homme criminel*, Félix Alcan (éd.), Paris, 1887.

Mazévet Michel, *Edmond Locard, le Sherlock Holmes français*, Des Traboules (éd.), Brignais, 2006.

Merciolle Maurice, *Appréciation de l'examen médico-légal de la dentition dans les questions d'identité*, Thèse Doct. Méd., Lyon, 1891, 99 p.

Morgenstern Henri, *Les dentistes français au XIX*[e] *siècle*, L'Harmattan (éd.), Collection Médecine à travers les siècles, Paris, 2009.

Riaud Xavier, *Les dentistes détectives de l'Histoire*, L'Harmattan (éd.), Collection Médecine à travers les siècles, Paris, 2007.

Riaud Xavier, *Quand la dent mène l'enquête…*, L'Harmattan (éd.), Collection Médecine à travers les siècles, Paris, 2008.

Riaud Xavier, « Petite histoire de l'odontologie médico-légale en France », in *Revue de droit médical et d'identification appliqués à l'odontologie*, avril 2010, n° 11, pp. 123-132.

Riaud Xavier, *Charles Godon (1854-1923) et Georges Villain (1881-1938), le maître et l'élève*, L'Harmattan (éd.), Collection Médecine à travers les siècles, Paris, 2018.
Rodriguez Exposito César, « Dr Oscar Amoëdo y Valdes, una figura de la odontologia universal », in *Cuadernos de Historia de la Salud Publica*, La Habana, Cuba, 1969.

Pierre Le Damany, un grand médecin breton – Souvenirs d'un étudiant en médecine, Rennes (1887-1891) par Geneviève Héry-Arnaud et Dominique Le Nen[1]

L'internat

À la fin de cette deuxième année, donc après un an seulement d'apprentissage médical, on pouvait se présenter au cours de l'Internat. Il n'y avait pas d'externat et de simple étudiant on devenait d'emblée interne et même chef de clinique. Aussi, dès la fin de l'année scolaire et pendant presque toute la durée des vacances, nous préparions cette épreuve qui avait lieu fin octobre. Le travail en équipe s'imposait déjà. Je pris comme camarade un étudiant en officiât de santé. Nous l'appelions Pita parce que d'instruction très primaire, il désignait ainsi la lettre grecque PI. L'ironie n'était pas fine ni discrète, mais les surnoms n'étaient pas mieux choisis qu'ils ne le sont maintenant. Cet étudiant avait une mémoire satisfaisante et nous travaillions énormément l'un et l'autre. Avions-nous beaucoup de méthode ? Nos plans de compositions étaient-ils bien conçus ? Je l'ignore, mais je ne le crois pas, car nous n'avions personne pour nous guider, ni le temps d'envisager autre chose que la reproduction d'une page de notre livre. Enfin nous faisions de notre mieux Pita et moi.

Mais les épreuves d'anatomie et de pathologie n'étaient pas tout. Il y avait aussi un examen de malade. Nous n'avions pourtant fait qu'une année d'étude hospitalière. Nous eûmes le bonheur de trouver un guide. C'était un interne qui était en quatrième année de scolarité. Très fin et très intelligent, il l'a montré plus tard, il nous

---

[1] Geneviève Héry-Arnaud est Professeur des universités et praticienne hospitalière en bactériologie.

Dominique Le Nen est Professeur des universités de Bretagne occidentale et chirurgien des hôpitaux. Docteur en épistémologie, histoire des sciences et techniques à l'université de Nantes, il est aussi membre de l'Académie nationale de chirurgie.

Pierre Le Damany, un grand médecin breton – Souvenirs d'un étudiant breton, Rennes (1887-1891), L'Harmattan (éd.), Collection Médecine à travers les siècles, Paris, 2020.

donna quelques leçons d'autant meilleures qu'il avait préalablement examiné les malades avec le chef du service. Ses bonnes leçons nous furent précieuses.
Ce concours était un concours hospitalier et en même temps un concours universitaire, car le premier au classement devenait en même temps chef de clinique qui était attaché à un service d'enseignement et était appointé comme tel[1].
Ce concours était-il juste ou injuste ? Le favoritisme y jouait-il un rôle important ? Ayant été nommé, je suis évidemment mal placé pour émettre une opinion. Quant aux partisans de l'avis contraire, en garçons bien élevés, ils s'abstenaient d'en parler devant nous. À l'appui de mon opinion, je me contenterai de citer des faits. Au concours de prosecteur, il y avait deux candidats, l'un n'avait aucun appui, il fut nommé, l'autre fils et frère de professeur fut éliminé. L'année qui suivit mon concours se présenta le fils d'un médecin de Rennes, professeur à l'École. Il ne fut reçu qu'interne suppléant ce qui l'obligeait à se représenter l'année suivante. Il préféra partir et se présenter à l'Externat de Paris. Là, à la fin de sa première année, il fut reçu à l'Internat. Il y avait trouvé le gros piston.
Au risque de passer pour rancunier, je me souviens qu'un des juges vota contre moi. Il me reprochait d'avoir écrit dans ma composition que le péritoine ne tapissait pas toute la face antérieure de la vessie, dont nous devions décrire les rapports. C'était de sa part une simple erreur que ses collègues corrigèrent. Ce n'était pas une préférence pour cause de favoritisme. Je fus reçu premier et Pita fut second.
Nous avions eu tous les bonheurs, car, dans une équipe concurrente, il y avait un étudiant, brillant élève de l'enseignement secondaire, qui nous inquiétait. Il eut l'idée que, sans charité, nous trouvâmes très bonne de contracter la fièvre typhoïde quinze jours avant l'ouverture du concours ; un mois après la fin de celui-ci, il n'était pas encore guéri. Aux concours et à leurs aléas, il préféra les jeux de cartes, termina normalement ses études et s'établit dans une petite ville de son pays natal.
Le concours terminé, mes dix-neuf ans me firent croire que les droits et les pouvoirs conférés par ce titre étaient illimités, mais un collègue plus âgé que moi me ramena à des idées plus raisonnables. Il était notre Doyen, avait fait son service militaire et avait

---

[1] C'est Pierre Le Damany qui parle.

vingt-quatre ou vingt-cinq ans. Nous l'écoutions avec déférence. Il était si expérimenté.
Je serais bien désolé si quelqu'un croyait trouver dans les pages qui vont suivre une idée de dédain, d'ironie ou de dénigrement à l'égard de mes Maîtres d'Internat. Ils avaient comme vous et moi de petits travers dont on peut plaisanter. Mais ils n'étaient plus imprégnés comme leurs propres professeurs des idées de Broussais qui faisait saigner tous les malades, même les phtisiques exsangues. Ils pratiquaient la médecine de leur temps comme j'ai pratiqué la médecine du mien, comme les étudiants d'aujourd'hui pratiqueront celle de demain. Mais ceux-ci ne pratiqueront pas celle du vingt-cinquième siècle. Que sera alors notre art ?
Jules Verne[1], revenu sur terre et devenu médecin, ferait sans doute des prédictions étonnantes, merveilleuses au sujet de l'homme et de la médecine de l'an trois mille. Par exemple, l'homme posséderait de grandes usines où seraient fabriqués des organes de rechange, doigts, mains, gras, poumons, cœurs, cerveaux. Pour les buveurs, il y aurait même des foies alcoolo-résistants. La règle médicale ne serait plus comme maintenant : « Réparer » ; non, elle serait celle des marchands de montres et d'automobiles : elle serait « Ne réparez pas, remplacez ». Comme le couteau de Jeannot[2] devenu inusable, parce qu'on changeait alternativement, suivant le besoin, la lame et le manche, l'homme serait devenu immortel en remplaçant suivant la nécessité tel ou tel organe. Le rôle du médecin serait simplement celui d'un ajusteur d'organes neufs.
Quant à la surpopulation de notre globe, personne ne s'en inquiéterait, les substances les plus vulgaires comme la terre et les pierres seraient décomposées en protons, neutrons, électrons et ces éléments regroupés ensuite pour donner à chacun le pain quotidien et la boisson préférée. Du reste, si la place arrivait à manquer, il y aurait les planètes et même les astres. Des fusées déporteraient les excédents. La lumière est considérée actuellement comme circu-

---

[1] Jules Verne (1828-1905), écrivain originaire de Nantes, fut un contemporain de Pierre Le Damany.
[2] Expression qui signifie *« chose dont les parties ont été successivement remplacées au point qu'il ne reste rien de l'original »*.

lant avec le maximum de vitesse possible, mais les fusées circuleraient alors avec une rapidité telle que celle de la lumière serait comparée à celle d'un train omnibus ou même à celle d'un escargot.
Revenons à des propos qui, s'ils sont un peu mesquins, ont au moins le mérite d'être raisonnables, me semble-t-il. Dès que l'interne avait reçu l'avis officiel de sa nomination, il avait à envisager des changements dans sa vie pratique. Sa vie matérielle était assurée. Il était, suivant la formule populaire, logé, nourri, chauffé, blanchi, éclairé et même payé. Nous étions en tout sept internes, deux en médecine, deux en chirurgie, un à la Maternité et deux à la Pharmacie, ceux-ci nommés au choix sans aucun concours, leurs postes n'étaient pas très recherchés.
L'interne de la Maternité et ceux de la Pharmacie étaient logés au premier étage, les quatre autres au rez-de-chaussée. La camaraderie était grande, mais la sagesse ne l'était pas toujours. Nous nous faisions des niches les uns aux autres, bousculant les literies, troublant le sommeil sans oublier les poils à gratter ou les boules puantes.
Les chambres étaient petites, mais confortables, bien chauffées en hiver par des cheminées où nous brûlions du bois. Le chauffage central existait-il ? Certainement pas à Rennes.
L'éclairage était fait par des lampes à huile, lampes carcel qui ne fonctionnaient bien que quand un ressort maintenait une pression dans le réservoir d'huile. Le résultat était très satisfaisant. Mais il ne fallait pas que la pression tombât, la manœuvre périodique d'une clef spéciale était nécessaire. Si l'interne était trop longtemps absent, la pression tombait, la lampe n'éclairait plus, mais répandait une fumée malodorante qui remplissait la pièce et retombait en poussière de suie sur les meubles, les livres et tout ce qu'il y avait là.
Les petits déjeuners étaient servis dans les chambres à sept heures le matin. Pour les deux autres repas qui avaient lieu à dix heures et demie et à cinq heures et demie, nous nous réunissions dans un petit écritoire. Le service était fait par une vieille servante qui faisait aussi nos chambres. Notre boisson habituelle était le cidre.
En 1889, il y eut une vaste épidémie de grippe. Cinq d'entre nous en furent atteints. Deux, un autre et moi-même y échappâmes.
Aujourd'hui, les administrations de tous les pays prennent contre

cette maladie des mesures gigantesques et draconiennes. Admirables par leur organisation, elles sont d'une inefficacité absolue ; qu'on l'appelle grippe ou influenza, qu'elle vienne d'Italie, d'Espagne ou d'Asie, elle trouve toujours un passage pour entrer dans les pays les mieux défendus. En 1889, le traitement était simple : le grog était le remède de choix. La prophylaxie était individuelle. L'administration de l'hôpital, sachant que les internes étaient particulièrement exposés, nous défendit vigoureusement : elle fit distribuer à chacun de nous un litre de vin chaque jour. En voici les conséquences : les uns burent le quart ou la moitié tout au plus de leur ration et n'eurent rien de changé dans leur vie, mais la servante titubait le soir. Les autres buvaient consciencieusement toute leur ration, mais restaient couchés l'après-midi pour cuver leur vin jusqu'au moment où ils étaient eux-mêmes atteints. Heureusement, ces distributions de vin eurent vite une fin, l'épidémie s'étant calmée.

Nous avions nos jours de fête. Le premier était dû à l'arrivée des nouveaux promus. La direction nous servait un repas plus luxueux que l'ordinaire, accompagné de vins et de liqueurs. La Supérieure de la communauté nous envoyait une bouteille de son vin de coing si délicieux. Un des internes en Pharmacie avait une voix de ténor splendide, digne de l'Opéra de Paris, disaient les connaisseurs. Au dessert, il chantait des airs d'opéra ou d'opéra comique, toujours de la grande musique, jamais de gaudrioles ni de chansonnettes. Il ne les aimait pas et sa belle voix valait mieux. Le lendemain il y avait parmi nous quelques xylostomes que le vulgaire appelle G.D.B.[1]

Les visites des chefs de service avaient lieu à huit heures et se terminaient au plus tard à dix heures, heure du déjeuner des malades. Ces horaires étaient d'ordinaire soigneusement respectés, mais un des médecins, extrêmement occupé par une énorme clientèle, allant toujours à pied était parfois appelé au loin et devait prendre un train matinal. En ce cas, il arrivait à l'hôpital à quatre ou cinq heures, frappait à la porte de son interne qui se levait en toute hâte, baillait, s'étirait, protestait, puis en courant rattrapait son chef déjà rendu au milieu de sa tournée vite terminée. Ce médecin, à cause de la fréquence et de la longueur de ses marches, portait de grosses chaussures à gros clous. Sur nos planchers cirés, ce n'était

[1] Gueule de bois.

pas prudent. En descendant les escaliers, il lui arrivait de glisser, de tomber sur le dos et de descendre ainsi jusqu'au prochain palier. Penser qu'un tel accident eût pu se produire sans provoquer chez nous un accès de fou rire serait mal nous connaître. Il avait apporté de ses maîtres de Paris l'habitude de faire ses diagnostics à première vue. Malgré son érudition qui était grande, cette méthode, commode pour un homme pressé, était parfois une source d'erreurs regrettables.

Aux avantages que l'interne y trouvait pour son instruction, l'Internat en ajoutait un autre, à chaque fin de mois il recevait un louis d'or de vingt francs ; s'il était affecté à un service d'enseignement, il en recevait deux.

Avant d'entrer dans son service, le jeune interne devait prendre soin de se mettre en tenue. Jusque-là, elle était la même à l'hôpital et en ville, le pardessus éventuellement pendu à un portemanteau. Mais celle du chef et de l'interne avait quelques particularités. Les chefs de service avaient un vestiaire commun et là chacun une armoire. Dans chaque armoire, il y avait trois pièces : une redingote, un tablier et une calotte.

La redingote, ordinairement une vieille pièce usagée, avait pour but de préserver les vêtements d'usage extérieur des souillures qu'aurait pu y apporter la visite hospitalière. La propreté des lits et surtout des malades n'était pas celle d'aujourd'hui ? Il en était de même des voies publiques et de tout lieu de réunion. L'écriteau « Ne crachez pas par terre » était plus nécessaire que respecté. C'était l'époque où les belles dames oubliant par moments de relever leurs jupes traînaient sur les trottoirs leurs longues robes à « balayeuse ». Le tablier en toile blanche avait une bavette carrée, soutenue par un lacet passant sur la nuque. Cette pièce protégeait le plastron empesé de la chemise. Une poche au-dessous de la ceinture était destinée à recevoir ce que le propriétaire voulait y mettre. En général, on n'y mettrait rien.

La troisième pièce était une calotte que seuls les chefs portaient dans le service. Parfois en drap noir, elle était généralement en velours, sans gland ni pompon. Était-ce pour eux une pièce d'uniforme comme autrefois celle des internes de Paris ? Je ne le crois pas. Sa signification était tout autre, c'était un vêtement considéré comme nécessaire. Les bourgeois, les commerçants et tous ceux qui le pouvaient, chevelus ou non, en portaient une. Les gens de Basse-Bretagne dormaient dans les lits clos. Ailleurs, à Rennes par exemple, dans des alcôves souvent fermées par des rideaux. Si l'alcôve manquait, les rideaux restaient pendus à leur ciel de lit. Les dormeuses avaient sur leurs cheveux un bonnet élégant ou confortable suivant le désir de chacune. Les hommes avaient le madras ou bien le bonnet de coton si répandu qu'il a servi de terme de comparaison aux anatomistes pour faire comprendre le péricarde qui enveloppe le cœur sans le contenir dans sa cavité. Ces bonnets étaient longs, pointus et fermés aux deux bouts. Pour l'usage, une des moitiés était rentrée dans l'autre, il faisait partie de l'uniforme des hospitalisés.

Passer d'une pièce chaude dans une pièce froide ou même fraîche était dangereux, pensait-on. Les salles étaient simplement chauffées le jour par un ou deux poêles. Dans les couloirs qu'il fallait longer, la bise faisait souvent claquer les portes. Les courants d'air étaient redoutés, ils le sont encore *« véritables pistolets braqués sur les imprudents qui s'y exposent »*. Dangereux dans les pièces closes, dangereux dans les couloirs où les carrefours des rues, mais aucune mention n'en est faite pour le vent des voitures ouvertes ni pour celui qui souffle dans les campagnes ou même sur la mer. Les bien informés savaient très bien quel jour, à quelle heure, en quel endroit ils avaient contracté leur rhume, leur grippe ou leur rhumatisme. Si on essayait d'établir une analogie entre le courant d'air et le vent, on recevait une réponse brève et sèche : aucune ressemblance, aucune comparaison. Il y a pourtant encore des personnes qui se mettent du coton dans les oreilles pour se préserver des angines et des rages de dents.

À mon avis, calotte, redingote et tablier avaient une utilité indiscutable ; ils protégeaient contre les malpropretés. Le stéthoscope en bois de Laennec était peu employé et seulement pour localiser les bruits du cœur. Le protecteur habituel était la serviette, ce qui obligeait à des rapprochements souvent indésirables. Les malades n'en avaient cure et les médecins eux-mêmes étaient moins regardants. Avant que le jour du changement de tablier, strictement hebdomadaire, arrivât, le tablier avait bien des taches. Seules les taches de sang étaient sans hésitation éliminatoires. *« Nous ne sommes pas des bouchers »*. La vue de ces marques rouges avait un effet fâcheux sur le moral des malades.

Dès que l'interne nouvellement promu arrivait dans son service pour la première fois, il recevait de la religieuse surveillante un tablier. Comme son chef, il revêtait par-dessus un vêtement d'hôpital. Seule la longueur du lacet de ceinture différait, elle était en rapport avec la grandeur du tour de taille. Celui de certains patrons atteignait une grandeur inabordable pour leurs internes. L'ère des restrictions alimentaires hygiéniques n'avait pas encore commencé.
Dans la poche du devant de son tablier, l'interne avait trois instruments. D'abord, le stéthoscope en bois du service, le stéthoscope en aluminium stérilisable par flambage était inconnu. Le second était une seringue de Pravaz. Elle était ramassée avec ses deux aiguilles dans une petite boîte-écrin ; son armature était en métal nickelé. Le cylindre était en verre avec à chaque bout un ajustage par une virole en cuir. Le piston aussi était en cuir. Elle n'était pas stérilisable et personne ne songeait à la stériliser ni à stériliser les aiguilles. Elle était accompagnée d'un flacon contenant une solution de morphine à un pour cent. Sur l'ordre du chef de service, l'interne avec la seringue puisait de cette solution, adaptait l'aiguille et, sans aucun nettoyage de la peau, faisait une injection d'un centimètre cube sous la peau du malade désigné. Malgré cette absence de précautions, les abcès étaient rares et bénins. La seringue ne servait qu'à cet usage. Elle n'était jamais utilisée dans un but exploration par aspiration. Mais dans le service entrait parfois un morphinomane. La vente de la morphine était libre. Les piqûres nombreuses qu'il se faisait chaque jour, les conditions malpropres dans lesquelles elles étaient faites avaient pour conséquence d'innombrables abcès. J'en ai vu aspirer sur leur table de nuit quelques gouttes tombées par inadvertance et se les injecter aussitôt. Leur peau était criblée de cicatrices et de pyodermites aux diverses phases de leur évolution.
Le troisième instrument était un thermomètre médical. Le seul que possédât chaque service. La fracture de cet instrument qui coûtait, je crois, deux francs cinquante était un malheur. Pour le remplacer, il fallait obtenir un bon du chef de service, présenter les débris de l'ancien et attendre l'arrivée du nouveau, souvent plusieurs jours. C'était le grand thermomètre dit des hôpitaux, l'étui était en bois, l'instrument très exact, mais il avait ses défauts, pour s'en servir, il fallait d'abord faire provision de patience. Pourtant on n'avait pas

à le secouer pour faire descendre la colonne de mercure. Elle descendait fort bien d'elle-même et très vite. Il n'était pas à maxima. Il se plaçait dans l'aisselle, pas dans le rectum bien sûr, la pudeur ne le permettait pas ou du moins pas encore. En douze à quinze minutes, il avait fini de monter. Il fallait lire l'indication sans déplacer l'instrument et sans que le bras s'écartât du thorax. Sans ces précautions, la colonne descendait et il fallait tout recommencer. Avec un nouveau quart d'heure d'attente. La nécessité de ces recommencements n'était pas rare.

Parfois aussi vous le pensez bien, il y avait des oublis involontaires ou des omissions voulues. Ces températures n'étaient inscrites nulle part ailleurs que dans notre mémoire d'où elles s'échappaient bientôt. Un de nos maîtres se contentait de compter le pouls. Par coquetterie, il le faisait sans montre. Étonnés, nous avions fait quelques contrôles, il ne se trompait guère.

En 1888, il y eut quelques cas étiquetés « choléra », je me souviens que la réputation de cette maladie fit que plusieurs étudiants s'abstinrent soigneusement d'entrer dans la salle où ces cholériques étaient soignés. Sans doute, s'agissait-il non pas de choléra morbus ou asiatique, mais de choléra nostras propre à notre pays, moins grave[1].

La même année, il y eut une épidémie de variole. Le nombre de cas fut assez grand et il y eut des morts… Je ne connais rien de plus affreux qu'un visage couvert d'une éruption confluente de variole. Aussitôt, deux précautions furent prises : la première fut l'isolement qui fut réalisé dans les conditions suivantes. La salle Saint-Yves était alors comme maintenant réservée à la chirurgie. Les deux salles situées au premier et au second étage étaient occupées par les malades. Ceux du second étage descendirent dans la salle du premier et leur pièce fut réservée aux varioleux. C'était tout. Les visites des parents, celles des médecins et des étudiants, les soins des infirmières se faisaient sans précaution spéciale, sans

---

[1] Il s'agit d'une désignation ancienne des différentes formes de diarrhées. Le terme « *cholera morbus* » ou choléra asiatique désigne le vrai choléra qui est dû à la bactérie *Vibrio cholerae* et responsable d'un syndrome cholériforme. Le terme « *cholera nostras* » ou choléra européen désigne l'ensemble des gastro-entérites saisonnières (*Salmonella, Campylobacter*, entérovirus, …) beaucoup moins graves au plan clinique.

blouse ni lavage des mains. Il y eut naturellement des contaminations, mais moins nombreuses qu'on ne l'eut cru. Parmi les étudiants en médecine, trois furent atteints. Leur maladie fut bénigne. Ils avaient été vaccinés dans leur petite enfance.
J'étais l'un d'eux et ma famille était loin. J'allais, quand la maladie me prit, consulter un jeune professeur suppléant qui assurait alors le service d'enseignement clinique. En ma qualité d'étudiant, je fus soigné dans une chambre et un malade convalescent, vieux pilier d'hôpital, fut consacré à mon service. C'était un brave homme bavard et ennuyeux. J'avais été vacciné dans les premières semaines après ma naissance. Je n'eus qu'une varioloïde, bien pénible les premiers jours par le malaise général et la rachialgie. Mais l'éruption s'arrêta à la période des papules avec de rares petites pustules. Je n'en gardai aucune cicatrice. Ce que mon cas présente d'intéressant, c'est ceci : j'ai ultérieurement traversé plusieurs épidémies de variole. Conformément aux instructions officielles, je me suis fait revacciner à l'occasion de chacune sans aucun résultat, même pas la moindre papule de vaccinoïde. Mais soixante-cinq ans après ma variole, sur deux inoculations de vaccin qui me furent faites l'une fut suivie d'une forte papule rouge, l'autre d'une pustule de sept à huit millimètres de diamètre. J'en conclus que si j'avais été en contact avec des varioleux, j'aurais pu avoir une récidive et cette maladie, chose bien rare sans doute.
La seconde précaution fut la vaccination. Elle se faisait dans des conditions bien différentes de celles d'aujourd'hui. Elle se faisait de bras à bras avec une épingle. Le porte-vaccin était choisi à la Maternité, un nouveau-né vacciné depuis six à sept jours, né à terme et d'une mère bien portante était promené devant la série de personnes à vacciner. Avec une épingle prise tout simplement à la pelote, on prélevait sur l'enfant une gouttelette minuscule de sérosité et on faisait au haut du bras trois piqûres. Le résultat était positif ordinairement. Mais toujours on pouvait craindre une contamination. Quel que fût le soin avec lequel le porte-vaccin était choisi, une transmission de syphilis par un hérédo[1] était possible. Voilà pourquoi l'Académie de médecine utilisa une

[1] Enfant atteint d'une syphilis autrefois considérée comme étant la conséquence d'une transmission héréditaire. La transmission de la syphilis aux nouveau-nés survient en réalité *in utero*.

vache comme vaccinifère jusqu'à ce que fût mise au point la méthode actuelle du vaccin en tubes si commode et si simple.

Dans des salles à eux réservées étaient soignés les enfants, garçons d'un côté de l'hôpital, filles de l'autre. De temps en temps, de jour ou de nuit, était apporté un enfant atteint de croup[1]. Terreur justifiée des mères, cette maladie n'a pas encore perdu sa triste réputation, si rare et si curable qu'elle soit devenue.

Un médecin ou un chirurgien suppléant était appelé d'urgence pour pratiquer la trachéotomie, affreuse opération. Le chirurgien la faisait avec calme et sang-froid, car il en avait acquis la pratique dans les hôpitaux de Paris où il avait eu l'occasion d'en faire un grand nombre. Il n'en était pas de même pour le médecin suppléant, lequel tout en gardant mentalement son sang-froid ne pouvait maîtriser les manifestations extérieures de son émotion. La grande crainte de ce jeune professeur et celle des assistants étaient de voir l'enfant succomber à l'asphyxie avant que la canule fût en place dans la trachée. Une grande satisfaction pour tous était d'entendre le sifflement spécial indiquant le passage de l'air.

Ces petits malades étaient peu ou pas isolés, tout au plus étaient-ils couchés dans une petite salle s'ouvrant sur celle où étaient tous les autres enfants. Les contaminations pourtant n'étaient pas nombreuses, tandis que la rougeole, dès qu'il y en avait un cas, avait bientôt atteint tous les enfants présents. La mortalité causée par cette maladie si bénigne en ville était grande. L'hospitalisation d'un enfant était à cette époque redoutée et redoutable.

Nous avions remarqué le contraste entre la fréquence des trachéotomies et la rareté de la cicatrice caractéristique chez les adultes. La raison était que sur cinq opérés, quatre mouraient les jours suivants de l'intoxication diphtérique ou d'une complication comme la bronchopneumonie. Quelques années plus tard, le sérum de Roux[2] vint révolutionner le pronostic.

La thérapeutique était peu perfectionnée et peu active en général. Un de mes chefs disait : *« Avec dix médicaments, je soignerais toutes les maladies »*. Un autre répondit *« Cela en fait cinq de trop. La moitié me suffirait pourvu que je puisse les choisir »*.

---

[1] Diphtérie laryngée.

[2] Émile Roux (1853-1933), élève de Pasteur, qui inventa le vaccin contre la diphtérie en 1894.

Cependant, un grand progrès avait été fait en éliminant peu à peu les médications nuisibles. La saignée perdait de sa vogue, les sétons[1] et les cautères avaient disparu, l'affreux vésicatoire aux cantharides[2] avait des concurrents, les sinapismes[3] et les pointes de feu, douloureux, mais au moins sans danger.
Certains remèdes comme le mercure et l'iodure de potassium dans la syphilis étaient « héroïques », mais pas « spécifiques ». Ils blanchissaient, faisaient disparaître les accidents en cours, mais ne guérissaient que rarement.
La plupart des médications étaient d'usage, de tradition. Certains médecins s'occupaient surtout de prescrire de belles potions ; dans des flacons artistiquement coiffés, les belles couleurs de leurs sirops plaisaient aux yeux. J'ai été toujours au-dessous du médiocre dans cette branche de la thérapeutique et les pharmaciens disaient de moi *« Bons diagnostics, mais ses prescriptions ne sont pas des meilleures »*. Ils avaient leur point de vue.
On a comblé d'éloges les progrès de la chirurgie opératoire et on a eu raison, on ne saurait trop les vanter. Que de vies humaines ils ont sauvées ! Mais pourquoi a-t-on méconnu puis passé sous silence ceux de la médecine ? La raison est bien simple ils ne sont pas du tout spectaculaires quoiqu'étant tout aussi merveilleux. Ils rendent même infiniment plus de services que la chirurgie.
Dans les pharmacies, il y a maintenant des médicaments d'une puissance extraordinaire qui sauvent des vies humaines. Infiniment plus importante encore, il y a l'hygiène créée, enseignée et guidée par les médecins et il y a la médecine préventive dont le rôle est maintenant si important. L'une et l'autre s'entraidant ont, depuis le dernier quart du siècle dernier, doublé la durée de la vie humaine.
Quelle que soit la valeur des autres sciences médicales, celles-là les dépassent toutes par leur grandeur, leur simplicité, leur efficacité.
La médecine fait des progrès sans doute, disent les sceptiques, mais on n'en meurt pas moins. Rien n'est plus exact, mais ils oublient deux détails : la mortalité infantile a énormément diminué ; on vit plus longtemps et mieux. La médecine ne peut pas avoir d'autre but.

---

[1] Drain passé sous la peau avec deux orifices différents.
[2] Emplâtre vésicant pour soigner de nombreuses affections.
[3] Dérivé du cataplasme.

On vous remercie si vous avez tiré de l'eau, au péril de votre vie, un homme en train de se noyer. On n'a aucune reconnaissance pour l'inventeur de la ceinture de sauvetage ni pour le marin qui refuse de vous faire faire dans son bateau un passage qu'il sait dangereux. L'hygiène et la médecine préventive sont deux pilotes auxquels le public n'obéit qu'en grognant.

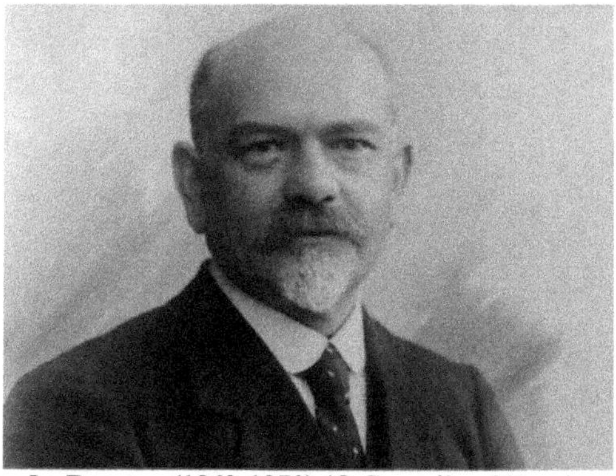

Pierre Le Damany (1863-1970) (© Geneviève Héry-Arnaud).

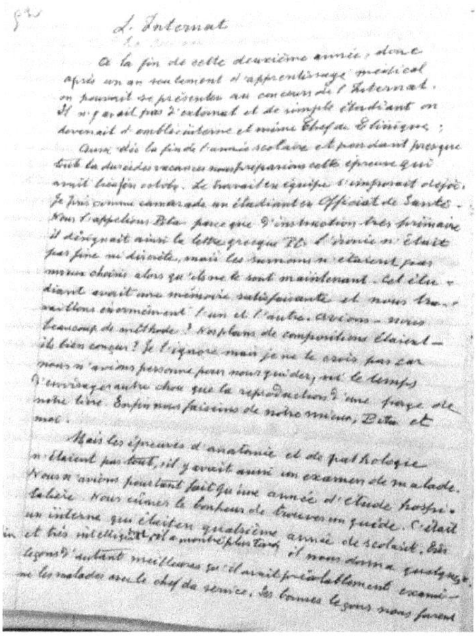

L'Internat

A la fin de cette deuxième année, donc après un an seulement d'apprentissage médical on pouvait se présenter au concours de l'Internat. Il n'y avait pas d'externat et de simple étudiant on devenait d'emblée interne et même Chef de Clinique ;

Aussi dès la fin de l'année scolaire et pendant presque toute la durée des vacances nous préparions cette épreuve qui avait lieu fin octobre. Le travail en équipe s'imposait déjà. Je pris comme camarade un étudiant en Officiat de Santé. Nous l'appelions Pita parce que d'instruction très primaire il désignait ainsi la lettre grecque Pi. L'ironie n'était pas fine ni discrète, mais les surnoms n'étaient pas mieux choisis alors qu'ils ne le sont maintenant. Cet étudiant avait une mémoire satisfaisante et nous travaillons énormément l'un et l'autre. Avions-nous beaucoup de méthode ? Nos plans de compositions étaient-ils bien conçus ? Je l'ignore mais je ne le crois pas car nous n'avions personne pour nous guider, ni le temps d'envisager autre chose que la reproduction d'une page de notre livre. Enfin nous faisions de notre mieux, Pita et moi.

Mais les épreuves d'anatomie et de pathologie n'étaient pas tout, il y avait aussi un examen de malade. Nous n'avions pourtant fait qu'une année d'étude hospitalière. Nous eûmes le bonheur de trouver un guide. C'était un interne qui était en quatrième année de scolarité. [illegible] et très intelligent, il a montré plus tard [illegible] il nous donna quelques leçons d'autant meilleures qu'il avait préalablement examiné les malades avec le chef de service. Ces bonnes leçons nous furent

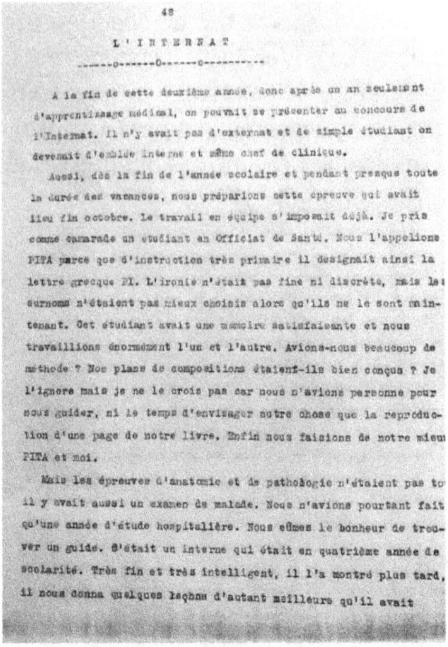

48

L ' I N T E R N A T

------o------0------o----------

A la fin de cette deuxième année, donc après un an seulement d'apprentissage médical, on pouvait se présenter au concours de l'Internat. Il n'y avait pas d'externat et de simple étudiant on devenait d'emblée interne et même chef de clinique.

Aussi, dès la fin de l'année scolaire et pendant presque toute la durée des vacances, nous préparions cette épreuve qui avait lieu fin octobre. Le travail en équipe s'imposait déjà. Je pris comme camarade un étudiant en Officiat de Santé. Nous l'appelions PITA parce que d'instruction très primaire il designait ainsi la lettre grecque PI. L'ironie n'était pas fine ni discrète, mais les surnoms n'étaient pas mieux choisis alors qu'ils ne le sont maintenant. Cet étudiant avait une mémoire satisfaisante et nous travaillions énormément l'un et l'autre. Avions-nous beaucoup de méthode ? Nos plans de compositions étaient-ils bien conçus ? Je l'ignore mais je ne le crois pas car nous n'avions personne pour nous guider, ni le temps d'envisager autre chose que la reproduction d'une page de notre livre. Enfin nous faisions de notre mieux PITA et moi.

Mais les épreuves d'anatomie et de pathologie n'étaient pas to[...] il y avait aussi un examen de malade. Nous n'avions pourtant fait qu'une année d'étude hospitalière. Nous eûmes le bonheur de trouver un guide. C'était un interne qui était en quatrième année de scolarité. Très fin et très intelligent, il l'a montré plus tard, il nous donna quelques leçons d'autant meilleurs qu'il avait

Les souvenirs d'étudiant en médecine de Pierre Le Damany ou l'histoire d'une transmission familiale.

Extrait du manuscrit écrit en 1959 de la main de Pierre Le Damany alors qu'il avait 89 ans, puis tapé à la machine à écrire par sa fille Yvonne Letourneur. Secondairement saisi à l'ordinateur par sa petite-fille Clotilde Héry, le manuscrit prendra enfin la forme d'un livre en 2020 par l'intermédiaire de son arrière-petite-fille, Geneviève Héry-Arnaud.

LES MUSICIENS, LA MALADIE ET LA MÉDECINE, DE GUILLAUME DE MACHAUT À BÉLÀ BARTÓK

par Patrice Pinet

LES PHILOSOPHES, LA MALADIE ET LA MÉDECINE : 1. D'ÉPICURE À DAVID HUME ; 2. DE HEGEL À MICHEL FOUCAULT par Patrice Pinet[1]

J'ai choisi de présenter ici, à partir de mes deux communications, quatre musiciens sur les onze étudiés dans mon premier livre (Guillaume de Machaut – Franz Schubert – Frédéric Chopin – Claude Debussy) et quatre philosophes sur les onze étudiés dans mon second livre (Blaise Pascal – John Locke – Auguste Comte – Michel Foucault). Pour ce texte destiné au quinzième anniversaire de la collection, je combinerai de façon originale les deux communications en entremêlant selon un panorama chronologique unique les pathologies des musiciens et des philosophes.

Buts des deux ouvrages :

- Approcher un peu différemment l'histoire de la médecine : donner le point de vue des musiciens et des philosophes sur les médecins et la médecine, et exprimer leurs ressentis face à leurs maladies ;
- Confronter de façon étroite le déroulement de leurs pathologies individuelles avec l'évolution de la science médicale, des espèces morbides auxquelles elles se rattachent, à l'époque où ces musiciens et philosophes vécurent ;
- Établir les diagnostics de leurs maladies à partir des documents disponibles et de la science actuelle.

---

[1] Praticien spécialiste en médecine générale. Docteur en philosophie et histoire des sciences de l'université de la Sorbonne Paris IV.

. *Les musiciens, la maladie et la médecine, de Guillaume de Machaut à Bélà Bartòk*, L'Harmattan (éd.), Collection Médecine à travers les siècles, Paris, 2017.

. *Les philosophes, la maladie et la médecine : D'Épicure à David Hume* (tome 1) *; De Hegel à Michel Foucault* (tome 2), L'Harmattan (éd.), Collection Médecine à travers les siècles, Paris, 2021.

I. Le XIIIe siècle : Guillaume de Machaut (1300 ? - 1377)

1. Une vie au service des rois et du chapitre de la cathédrale de Reims

Poète et musicien, le poème de Guillaume de Machaut le plus célèbre est le *Veoir dit*, et sa composition la plus jouée, sa messe dite « du couronnement » composée non pour un des trois sacres royaux auxquels il assista à Reims, mais pour la cathédrale de cette cité des sacres, comme chanoine du chapitre.

Il naît vers 1300, probablement en Champagne, peut-être à Machault, village situé à 40 km de Reims. On a très peu de renseignements sur sa jeunesse jusqu'en 1323. Nous savons qu'à cette date, il était clerc et secrétaire du roi de Bohême, Jean de Luxembourg (1296-1346), qu'il suivit dans ses conquêtes européennes. Il fut longtemps au service de familles royales. Jean de Luxembourg ou Jean de Bohême fut proche de la royauté française. Il maria sa fille Bonne à Jean de Normandie (1319-1364), qui deviendra roi de France en 1350 sous le nom de Jean II le Bon. À la mort de Jean de Luxembourg en 1346 à la bataille de Crécy durant la guerre de Cent Ans, Machaut se mit au service de sa fille Bonne de Luxembourg, seulement pendant trois ans, car celle-ci mourut en septembre 1349, probablement de la Grande Peste ou peste noire, survenue en Europe en 1347. Il se mit alors sous la protection du nouveau roi de Navarre, Charles de Navarre (1332-1387), gendre de Bonne et de Jean de Normandie, jusque 1357. Il se rapprocha ensuite du trône de France, car le roi de Navarre, qui cherchait à devenir roi de France, combattit le dauphin, fils du roi Jean II le Bon. Le roi de Navarre perdit ses combats contre le dauphin (1338-1380) qui devint roi de France en 1364 sous le nom de Charles V le Sage. Ceci explique que Machaut écrivit son récit de la peste noire, qui sévit à Reims de 1349 à 1350, dans sondit *Jugement dou roy de Navarre*[1]. L'étudier était pour nous l'occasion de faire une incursion dans la médecine du Moyen Âge. Nous nous limiterons ici à rapporter son récit de la peste et son jugement sur la maladie.

[1] *Œuvres de Guillaume de Machaut*, publiées par E. Hoepffner, Firmin-Didot et Champion, Paris, 3 tomes, T. I, pp. 137-282.

2. La peste noire en Europe (1347-1350)

La peste noire sévit en Europe de 1347 à 1350 et fit 25 à 40 millions de morts, soit le quart ou le tiers de sa population. Machaut colligea son récit de la peste en novembre 1349 à la suite de l'épidémie qu'il vécut. Selon lui, elle tua 90 % des 20 000 habitants de Reims. On l'attribua à un phénomène astronomique ou à un châtiment divin contre les vices des hommes. On en accusa aussi les Juifs, ce qui contredit les causes précédentes qui ôtent toute responsabilité directe aux hommes. Machaut crut à ses causes et malheureusement il ne désapprouva pas le massacre de la *merdaille*, dit-il, de Judée[1]. De ses trois formes cliniques, bubonique, pulmonaire ou septicémique, cette peste fut surtout pulmonaire, donc très contagieuse, par voie respiratoire. Machaut, comme Boccace dans le *Decameron* (1350-1354), reconnut son caractère contagieux, alors que l'Académie de médecine à Paris, aussi tard qu'en 1830, le contestera. Pour se prémunir de la peste, il se confina, durant tout l'hiver 1348-1349, dans sa vaste maison canoniale proche de la cathédrale, où il vivait depuis 1340. Il assure que la saignée fut largement utilisée pour la traiter.

Les premières quarantaines en Europe commencèrent en 1374 et la première station quarantenaire fut construite à Marseille en 1383.

3. Les maladies de Machaut

Par ses écrits nous apprenons qu'il souffrit de mélancolie, suite à la perte d'une personne chère, peut-être Bonne de Luxembourg, de cécité d'un œil et de strabisme, et de goutte, appréciant la chasse et le gibier. Il mourut en avril 1377 à un âge avancé, vers 75 ans, sans qu'on sache la cause ou les circonstances de sa mort, et fut inhumé à la cathédrale de Reims en tant que chanoine du chapitre.

II. Le XVIIe siècle. Premier cas : Blaise Pascal (1623 - 1662)

Pascal naquit à Clermont, qui n'était pas encore Clermont-Ferrand, le 19 juin 1623. Il eut une sœur aînée, Gilberte (1620-1687), qui se mariera et qui écrira la première biographie de son frère, et

[1] Ib., T. I, pp. 144-145.

Jacqueline (1625-1661), sœur à Port-Royal de Paris. Toutes deux jouèrent un rôle important auprès de leur frère. À trois ans ils perdirent leur mère âgée de 30 ans d'une maladie non déterminée. En novembre 1631, la famille s'installa à Paris, peut-être pas seulement pour l'éducation de Blaise, mais pour fuir la peste violente qui sévissait à Clermont depuis juin. Pascal manifesta un génie mathématique précoce. À onze ans, il rédigea un *Traité sur les sons* et, l'année suivante, redémontra les propositions des *Éléments* d'Euclide. À seize ans, il composa un *Traité complet des Coniques* et, à dix-neuf ans, il inventa la machine à calculer, dont il réalisa cinquante modèles pour la perfectionner.

1/ Les premiers symptômes (1641)

Gilberte, dans sa biographie de son frère, décrit les premiers symptômes pathologiques qu'il ressentit à partir de dix-huit ans. Ils consistaient, selon elle, en une fatigue et en des douleurs quasi quotidiennes qu'elle attribue, sans indiquer leur localisation, à de grandes et continuelles applications d'esprit. Ces incommodités, par leur violence inégale, n'empêchaient pas Pascal de s'appliquer à des recherches nouvelles les jours de répit.

Pascal, après avoir vécu à Rouen de janvier 1640 à juin 1647 avec son père et sa sœur Jacqueline, revint à Paris pour soigner ses indispositions.

2/ L'aggravation de la maladie (1647)

En effet, à partir de vingt-quatre ans il souffrit, selon Gilberte, de maladies continuelles qui allaient toujours en augmentant. Parmi ces incommodités, il avait celle de ne pouvoir avaler de liquide que chaud et goutte à goutte, *une douleur de tête comme insupportable, une chaleur d'entrailles et beaucoup d'autres maux*[1]. Il eut donc du mal à prendre les remèdes que les médecins lui ordonnèrent pour se purger tous les deux jours pendant trois mois. Mais, il supportait tout par vertu chrétienne qu'il jugeât le fortifier grâce aux infirmités. La continuité des remèdes et des traitements le soulagea quelque peu, comme l'a assuré Gilberte, mais sans le guérir parfaitement.

---

[1] Pascal, *Œuvres complètes*, présentées et annotées par L. Lafuma, Seuil, Paris, 1963, p. 21.

Jacqueline, à l'occasion de la visite de Descartes (1596-1650) à Pascal les 23 et 24 septembre 1847, nous renseigne peut-être mieux sur les symptômes qu'il présentait, car elle vivait avec lui alors que Gilberte résidait depuis 1640 en famille à Clermont-Ferrand. Par sa lettre du 25 septembre à Gilberte, on apprend que le 22, on fit à Pascal une saignée au pied, que le 23 il parla fort toute la journée, avec Descartes le matin et Roberval (1602-1675) l'après-midi, ce qui entraîna beaucoup de sueurs la nuit et une insomnie, mais sans les maux de tête auxquels Jacqueline s'attendait après cet effort. Elle rapporte que le 25, on fit à Pascal un premier bain (peut-être prescrit par les médecins) qui l'occupa avec ses aides toute la journée. On peut déduire de sa description qu'il souffrait parfois de céphalées, sans pouvoir authentifier d'état fébrile. Descartes ne lui conseilla que du repos au lit et force bouillons. Cette lettre semble indiquer aussi que Pascal avait de la peine à parler. Le mois suivant, il présenta une indisposition qui l'empêcha d'écrire lui-même une réponse à une lettre.

3/ La vie mondaine et les bienfaits corporels : Vanité

Après un séjour en Auvergne de mai 1649 à septembre 1650 à cause de la Fronde, Pascal suivit les nouveaux conseils des médecins qui bannirent toute application intellectuelle et prescrivirent des distractions qui lui seraient agréables. Il entra ainsi dans sa période dite mondaine, vilipendée par ses sœurs, car contraire à l'Évangile, durant laquelle il fréquenta la cour, les nobles et les salons. En septembre 1651, le père de Pascal mourut à 63 ans d'une cause inconnue. Pascal adressa alors, le 17 octobre, une lettre de consolation à Gilberte qui contient, pour nous modernes, des idées étranges.[1] Selon lui :

- La providence divine est la seule cause de tout ce qui arrive, en particulier de tous nos maux ;
- Le hasard n'existe pas ; tout a été prévu par Dieu ;
- La mort n'est nullement le jouet des éléments et des parties qui composent l'homme ;
- La mort est un bien, et est douce si l'on meurt en Jésus-Christ, car l'âme est alors reçue dans le sein de Dieu.

---

[1] Ib., pp. 275-279.

Il affirme que Sénèque et Socrate ne peuvent nous consoler de la mort. Tous les hommes se sont trompés avec Sénèque en croyant au faux principe que la mort est naturelle à l'homme. Seuls les chrétiens meurent avec l'espérance, comme l'a ordonné saint Paul, et comme nous l'apprend saint Augustin.
Pourtant, Pascal, encouragé par les médecins, n'abandonna pas immédiatement ni après un nouveau séjour en Auvergne chez Gilberte de novembre 1652 à mai 1653, sa vie mondaine. Il fit une conférence scientifique pour le grand monde au petit Luxembourg en avril 1652. Des rumeurs de mariage circulèrent même sur son compte. Racine s'en fait l'écho dans son *Abrégé de l'histoire de Port-Royal*.

4/ Crise mystique et miracle (1654 - 1656)
Pascal ressentit un dégoût progressif du monde durant les années 1653 et 1654 qui aboutit à sa grande crise mystique de novembre 1654, qu'on a appelé sa « seconde conversion ». Il la tint secrète jusqu'à sa mort en cousant dans son pourpoint un « mémorial » rédigé pendant cette crise. Il y abhorre tout dieu des philosophes ou des savants (tel celui de Descartes), ne voulant adorer que le dieu de la Bible et de l'Évangile. Ce mémorial commence par le mot « feu » que certains médecins (Lélut, 1844 ; Littré, 1848) ont interprété comme une hallucination, ou comme une migraine ophtalmique (René Onfray, 1949). À partir de janvier 1655, Pascal abandonna tout souci du corps, ce qui ravit sa sœur Jacqueline, novice à Port-Royal :

- La médecine de l'âme est supérieure à la médecine du corps, hippocratique. C'est la doctrine de l'*Augustinus* de Jansénius (1585-1638), évêque d'Ypres, qui mourut de la peste ;
- Pascal, qui respectait jusque-là les prescriptions des médecins, brave maintenant toutes leurs interdictions, comme de jeûner et de veiller dès cinq heures du matin, ce qu'il fit pendant les trois semaines de sa retraite à Port-Royal des Champs en janvier.

Jacqueline, dans une lettre à Gilberte racontant la conversion de leur frère, signale les difficultés à parler de Pascal, ce qui rendait difficile le dialogue avec son directeur de Port-Royal. Elle note également l'intolérance de son estomac au souper. Après sa retraite, Pascal élimina toutes les sortes de plaisirs, alimentaires, de conversation, et toute chose superflue. Il alla jusqu'à se faire subir secrètement des mortifications, comme de porter sur la peau une ceinture pleine de pointes qu'il activait à chaque impression plaisante. Il accepta complaisamment pendant quatre ans des consommés et des remèdes souvent infects. En juin 1656, intervint la guérison, à l'âge de dix ans, d'une de ses nièces, Marguerite, d'une fistule lacrymale apparue plus de trois ans auparavant. Pascal fit une déposition comme témoin devant la juridiction archiépiscopale pour attester de cette guérison improbable, qu'il jugea, avec plusieurs médecins et chirurgiens réputés, miraculeuse, déterminée par l'attouchement d'un reliquaire contenant une épine du Christ. Les miracles suscitèrent en lui le désir de faire l'apologie du christianisme, œuvre inachevée du fait de sa maladie et qui constituera ses célèbres *Pensées.*

5/ La maladie terminale (1659 - 1662)

À trente-cinq ans, Pascal tomba dans une maladie de langueur qui dura jusqu'à sa mort. Il ressentait un abattement physique lors de tout effort ou de toute chose demandant un peu d'attention. Il peinait toujours à écrire et même à lire. Il ne pouvait marcher sans bâton et se tenait difficilement à cheval. Cependant, son état s'améliora lors d'un repos à la campagne, puis d'un séjour en Auvergne de mai à septembre 1660, qu'acheva une cure à Bourbon prescrite par les médecins. Durant cette phase de sa maladie, il rédigea une *Prière pour demander à Dieu le bon usage des maladies* où il conforte son interprétation des maladies comme, à la fois, punition et remède divins.

Deux mois avant sa mort, le 29 juin 1662, Pascal déménagea de son domicile, aujourd'hui rue Monsieur-le-Prince, chez Gilberte, rue du Cardinal-Lemoine. Sa dernière maladie commença, selon elle, par un dégoût étrange. Après trois jours chez elle, il ressentit une colique très violente qui l'empêcha de dormir, qui n'inquiéta pas les médecins, car sans fièvre. Vallant, son médecin ordinaire, fit appel à ses confrères Guénault, Brayer, Hommets et Eusèbe Renaudot. Les médecins prescrivirent cinq saignées et une purgation contenant surtout du séné. Il fut bien soulagé à la seconde purge. Eusèbe Renaudot, un des fils médecins du gazetier, partisan des remèdes chimiques et de l'antimoine[1], ordonna avec Hommets de l'antimoine. Les coliques persistant, on lui prescrivit des eaux. Au sixième jour des eaux, il éprouva un mal de tête extraordinaire qui lui fit juger que les médecins se trompaient sur son mal et pressentir sa mort prochaine. Lors d'un accès particulièrement intense, il demanda une consultation. Les médecins le rassurèrent, l'assurant d'une migraine non dangereuse associée à l'effet des eaux, ce qu'il refusa de croire, et ordonnèrent du petit lait. Le jour même, vers minuit, Pascal eut une convulsion violente qui le laissa comme mort. Il retrouva entièrement son esprit, mais le mal convulsif reprit pendant vingt-quatre heures jusqu'à son décès le 19 août 1662, à 39 ans. Il fut inhumé dans sa paroisse près d'un pilier de l'église Saint-Étienne-du-Mont, voisine du Panthéon, où figure aujourd'hui une plaque à son nom.

6/ L'autopsie

Le compte rendu d'autopsie fut fourni par sa nièce Marguerite. Il y est décrit :

- Un estomac et un foie flétris et les intestins gangrenés ;
- Une suture crânienne frontale non fermée et recouverte entièrement d'un calus aisément perceptible, et aucun vestige de suture coronale ;
- Une cervelle prodigieusement abondante, si solide et condensée, que les médecins la jugèrent responsable de l'ouverture de la suture frontale ;
- Deux impressions comme du doigt dans la cire vis-à-vis des ventricules du cerveau, pleins d'un sang caillé et corrompu ayant commencé à gangrener la dure-mère. Ces lésions furent jugées les causes des derniers accidents et de la mort.

7/ Les hypothèses diagnostiques émises

- Une humeur mélancolique (Guénault) ;
- Une intoxication au plomb (Carry, 1910) ;
- Une intoxication à l'antimoine (Jovy, non-médecin, 1912) ;
- La tuberculose et une encéphalite infectieuse aiguë (Just-Navarre, 1912) ;

[1] On était presque à la fin de la querelle centenaire de l'antimoine qui dura jusqu'en 1666.

- La syphilis (Léon Daudet, non-médecin) ;
- Un cancer digestif avec néoplasme encéphalique métastatique d'évolution lente (de Sinéty, 1923).

Le diagnostic le plus probable nous paraît être une colite chronique s'étant compliquée, peut-être d'origine iatrogène, associée à une tumeur cérébrale, bénigne ou maligne, ayant entraîné les convulsions, causes directes de la mort.

III. Le XVIIe siècle. Second cas : John Locke (1632 - 1704)

Locke naquit le 29 août 1632, en Angleterre, près de Bristol. Il fit ses études à Westminster, dans Londres, en même temps que Richard Lower (1631 - 1691), qui deviendra un médecin très réputé et écrira un traité de cardiologie novateur en 1669.

1/ Locke étudiant, puis tuteur au Christ Church College d'Oxford (1652 – 1666)

En 1652, Locke fut admis au Christ Church College, le collège le plus grand et le plus riche d'Oxford, qui destine les étudiants à une carrière ecclésiastique. Il sera Bachelor (licencié) en 1656, Master of Arts en 1658, puis Tutor (directeur d'études) de l'Université. Jusqu'en 1666, il rédigea des carnets de notes médicales, car il suivit à Oxford les cours et les recherches de Willis, Lower, Hooke et Boyle, sur le sang, les fonctions cardiaques et pulmonaires.

En 1661, son père mourut à 54 ans et, en 1663, son frère, à 26 ans. Certains biographes ont suspecté une phtisie familiale. (H. Marion, 1893[1] ; Broad[2], 1933). En 1665, Locke commença une carrière diplomatique qu'il ne poursuivit pas. Il choisit d'approfondir ses études médicales et ses recherches scientifiques. Il renonça aussi à un état ecclésiastique. Il soutint à Oxford en 1666, une dissertation latine sur l'usage de la respiration (*Respirationis Usus*). Il y nie que la respiration sert à refroidir le sang et croit qu'elle fournit au contraire la chaleur du cœur, et nourrit la flamme vitale grâce à un esprit nitreux ou à un ferment. Il dément l'existence d'une panacée, tout en défendant les remèdes chimiques et les remèdes

---

[1] Marion Henri, *J. Locke, sa vie et son œuvre*, 2e éd., Paris, 1893, p. 16.

[2] Broad C. D., article « John Locke » (1933), reproduit dans *A Locke miscellany : Locke Biography and Criticism for all*, sous la direction de J.S. Yolton, Thoemmes, Bristol, 1990, pp. 1-24.

dits semblables. Dans son manuscrit *Morbus*, rédigé vers 1666, il expose sa conception des maladies, différente des galénistes et des paracelsiens, en imaginant deux processus : des ferments analogues à des semences produisent notamment les maladies contagieuses ; deux ingrédients incompatibles se combinent dans l'organisme pour former un produit morbide nouveau. Malgré ses travaux et ses idées avancées, la faculté de médecine refusa de le recevoir médecin. Il conserva néanmoins son statut d'enseignant du collège.

2/ Locke (1667 - 1675), secrétaire de Lord Ashley et ami de Sydenham

En 1667, il devint secrétaire et médecin de famille de Lord Ashley, futur chancelier de l'échiquier. En 1668, il fut admis à la Royal Society et commença son œuvre philosophique majeure, son *Essai philosophique concernant l'entendement humain*, qu'il ne publiera qu'en 1690. Il devint alors très proche de Sydenham (1624 - 1689) dont il suivit les recherches cliniques, en l'accompagnant dans ses visites aux malades, notamment aux varioleux. Il en tira deux manuscrits *Anatomia* (1668) et *De Arte Medica* (1669). Il y déprécie, avec Sydenham, l'anatomie et les études microscopiques en les décrivant comme peu utiles pour la médecine pratique et l'art de guérir. Il critique aussi les spéculations, telle la doctrine des humeurs.

3/ Locke, phtisique – le voyage en France (novembre 1675 - avril 1679)

En 1670, devant sa toux chronique, Locke, âgé de 38 ans, fut suspecté de phtisie. Ses amis médecins envisagèrent pour lui une cure dans le sud de la France, mais il n'en prit pas la décision. En 1674, sa maladie s'aggravant, Sydenham, qui le soignait, lui prescrivit un régime de vie strict. Ils décidèrent d'un séjour en France. Avant son départ, il reçut le grade de Bachelor of medicine qui lui donna l'autorisation de pratiquer la médecine, sans être pourtant reçu docteur. Il séjourna en France plus de trois ans, surtout à Montpellier où il demeura d'abord plus d'un an. Il y rencontra le médecin protestant, Barbeyrac (1629 - 1699), très réputé en Languedoc. Il visita la station thermale de Balaruc. Il fit plusieurs séjours à Paris où il fréquenta les gassendistes, surtout Bernier, et où il logea avec Charas, apothicaire du roi. Il rapporta un cas de névralgie faciale qu'il soigna. Il tint un journal de son voyage en France.

4/ Retour en Angleterre (mai 1679 - août 1683) – Fuite en Hollande (août 1683 - février 1689)

À son retour en Angleterre, sa maladie s'aggrava à nouveau. De violents conflits s'étaient élevés entre le roi et le Parlement. Son maître, Lord Ashley, emprisonné deux fois, dut fuir en Hollande où il mourut peu après. Locke, inclus dans la conspiration contre le roi Charles II, qui le priva de ses droits au collège d'Oxford, émigra en Hollande. Il y demeura plus de cinq ans, presque obligé de se cacher. Il y fréquenta plusieurs médecins qui parfois le logèrent. Finalement, en 1688, le stadhouder protestant de Hollande, ayant pris le pouvoir avec son armée en Angleterre à la demande du Parlement, permit à Locke de rentrer sur l'île et de se mettre au service du nouveau roi, William III, qu'il avait rencontré en Hollande. Du fait de ses séjours fréquents à Londres, sa maladie s'aggrava encore et le persuada qu'il avait la phtisie. Il dut refuser plusieurs postes diplomatiques et, en 1691, s'installa dans un manoir de campagne, à 40 km de Londres, chez une famille amie. Il y demeura jusqu'à sa mort, faisant néanmoins de fréquents séjours à Londres et y passant l'hiver pour assumer ses fonctions juridico-politiques. Il y pratiqua aussi la médecine rurale. De 1696 à 1668, sa maladie empira progressivement. De plus en plus dyspnéique, il commençait à s'essouffler en marchant, en s'habillant ou se déshabillant, puis en restant simplement allongé.

5/ Le retrait de la vie active. Un mal de Pott (octobre 1700)

Locke, à soixante-huit ans, démissionna complètement de ses charges et se retira définitivement à la campagne. En septembre 1700, il présenta une tuméfaction dorsale qui inaugura une hyperalgie des membres inférieurs avec impotence fonctionnelle l'obligeant à rester au lit. Je soupçonne un mal de Pott qu'aucun biographe ne semble avoir reconnu. Le chirurgien anglais Percival Pott (1714-1788) décrira en 1779 des lésions vertébrales pouvant engendrer des paralysies des membres inférieurs. Il observa qu'une altération morbifique des ligaments et des os pouvait entraîner une incurvation rachidienne. Il relèvera des cas de paraplégie guéris à la suite de la formation et de l'évacuation d'un abcès proche de cette déformation. Il ne pouvait évidemment imaginer qu'il s'agissait d'une spondylodiscite d'origine tuberculeuse, le bacille de Koch n'ayant été découvert qu'un siècle plus tard, en 1882. Locke se remit de son mal, mais il présenta l'année suivante de nouveaux symptômes : œdème des jambes, faiblesse physique, surdité brusque unilatérale transitoire. En février 1704, il ne se déplaça plus qu'en fauteuil roulant. Il garda son intellect intact jusqu'à son décès en octobre 1704 à 72 ans. Il fut inhumé dans l'église d'Oates, le village où il s'était retiré. Sur une plaque commémorative du Christ Church College d'Oxford est inscrite une citation du philosophe : *« I know there is a truth opposite to falsehood that it may be found if people will & is worth the seeking*[1]. *»*

IV. Le XIXe siècle. Premier cas : Franz Schubert (1797 - 1828)

Schubert naquit dans les faubourgs de Vienne, le 31 janvier 1797. Il fut le douzième d'une fratrie de quatorze enfants dont sept moururent avant sa naissance. Moyennant un certificat qui admettait qu'il avait contracté la variole, il fut admis à 11 ans comme petit chanteur de la chapelle de la cour où il resta cinq ans. À 15 ans, il perdit sa mère, apparemment d'une fièvre typhoïde. Un an plus tard, destiné à assister son père instituteur, il renonça à poursuivre ses études musicales et entra comme externe à l'école normale de Vienne.

1/ Un mariage raté

À 16 ans, il composa un opéra et une messe avec le soutien de son professeur, Salieri, maître de chapelle de la cour, qui sera aussi le professeur de Liszt. La messe fut exécutée avec un grand succès en 1814, mais la célébrité de Schubert fut très éphémère. À cette occasion, il tomba amoureux d'une jeune chanteuse de seize ans qui a chanté lors de la création de sa messe. Pendant trois ans, ils songèrent à se marier, mais sous la pression de sa famille, elle en

[1] *« Je sais que la vérité existe, opposée à l'erreur, qu'elle peut être trouvée si les gens le veulent et qu'elle vaut d'être recherchée ».*

épousa un autre en 1820, ce qui rendit Schubert quelque peu mélancolique.
Il voyagea en Hongrie en 1818 comme maître de musique du comte Johann Esterhazy. Il y fréquenta une soubrette. Certains auteurs pensent que sa syphilis vient de cette relation, mais il est beaucoup plus probable qu'il l'ait contractée plus tard, en 1822, à Vienne avec une prostituée ou une fille contaminée. Il ne fut pas bien sûr le seul musicien célèbre à avoir attrapé la vérole. Paganini le précéda. Schumann, Donizetti, Smetana en furent victimes après lui.

2/ Schubert syphilitique
La maladie, une fois contractée, demeura secrète et un ami, chez lequel Schubert avait déjà vécu et par lequel il fut peut-être entraîné, l'hébergea pendant le premier semestre 1823 durant lequel deux médecins le soignèrent. Il ne sembla pas ignorer les conséquences potentiellement graves de sa maladie. Il se sentit désespéré et dans une condition de malade incurable. Sa maladie ayant rechuté, ou étant passée à sa phase secondaire, il fut hospitalisé secrètement en octobre 1823 pendant quelques semaines. On n'a à ce sujet aucun renseignement, car les archives de l'hôpital furent détruites durant la Seconde Guerre mondiale. Il fut donc traité toute l'année 1823, alternant les phases de bonne et de mauvaise santé. À la fin de l'année, il porta une perruque, car on l'avait rasé suite à une dermatose du cuir chevelu, peut-être en rapport avec sa maladie. Il souffrit aussi de douleurs articulaires. Son état variable persista durant le premier semestre 1824 ce qui atteint beaucoup son moral. Le second semestre fut cependant plus favorable et il sembla guéri. Les années suivantes, Schubert tomba plusieurs fois malade, mais on ne sait si ces maux se rapportent à sa syphilis.

3/ La maladie terminale
En septembre 1828, Schubert déménagea dans un faubourg de Vienne chez un de ses frères. Les médecins le lui avaient conseillé, car l'air y était plus sain. Malheureusement, l'hygiène de l'eau y était précaire. Il tomba malade, ressentit un mieux le mois suivant, mais un poisson mangé dans une auberge le 31 octobre le dégoûta et, dès lors, il ne put se nourrir sinon avec des potions, vomissant

tout ce qu'il prenait. Le 11 novembre, il s'affaiblit et dut s'aliter définitivement le 14. Il fut pris en charge par deux médecins, dont un professeur de l'université de Vienne, spécialiste de la syphilis, qui diagnostiqua un typhus et ordonna une saignée et des sinapismes. Le 17 novembre, Schubert se mit à délirer, puis un coma survint jusqu'à sa mort le 19 novembre, à 31 ans. Il fut enterré à Vienne dans le cimetière de Währing à côté de Beethoven. Un mécène refit faire une tombe plus belle. Le cimetière n'existe plus et a été transformé en parc Schubert. Le corps fut transféré au cimetière central de Vienne comme l'indique l'inscription en allemand sur la tombe du parc : *« Seit dem Jahre 1828 ruhte an dieser Stelle Franz Schubert bis am 22 September 1888 die Exhumierung und am nachstfolgeden Tage die Überführung in den Centralfriedhof erfolgte*[1]*. »*

4/ Les hypothèses diagnostiques

Le diagnostic de typhoïde paraît le plus probable, bien que Jean-Louis Michaux, éminent professeur de médecine interne belge, a récusé dans son livre sur Schubert[2], la primauté de cette maladie, en suspectant la reprise d'un traitement mercuriel qui aurait affaibli ses organes digestifs et rénaux et favorisé le développement d'un germe. La syphilis de Schubert n'a donc pu avoir que six années d'évolution, de 1822 à 1828, ce qui explique que, lors de la première exhumation de son cadavre en 1863, les médecins légistes ne retrouvèrent aucune lésion osseuse ou gomme syphilitique pouvant témoigner d'une phase tertiaire de la maladie. Ils ne décelèrent pas non plus d'atteintes osseuses évoquant une intoxication mercurielle.

V. Le XIXe siècle. Second cas : Frédéric Chopin (1810 - 1849)

La vie de Chopin se partage en deux phases à peu près égales : une première période polonaise qui dura vingt ans et une seconde époque de migration en France jusqu'à sa mort. Il est né le 1er mars

---

1 *« À cette place, Franz Schubert a reposé de l'année 1828 jusqu'à son exhumation le 22 septembre 1888 et à son transfert les jours suivants au cimetière central. »*

2 Michaux Jean-Louis, *L'énigme Schubert. Le mal qui ne voulait pas dire son nom,* L'Âge d'Homme, Lausanne, 2009.

1810 dans le grand-duché de Varsovie, créé par Napoléon en 1806. Son père français était venu à Varsovie en 1787. Marié avec une Polonaise, il eut quatre enfants, dont trois filles, Frédéric étant le second de la fratrie. Durant les étés 1824 et 1825, Frédéric, alors âgé de 14 ou 15 ans et amaigri, séjourna à la campagne pour se soigner, mais on ne possède aucune précision sur ses symptômes ou sa maladie.

a/ Chopin scrofuleux ?

Dans une lettre de février 1826, Chopin raconte qu'il a les ganglions enflés que son médecin traite par des sangsues sur sa gorge. Il était alité avec des céphalées depuis quatre jours. S'agit-il de scrofules, c'est-à-dire d'une tuberculose ganglionnaire ? Ceci paraît possible, car le médecin de famille aurait diagnostiqué, chez sa plus jeune sœur, une phtisie pulmonaire avancée.

Le médecin leur fit faire à tous deux en août 1826 une cure de cinq semaines, laquelle consistait à boire quotidiennement les eaux thermales et du lait de chèvre chaud, et à faire de longues promenades pédestres. Malgré cette cure, l'état de sa sœur cadette se dégrada. Elle présenta des hémoptysies et mourut l'année suivante à 14 ans. On peut donc suspecter chez Chopin une primo-infection tuberculeuse s'étant exprimée initialement sous forme ganglionnaire.

b/ Voyages musicaux et départ de Pologne (1828 - 1830)

En 1828 et 1829, Chopin se rendit à Berlin et à Vienne pour se faire connaître à l'étranger. Remarquons que dans une lettre d'août 1830, il parle de la phtisie. À propos d'un jeune musicien militaire, il écrit que : *« bien qu'il soit encore jeune, le pauvre garçon n'en a plus pour longtemps à servir, car il semble phtisique*[1]*. »* Il avait donc conscience de la gravité de cette maladie ou de cet état morbide. Phtisie signifiait alors consomption et non tuberculose, dont le mot n'apparaîtra, à ma connaissance, qu'en 1854[2]. Les

---

[1] *Correspondance* de Frédéric Chopin, trad. par B.E. Sydow, 3 volumes, La Revue musicale, Richard Masse, 1981, T. I, p. 182.

[2] Le mot, cependant, existait déjà en anglais puisque Charles Coury, dans la bibliographie de son livre historique *La tuberculose à travers les âges* (1972), cite un ouvrage du médecin anglais Henry Ancell (1802 - 1863) intitulé *A treatise on*

termes et expressions « tubercules », « tuberculeux », « phtisie pulmonaire » et « consomption pulmonaire » sont par contre nettement plus anciens. Cependant, au XIXe siècle, on reconnaîtra assez vite aux autopsies que la plupart des malades phtisiques avaient des tubercules. En octobre 1830 donc, Chopin quitta Varsovie, peu avant l'insurrection polonaise contre le Tsar, pour Vienne. Il ne reviendra jamais en Pologne. Il traversa une phase très mélancolique, suite à une déception amoureuse et surtout à la défaite des Polonais contre les Russes. À Vienne, il attrapa une maladie vénérienne d'allure bénigne. Il arriva à Paris, le 5 octobre 1831.

c/ La suspicion de phtisie

Entre 1834 et 1836, Chopin partagea son appartement parisien avec son ami d'enfance Matuszynski, qui finit ses études médicales et qui devint son médecin. Ce séjour commun n'est pas anodin, car son ami mourra de phtisie, six ans plus tard, en 1842. En 1836, l'état de santé de Chopin fut d'ailleurs mauvais. Durant l'hiver, il cracha du sang. Il fit une cure à Marienbad, puis se fiança à Dresde, mais, durant l'été 1837, la famille de la promise refusa le mariage, peut-être en raison de l'état de santé de Chopin. Il en eut beaucoup d'amertume. En mai 1838, débuta sa liaison avec George Sand. Elle durera neuf ans. Les amoureux partirent pour Majorque en novembre. Le séjour fut assez catastrophique. George Sand racontera, dans son *Histoire de ma vie* (1855), qu'avant de partir, on croyait Chopin phtisique, ce qui fut un des motifs du voyage. Pourtant, le médecin parisien et ami de Sand, Pierre-Marcel Gaubert (1796 - 1839), disciple de Broussais, lui avait assuré que Chopin n'était pas phtisique, mais que du repos et des promenades dans un air sain seraient bénéfiques. Avec la survenue du mauvais temps à Palma, Chopin prit froid et manifesta les symptômes d'une bronchite. Les médecins espagnols diagnostiquèrent la phtisie, pour eux contagieuse, alors que les médecins français et George Sand niaient à la fois la maladie, et sa contagion. Elle eut très peur pour la vie de Chopin. À leur retour à Palma, Chopin eut un *« crachement de sang épouvantable »* selon G.

---

tuberculosis, the constitutional origin of consumption and scrofula, publié à Londres en 1852.

Sand. Il fut sans doute favorisé par le chemin très chaotique et la carriole très inconfortable qui les ramena du monastère de Valldemosa.
Néanmoins Chopin se rétablit après trois mois passés à Marseille, soigné par un professeur de l'école de médecine de la ville, Cauvière, qui ne parla pas de phtisie, pas plus que Papet, le médecin qui l'examina à Nohant à leur retour, lors du premier séjour de Chopin dans la maison de G. Sand dans le Berry. Chopin y passera six autres étés. Entre 1839 et 1841, Chopin vécut un épisode douloureux très vif dans la poitrine qui alerta George Sand. Il signale par deux fois dans des lettres qu'il a craché du sang. Après leur retour de Nohant à la fin de l'année 1842, Chopin s'orienta vers l'homéopathie, peut-être à cause de la mort de phtisie pulmonaire, en avril, de son ami médecin Matuszynski, malgré les soins de leur médecin alors commun, le polonais Raciborski, spécialiste des poumons. Ce peut être aussi par l'avis de ses amis ou de ses relations. Il fut soigné dès lors par l'homéopathe Jean-Jacques Molin pendant plus de cinq ans, sans aggravation apparente. En août 1847, intervint sa rupture avec George Sand. Sa santé déclina et il se remit difficilement de la grippe hivernale.

d/ Le voyage en Angleterre (avril - novembre 1848), puis la phase terminale de la maladie à Paris

Sollicité par des amies écossaises, Chopin, d'avril à novembre 1848, fit une tournée au Royaume-Uni, malheureusement très fatigante et délétère pour sa santé. Les hémoptysies se répétèrent et sa dyspnée d'effort devint un véritable handicap. Il sentit sa fin proche. Rentré à Paris, Chopin consulta, Molin étant décédé, plusieurs médecins notamment Pierre Louis, spécialiste de la phtisie, et Cruveilhier, qui s'occupera le plus de lui avant sa mort et qui fera son autopsie. Cinq mois avant son décès, il eut encore des hémoptysies. Une diarrhée, symptôme connu chez les phtisiques, ainsi que des œdèmes des jambes et de l'hydropisie, apparurent. Il décéda le 17 octobre, à 39 ans, et fut enterré au Père-Lachaise.

e/ Diagnostics évoqués

Le médecin Édouard Ganche (1880 - 1945), spécialiste de Chopin, invoque une anémie profonde, un état schizoïde et psychasthénique, et la tuberculose[1]. Le Pr Germain a soupçonné tout récemment une mucoviscidose. Le compte rendu de l'autopsie par Cruveilhier aurait malheureusement brûlé lors de la Commune de Paris en 1871. Néanmoins, deux indices semblent prouver le diagnostic de tuberculose, même si Chopin a peut-être souffert d'une autre pathologie pulmonaire ou cardiaque. D'une part, Mme Marliani, dans une lettre à son ami George Sand du 27 octobre 1849, raconte : « *J'ai vu la sœur de Chopin, elle est d'une tristesse profonde, son frère a bien succombé comme le disait Cruveilhier à une maladie de poitrine, les deux poumons étaient rongés, il a vécu 30 ans avec cette maladie !*[2] » La sœur de Chopin a donc été probablement directement informée par Cruveilhier du résultat de son autopsie. Celui-ci a donc conclu à une maladie très ancienne acquise dans sa grande enfance d'origine tuberculeuse. D'autre part, Marie-Paule Rambeau, dans sa biographie exhaustive de Chopin, cite un auteur polonais qui a retrouvé un brouillon, datant de 1851, d'un ouvrage d'anatomie de Cruveilhier, faisant état chez Chopin d'une prolifération des tubercules jusque dans le péricarde. Rambeau en conclut que ce document réglait toutes les questions sur les causes du décès de Chopin.[3]

VI. Le XIXe siècle. Troisième cas : Auguste Comte (1798 - 1857)

a/ Un bipolaire marqué par la science et la philosophie

Comte naquit à Montpellier le 19 janvier 1798. Il fut interne au lycée de Montpellier pendant sept ans, puis élève de l'École polytechnique à Paris de novembre 1814 à avril 1816. Ensuite, pendant deux ans, il fit office de secrétaire d'Henry de Saint-Simon (1760 - 1825). En 1824, il emménagea avec Caroline

---

[1] Ganche E., *Souffrances de Frédéric Chopin ; Essai de médecine et de psychologie*, Paris, Mercure de France, 1935.

[2] Correspondance de George Sand, Garnier Frères (éd.), Paris, Textes réunis, classés et annotés par Georges Lubin, 15 tomes, 1964-1991, T. IX, p. 303.

[3] Rambeau Marie-Paule, *Chopin. L'enchanteur autoritaire*, L'Harmattan, 2005, p. 878.

Massin, fille enregistrée comme prostituée, qui aurait été vendue par sa mère, et dont il avait connu les services trois ans plus tôt. Ils se marièrent un an plus tard. Le 2 avril 1826, il ouvrit à son domicile son premier cours de philosophie positive. Sa mise en œuvre s'accompagna d'un état maniaque mêlant surexcitation intellectuelle, insomnie et état colérique. Sa femme s'en effraya et elle quitta le domicile plusieurs fois. Un de ses départs détermina une première crise délirante chez Comte. Il fugua du domicile, suspendant son cours à la quatrième séance. Il se prit pour un médecin capable de se soigner lui-même. Malgré son opposition, il fut interné, le 18 avril 1826, dans la clinique, rue Buffon, d'Esquirol, le célèbre aliéniste, pendant sept mois et demi, sans aucune amélioration. Il rentra au domicile sous surveillance stricte et, grâce aux soins dévoués de sa femme, il se calma, mais entra dans une phase mélancolique qui le fit se jeter dans la Seine. Schumann, autre bipolaire, se jettera aussi, presque trente années plus tard, dans le Rhin. Paraissant enfin guéri, Comte reprit son cours en janvier 1829 à son nouveau domicile, puis, l'année suivante, à l'Athénée, devant un large public. Il intégra l'École polytechnique, outre comme répétiteur en 1832, comme examinateur d'admission à l'école en 1836. De nouvelles crises maniaques moins fortes adviendront : la seconde en mai 1838, puis une troisième durant l'année 1842, qui provoqua le départ définitif de sa femme. Cette année-là, il fit connaissance avec Littré qui se proclama son disciple et propagea sa philosophie.

b/ Un amour sublimé en religion de l'Humanité

En avril 1844, il rencontra Clotilde de Vaux, égérie qui bouleversa sa vie. Un an plus tard, il lui déclara son amour. Il fonda alors son positivisme religieux, sanctifiant la Femme et l'Humanité, ce qui déclencha une quatrième crise maniaque. Elle précéda une nouvelle phase mélancolique de cinq mois, concomitante à la maladie terminale de Clotilde, qui mourut de phtisie en avril 1846, à 31 ans. De 1846 à 1856, il édifia son Temple de l'Humanité, basé sur une religion et une morale du cœur, dont il s'érigea en grand prêtre. Il élabora son calendrier positiviste, qu'il fit démarrer en 1789, et sa religion positiviste, dont il fixa l'an I en 1855.

c/ Des médecins disciples et quelques grandes figures dissidentes

Les médecins cliniciens et les biologistes constituèrent le corps qui soutint le plus fortement le positivisme. Comte incita même des polytechniciens à devenir médecins praticiens, comme Audiffrent. D'autres s'écartèrent du positivisme religieux, et des nouvelles tendances politiques de Comte favorables à Napoléon III, comme Littré à partir de 1852.

d/ La maladie terminale

En décembre 1855, Comte commença à avoir des troubles digestifs, malgré la grande sobriété de son régime. Il appliqua les principes de Broussais qu'il admirait, surtout le jeûne. En mai 1857, il tomba brusquement malade avec de la fièvre. En juin, il perdit l'appétit et un ictère apparut. Il se mit à une diète sévère, diagnostiquant lui-même une inflammation du côlon, puis une gastrite.

Le 26 juillet 1857, il eut une hématémèse qu'il mesura à plus d'un demi-litre sans qu'elle l'inquiète particulièrement. En août 1857, un œdème généralisé des jambes et de l'abdomen jusqu'au scrotum se manifesta progressivement. Il continua à se soigner seul, négligeant les conseils de ses disciples, Robinet et Audiffrent, qui le consultèrent. Le 31 août, Robinet l'avertit du pronostic sombre de sa maladie. Comte ne le crut pas sauf à l'extrémité de son état. Le 4 septembre, il fit un malaise et cracha du sang. Il mourut le lendemain, peu après un nouveau vomissement, à 59 ans, refusant toute autopsie, et toute inhumation avant la putréfaction de son corps, signe certain de mort. Il fut inhumé au Père-Lachaise.

e/ Les hypothèses diagnostiques sur la maladie corporelle

- Pour Robinet, fidèle et fervent disciple qui suivait la doctrine médicale de Comte, il s'agit d'une maladie cérébrale, due à un choc moral. Il nia tout cancer de l'estomac ou du foie.
- Cruveilhier, interrogé par Robinet récusant tout cancer gastrique, conclut à un ulcère simple. Il n'évoque pas une troisième possibilité, celle d'une hématémèse par rupture de varices œsophagiennes, dont on connaît la fréquence aujourd'hui.

- Littré semble plus près de la vérité. Il est convaincu d'un cancer du tube digestif (sans doute œsophagien ou gastrique), ce qui paraît probable, même si une tumeur hépatique, pancréatique ou biliaire est aussi possible, étant donné l'ictère.

VII. Le XXe siècle. Premier cas : Claude Debussy (1862 - 1918)

a/ Un tabagisme précoce

Debussy est né le 22 août 1862, à Saint-Germain-en-Laye. Il fut élève au conservatoire de Paris de 1872 à 1884. À dix-neuf ans, il inaugura un tabagisme actif qui deviendra de plus en plus ardent et le tiendra jusqu'à sa mort. Il ne serait pas prouvé cependant que le tabagisme favorise les cancers intestinaux[1]. Prix de Rome à vingt-deux ans, Debussy passa deux ans à la Villa Médicis. Revenu à Paris, il mena une vie assez bohème durant une dizaine d'années. Il traversa une phase dépressive durant l'année 1898. En 1899, son mariage avec Rosalie Texier, dite Lilly, le stabilisa quelques années.

Son grand opéra *Pelléas et Mélisande* fut créé le 30 avril 1902. Pasteur Vallery-Radot (1886 - 1970), le petit-fils de Pasteur, y assista et devint un adepte invétéré de sa musique. À chaque anniversaire de la création, il lui offrira anonymement des fleurs. En juin 1904, Debussy débuta sa liaison avec Emma Bardac, qu'il épousera et dont il aura une fille, Claude-Emma, qui mourra à 11 ans de diphtérie.

b/ Les débuts des troubles intestinaux

Les premiers symptômes digestifs sévères commencèrent en juillet 1907 par des crises douloureuses intestinales tenaces. En janvier 1909, des symptômes rectaux ou anaux apparurent que Debussy mit sur le compte de sa vie d'homme trop assis. Ses douleurs furent certainement très intenses puisqu'il usa pour se soulager de morphine et de cocaïne jusqu'à en être abruti. On peut donc les soupçonner d'être en rapport avec son cancer du rectum plutôt qu'avec de simples hémorroïdes. Un mois plus tard, alors qu'il

[1] Abdalla S., Brouquet A., Penna C. « Cancers du rectum », EMC – Traité de médecine Akos, 2021, p. 1.

donne des concerts à Londres, il dit mariner dans le sang, ce qui témoigne peut-être d'une lésion déjà évoluée. Pasteur Vallery-Radot connut Debussy en 1910 et devint un de ses amis intimes à partir de 1912. Il présidera le comité national du centenaire de sa naissance. Il ne se rendit apparemment pas compte de la maladie de Debussy, qui ne lui en a peut-être pas parlé d'emblée. En 1913, Debussy traversa à nouveau un épisode dépressif à cause de ses ennuis financiers, de sa maladie et de celle de sa femme. Au début de la Grande Guerre, le couple fuit Paris pour Angers. Une nouvelle « crise d'entérite » cloua Debussy six jours au lit.

c/ L'intervention chirurgicale (7 décembre 1915)

En novembre 1915, sa maladie s'aggrava brusquement. Il consulta le chirurgien et médecin Abel Desjardins (1870 - 1951), qu'il avait connu dans sa jeunesse et qui avait opéré sa première femme d'une balle dans une vertèbre quand elle voulut se suicider lors de leur séparation. Desjardins diagnostiqua un cancer rectal qu'il n'avoua pas à Debussy, qui anticipa néanmoins les risques de l'intervention. Après celle-ci, on lui apprit que sa maladie était plus grave qu'annoncée, mais on la lui nomma simplement « rectite ». Des bruits circulèrent dans Paris. Sa femme et Pasteur Vallery-Radot apprirent le diagnostic, mais le lui masquèrent aussi. Les souffrances de Debussy furent atroces et on commença à lui faire des injections de morphine qu'il continua pendant quatre mois. Disons quelques mots des tentatives chirurgicales antérieures des cancers du rectum.

- Dès 1826, J. Lisfranc (1790 - 1847) avait opéré un premier malade du cancer du rectum. Il en opéra neuf dont cinq survécurent à l'opération, mais moururent ensuite de récidives.
- En 1839, J.-Z. Amussat (1796 - 1856) tenta pour la première fois, à titre palliatif, la dérivation de l'intestin à la peau avec mise en place d'un anus artificiel[1].

[1] Pinell Patrice, *Naissance d'un fléau. Histoire de la lutte contre le cancer en France (1890-1940)*, Métailié, Paris, 1992, p. 29.

- Au début du XXe siècle, Henry Hartmann revendiqua dans sa statistique 40 % de guérisons de cancers du rectum opérés par lui. Mais, on n'a aucune donnée sur les mesures du temps de survie.[1]

d/ La radiothérapie du cancer rectal

Debussy débuta une radiothérapie et des pansements au radium le 31 janvier 1916, en séances espacées de quinze jours à cause de l'hypersensibilité des lésions chirurgicales. La technique était alors de pointe. Voici quelques étapes des avancées de la radiothérapie.

- En 1895, Röntgen découvrit les rayons X grâce auxquels, l'année suivante, on pratiqua les premières radiothérapies.
- En 1898, Pierre et Marie Curie découvrirent le radium.
- En 1901, Becquerel effectua la première radiothérapie au radium.
- En 1909, Dominici entreprit la première curiethérapie aux rayons γ, consistant à insérer dans la tumeur des tubes de radium filtrés avec du platine. Ce sera la technique utilisée chez Debussy dans un second temps.
- En 1914, les radiothérapies n'étaient pratiquées en France que dans cinq hôpitaux parisiens.

Outre les douleurs post-chirurgicales, les premières séances de radiothérapie causèrent à Debussy des démangeaisons et des brûlures très intenses, et insupportables. Il crut à un simple eczéma. Il dut continuer la morphine. Des idées de suicide revinrent à cause de son état et de soucis financiers récurrents.

Après semble-t-il une pause, il reprit la radiothérapie en juin 1916 sous forme de pansements au radium. Un mieux se dessina le mois suivant et la morphine fut arrêtée. Il bénéficia pendant quelques mois d'une rémission et il put reprendre des activités. À partir de novembre, les médecins procédèrent à une autre technique de curiethérapie. On lui inséra tous les 3 mois un tube de radium dans le rectum en le laissant en place vingt-quatre heures. La rémission apparente se prolongea jusqu'en septembre 1917.

[1] Ib., pp. 47-48.

e/ La phase terminale de la maladie

En octobre, il eut une violente crise d'« entérite », la plus forte qu'il ait connue. Il commença à ressentir des névralgies rhumatismales, peut-être en rapport avec des métastases, ou bien avec des effets secondaires de la curiethérapie. À partir du 6 novembre, il demeura surtout alité et très souffrant. Il avait beaucoup de mal à rester assis. Après quelques jours d'amélioration, en janvier 1918, qui donnèrent encore à Emma l'espérance d'une guérison, une fièvre apparut à la fin de février qui persista jusqu'à son décès le 25 mars, à 55 ans. Il fut inhumé au cimetière de Passy. Sur sa tombe, il est inscrit : *« sa fille et sa femme sont avec lui »*.

VIII. Le XXe siècle. Second cas : Michel Foucault (1926 - 1984)

a/ Des troubles psychiques en rapport avec une homosexualité contrariée (1846 - 1850)

Michel Foucault naquit le 15 octobre 1926, à Poitiers, d'un père chirurgien et professeur d'anatomie dans cette ville. Il fut normalien de la rue d'Ulm de 1946 à 1950. Pendant son cursus, il assista à des consultations de fous à Sainte-Anne et dans un hôpital psychiatrique près d'Orléans. Il suivit aussi des conférences et des leçons données par les psychiatres Daumézon (1912 - 1979), Henri Ey (1900 - 1977) et Lacan (1901 - 1981). Son homosexualité fut mal acceptée par le directeur de l'École normale. Il s'ensuivit des actes agressifs et une tentative de suicide. Il fut alors hospitalisé à Sainte-Anne dans le service de Jean Delay (1907 - 1987). Il étudia la philosophie et la psychologie, et fut reçu agrégé de philosophie en 1951. Il donna alors un cours à l'École normale et enseigna la psychologie à Lille. De 1955 à 1960, il résida en Suède, en Pologne, puis en Allemagne. À son retour, il rencontra Daniel Defert qui resta son compagnon pendant vingt-deux ans. En 1961, il publia son *Histoire de la folie à l'âge classique*, ouvrage issu de sa thèse qu'il venait de soutenir.

b/ La gloire professorale – l'expérience des drogues

Sa carrière d'enseignant se consolida. 1962 - 1966 : professeur de philosophie à Clermont-Ferrand. 1966 - 1968 : professeur à Tunis. Après mai 1968, il enseigna à la faculté de Vincennes pendant deux ans. Enfin, il atteignit la consécration par sa nomination au Collège de France dès la fin de l'année 1969 et sa leçon inaugurale du 2 décembre 1970. Dans les années 1970, il commença à expérimenter sur lui-même les drogues. Il fit de nombreux voyages à l'étranger, surtout aux USA. En 1975, il se rendit pour la première fois en Californie, à Berkeley. Il y retournera, remportant un succès phénoménal. En 1982, il défendit l'usage des bonnes drogues dans une interview d'un journal gay américain.

c/ Les premiers symptômes du sida (novembre 1983)
En novembre 1983, Foucault manifesta des symptômes inhabituels : toux, fièvre légère, céphalées violentes, asthénie chronique. Il imagina sans certitude avoir le sida.
Rappelons les débuts de l'histoire du sida.

- 5 Juin 1981 : première alerte par l'agence épidémiologique fédérale américaine d'Atlanta (cinq cas d'homosexuels à Los Angeles).
- 3 Juillet 1981 : premier article d'un quotidien. Le *New York Times* fait état d'un « cancer rare » chez 41 homosexuels, dont 26 cas de sarcome de Kaposi. Deux premiers cas européens (2 Danois) furent aussi signalés. Un malade hospitalisé à l'hôpital Claude Bernard à Paris, ce mois-là, sera aussi diagnostiqué rétrospectivement sidéen.
- Fin 1981 : 36 cas européens reconnus par l'O. M. S. dont 17 en France.
- Début 1982 : 200 cas. Quinze états américains touchés à partir de trois foyers : New York, Los Angeles et San Francisco. Des anomalies des lymphocytes T sont repérées.
- Été 1982 : les acronymes A. I. D. S. et S. I. D. A. désignèrent officiellement la maladie.
- Fin 1982 : 47 cas recensés en France. 750 dans le monde dont des hétérosexuels, des Haïtiens (prostitution masculine) et des hémophiles.
- Février 1983 : découverte du virus du sida par l'équipe de Montagnier et Barré-Sinoussi. Suite à la polémique avec Gallo, un Américain, ils n'auront le prix Nobel qu'en 2008.
- Fin 1983 : 107 cas reconnus en France, 300 en Europe et plus de 5 000 dans le monde dont de nombreux cas africains. En réalité, il en existait beaucoup plus.

d/ La maladie terminale (janvier - juin 1984)
En janvier, les symptômes de Foucault s'accentuèrent. Il avait une impression de brouillard, des vertiges, une lassitude. En février, les médecins suspectèrent le sida. Le 2 juin, il perdit connaissance. On l'hospitalisa dans une clinique, puis le 9 juin à la Pitié-Salpêtrière. On décela des foyers d'infection cérébrale et il décéda le 25 juin 1984, à 57 ans. Il fut enterré à Vendeuvre, près de Poitiers. À sa mort, il y avait 180 sidéens connus en France, dont 74 décédés.
À la fin de l'année 2002, les chiffres officiels faisaient état de 42 millions de sidéens dans le monde, dont 25 millions de morts.

Conclusion
Tentons une petite conclusion de notre description de ces huit cas cliniques. Les exemples de Schubert, Chopin et Debussy montrent que les diagnostics étaient alors beaucoup plus qu'aujourd'hui, tenus secrets, du fait de leur pronostic sombre (pour la phtisie et le cancer) ou de leur caractère jugé honteux (pour la syphilis), peut-être aussi parfois par l'incertitude du diagnostic et le respect du secret médical envers l'entourage. Si Schubert a certainement connu son diagnostic de syphilis, Chopin, Debussy, outre Bartók pour sa leucémie, ne connurent jamais leurs véritables maladies. Pascal, Locke et Foucault semblent les avoir mieux perçues ou mieux acceptées. N'est-ce pas le témoignage d'une différence de tempérament entre les philosophes, plus réfléchis, et les musiciens, plus sensibles et émotifs, nuance dont les médecins doivent tenir compte dans leur abord des malades ?

PROTHÈSES DENTAIRES DE SOLDATS DE LA PREMIÈRE GUERRE MONDIALE – ÉTUDE MÉDICO-LÉGALE par Maxime Gatelier & Quentin Lecardinal[1]

À l'aube de ce conflit mondial, la chirurgie dentaire se présente comme une discipline médicale balbutiante qui a pourtant commencé à acquérir ses lettres de noblesse. Cette dichotomie est retrouvée dans la manière dont l'armée va évoluer dans la considération de ces professionnels de santé et des pathologies bucco-dentaires du soldat.

Place du chirurgien-dentiste dans l'armée française

Au début du XXe siècle, le chirurgien-dentiste effectue son service militaire au grade de soldat de 2e classe. Il n'exerce pas son art, à l'exception des meilleurs élèves des écoles dentaires affectés dans les services dentaires d'hôpitaux militaires de Paris (hôpital du Val-de-Grâce) et de Lyon (hôpital Desgenettes) (Riaud, 2014).

Face aux états bucco-dentaires des nouvelles recrues jugés préoccupants lors des bilans dentaires systématiques obligatoires réalisés au moment de leur incorporation dans l'armée, le ministère de la Guerre ordonne par circulaire la création d'un service de stomatologie des armées en 1907. Cela sera suivi par la création de cabinets dentaires de garnison à Paris, Lyon et Bordeaux afin de réaliser des soins d'assainissement buccaux de premières intentions (ablation du tartre, cautérisation des gencives, avulsions et obturations à l'amalgame ou au ciment) (Peniguel, 2012 ; Wolff, 2017).

---

[1] Maxime Gatelier est docteur en chirurgie dentaire diplômé de la faculté d'odontologie de Nancy en 2015. Il exerce en milieu hospitalier. Il est titulaire d'un D.U. d'Odontologie médico-légale et récipiendaire du prix Georges Villain d'histoire de l'art dentaire 2022.
Quentin Lecardinal est docteur en chirurgie dentaire diplômé de la faculté d'odontologie de Paris Descartes en 2016 et lauréat de l'Académie nationale de chirurgie dentaire. Il exerce en milieu libéral. Il est titulaire d'un D.U. d'Odontologie médico-légale et récipiendaire du prix Georges Villain d'histoire de l'art dentaire 2022.
Prothèses dentaires de soldats de la Première Guerre mondiale – Étude médico-légale, L'Harmattan (éd.), Collection Médecine à travers les siècles, Paris, 2022.

Cependant, en 1913, la création d'un corps de dentistes dans l'armée est refusée, car cette profession ne représenterait que « *gêne et embarras* » en cas de conflit selon le président du Conseil Alexandre Millerand. En effet, aux yeux des instances de l'armée, le temps consacré aux soins du soldat est encore assimilé à du temps perdu pour l'instruction militaire, les entraînements et le service (Augier & Salf, 1996). Cette sous-estimation initiale de l'importance des pathologies bucco-dentaires et de leur impact sur la santé du soldat aura pourtant des conséquences durant les quatre années de conflit.

État des lieux de la santé bucco-dentaire des soldats

8,3 millions de Français, entre 20 et 48 ans, seront mobilisés au cours du conflit. Parmi eux, près de la moitié connaîtront les combats au front. En 1915, les troupes sont constituées à 5 % d'intellectuels/industriels/fonctionnaires/professions libérales, 20 % d'artisans/petits commerçants et 75 % de paysans/populations agricoles (Marchal, 2006). La précarité de l'état dentaire de cette dernière classe sociale, déjà évoquée, dégrade en conséquence le niveau de santé dentaire global dans l'armée.

De ce fait, les impacts d'un point de vue organisationnel sont nombreux et, cela, dès l'incorporation des recrues. Ainsi, les hommes dépourvus d'incisives centrales sont directement déclarés inaptes au service ou, à défaut, affectés à des unités logistiques, car considérés comme étant dans l'incapacité de déchirer les cartouches de poudre pour charger leur fusil. Les édentations non compensées entraînent également des troubles phonétiques et des troubles d'élocution responsables de problèmes de communication loin d'être anodins au sein des troupes. Les coefficients masticatoires insuffisants ne permettent pas non plus une bonne assimilation des rations alimentaires délivrées (constituées d'une nourriture essentiellement carnée et à base de conserves). Cette situation est d'autant plus problématique pour les soldats issus des populations agricoles au régime habituel végétarien plus équilibré et traditionnellement moins riche (Villain, 1916). Les troubles généraux gastro-entériques graves se développent donc plus rapidement, entraînant incapacités aux combats et évacuations du front pour des hospitalisations (Villain, 1917 ; Riaud, 2014).

Les conditions de vie extrêmes rencontrées sur le front n'arrangent pas la situation. Outre les conditions climatiques éprouvantes, le confort rudimentaire des tranchées ou l'état de stress majeur engendré par des combats exténuants, l'accès à l'eau potable est également très difficile. Cela rend la toilette quotidienne rare et entraîne une hygiène corporelle calamiteuse.

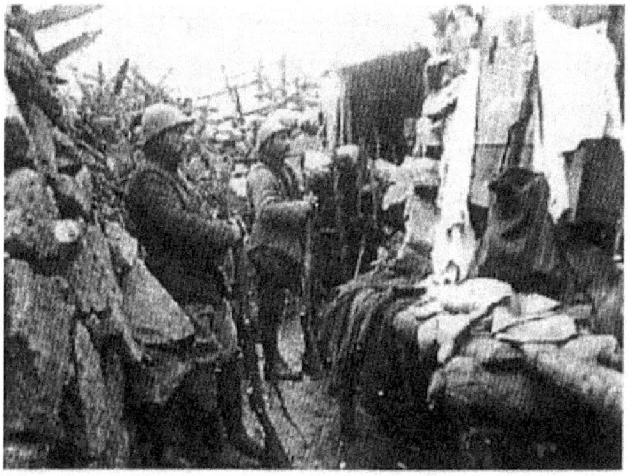

Fig. 1 : Photographie de soldats effectuant une lessive de linge en première ligne. Elle met en évidence les conditions de vie précaires peu favorables au maintien d'une hygiène corporelle correcte (Marchal, 2006).

L'hygiène buccale déjà peu considérée et peu appliquée dans la vie civile en devient quasiment inexistante. Il est communément admis que 9 soldats sur 10 ne connaissent pas les recommandations et habitudes de toilette buccale avec l'emploi de la brosse à dents. Cette dernière n'est même pas fournie dans l'équipement de base du soldat, alors même qu'une directive du ministre de la Guerre, H. Cheron, l'exige depuis 1906 et que le havresac du fantassin contient une poche prévue à cet effet (Augier & Salf, 1996 ; Peniguel, 2012 ; Wolff, 2017). Seuls les marins et les soldats atteints de syphilis peuvent être dotés d'une brosse à dents pour entretenir leur muqueuse buccale. A défaut, et quand cela est possible, les dents sont frottées sommairement avec un simple morceau de tissu imbibé d'eau et de savon (Sauvez, 1917).
L'importante consommation d'alcool et de tabac représente autant de facteurs de risques supplémentaires pour la santé buccale. Les états dentaires initiaux déjà précaires au début du conflit

s'aggravent donc facilement entraînant pathologies dentaires ou générales de nature infectieuses multiples.
Or, l'organisation des soins dentaires au début du conflit se montre vite inadaptée et dépassée tant au sein de l'armée que dans le civil. En effet, les chirurgiens-dentistes non mobilisés doivent faire face à de nombreuses sollicitations de soldats en permission temporairement de retour des zones de combats (Wolff, 2017). Trop d'hommes, « inaptes dentaires », se voient dans l'impossibilité de repartir au front pour cause de délais de prise en charge trop longs. Face à ce problème sanitaire aux conséquences multiples, une prise de conscience du commandement se fait progressivement afin de mettre en œuvre une vaste politique de soins dentaires en milieu militaire.

Évolution du statut du chirurgien-dentiste et organisation des structures de soins

Au début du conflit, en absence de statut reconnu au sein de l'armée, les chirurgiens-dentistes de profession sont simplement mobilisés en tant que soldats. Ils sont souvent affectés à des postes paramédicaux tels que brancardiers ou infirmiers. Les structures médicales de prise en charge des pathologies bucco-dentaires sont alors inexistantes à l'exception d'initiatives personnelles. En effet, faisant face au front à de multiples douleurs dentaires et blessures au niveau de la face chez leurs compagnons de guerre, les chirurgiens-dentistes s'efforcent de leur apporter les premiers soins. Ils les soulagent avec des moyens de fortune et le plus souvent avec leur propre matériel apporté qu'ils utilisent dans leur exercice civil. Les actes réalisés sont essenticllement des extractions, dcs prothèses basiques confectionnées à partir de divers matériaux récupérés et des soins d'urgence aux blessés de la face (immobilisation des maxillaires, réduction des fractures). En arrière-ligne des réseaux dentaires officieux s'organisent par bouche-à-oreille avec des conditions de travail et de prise en charge moins chaotiques que sur le front (Wolff, 2017).

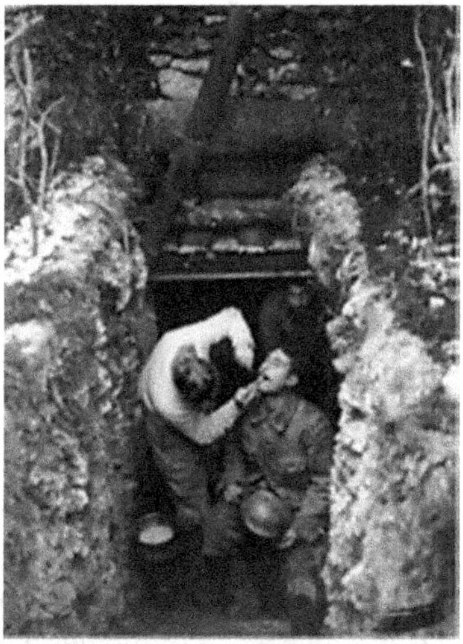

Fig. 2 : Photographie d'un chirurgien-dentiste prenant en charge un soldat dans les conditions rudimentaires d'une tranchée (Peniguel, 2012, Musée du service de santé des armées, Paris).

Sous la pression politique des instances professionnelles et face à la prise de conscience de ce problème sanitaire, la reconnaissance de la profession est entérinée par le décret du président de la République Raymond Poincaré (publié au Journal officiel le 3 mars 1916). Le statut de dentiste militaire pour l'armée de terre est établi pour la durée de la guerre. Cela s'accompagne de la création de structures de soins organisées pour plus d'efficacité : le chirurgien-dentiste y occupe un rôle central.

Tableau 1 : Organisation des structures de soins pour la prise en charge bucco-dentaire au cours de la Première Guerre mondiale (Villain, 1917 ; Augier & Salf, 1996 ; Peniguel, 2012 ; Riaud, 2014 ; Bibliothèque santé Clermont Université, 2015 ; Wolff, 2017).

STRUCTURE	TYPE DE PRISES EN CHARGE	CARACTÉRISTIQUES DE LA STRUCTURE
Automobile dentaire	Traitements d'urgence à proximité des zones de combat.	Généralisation à partir de 1916. Équipage constitué d'un chirurgien-dentiste, d'un mécanicien-dentiste et d'un chauffeur. Équipement : fauteuil, moteur à pédales, réservoir d'eau, petit stock de matériel et laboratoire de prothèses simplifié. Équipe mobile pour s'adapter et suivre la ligne de front (rapidité et commodité de prise en charge pour le soldat).
Cabinet dentaire de garnison	Traitements préventifs avant le départ en zones de combats ; Traitements curatifs entre les périodes de combats afin de ne pas retarder ou empêcher le retour au front. Coopération avec les centres	Création par circulaire ministérielle en juin 1916 : 400 cabinets faisant appel à 500 chirurgiens-dentistes militaires et 15 médecins stomatologues. Équipement identique aux cabinets civils. Structure vouée à être pérennisée dans les armées en temps de paix.

	d'édentés si réhabilitation prothétique nécessaire.	
Centre d'édentés	Confection de prothèses amovibles fonctionnelles simples. Prix de revient des prothèses (hors main-d'œuvre et hors frais généraux) : 1,25 Franc (F) par dent, soit 5 F/prothèse en moyenne (0,20 F/crochet, 0,55 F/dent, 1 F de vulcanite, 0,25 F pour la cuisson et 0,5 F de cire et plâtre).	Centres multiples apparaissant avec la stabilisation du front, hors des zones de combats, et employant 350 chirurgiens-dentistes. Au cours du conflit, 220 000 édentés pris en charge pour 350 000 prothèses réalisées (soit 2,65 % d'hommes appareillés sur les 8,3 millions mobilisés). Structure provisoire vouée à disparaître en temps de paix.
Centre de chirurgie et de prothèse maxillo-faciales	Traitements complets des blessés lourds et mutilés de la face.	Création en 1916. Équipe multidisciplinaire : chirurgiens-dentistes, mécaniciens-dentistes, médecins-stomatologues, oto-rhino-laryngologistes, ophtalmologistes et chirurgiens spécialisés.

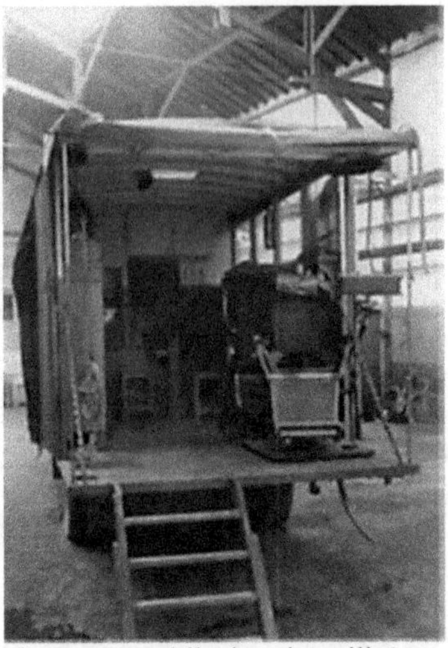

Fig. 3 : Photographie d'une automobile dentaire utilisée au cours de la Première Guerre mondiale (Peniguel, 2012, Musée du service de santé des armées, Paris).

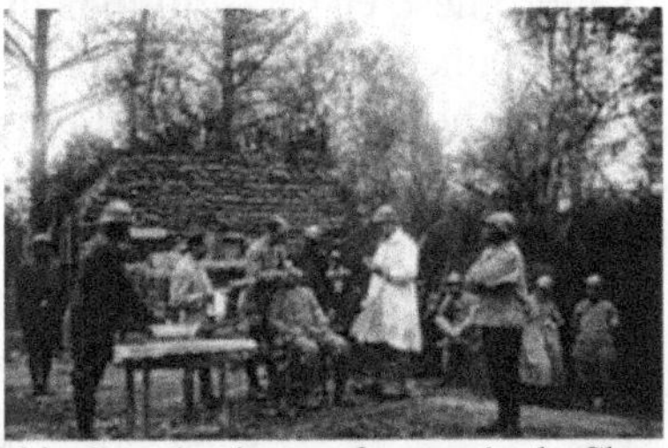

Fig. 4 : Photographie d'un dentiste au front, près du Chemin des Dames en septembre 1917. On remarque l'amélioration de l'équipement et de l'organisation dans la prise en charge des patients en comparaison avec la figure 2 (Riaud, 2014, Bibliothèque nationale de France).

L'existence d'une réhabilitation prothétique adaptée en cas d'édentation se révèle loin d'être superflue en temps de guerre en participant à la qualité de vie du soldat. En mars 1917, J. Godart, sous-secrétaire d'État au Service de santé, proclame la gratuité des prothèses dentaires pour les soldats et sous-officiers présentant un faible coefficient masticatoire préjudiciable à l'alimentation ou si une perte dentaire est imputable au conflit. Les prothèses ainsi proposées dans les centres d'édentés sont à considérer comme des appareils de mastication simples, solides, rapides à fabriquer et au moindre coût (base caoutchouc, crampons et crochets en métal, surfaces de mastication postérieures en vulcanite, uniquement les dents antérieures en porcelaine). Elles sont assimilées à un objet obligatoire faisant partie intégrante de l'équipement du soldat. Chaque homme en est donc comptable et responsable vis-à-vis des autorités militaires : toute détérioration volontaire ou négligence est réprimée. Quand des extractions préprothétiques sont indiquées (abcès, mobilités ou dents nuisibles à la solidité et à l'efficacité de la prothèse), le délai moyen entre leur réalisation et la prise d'empreintes varie de 20 à 45 jours en fonction du nombre de dents extraites (Wolff, 2017). Afin d'éviter des complications infectieuses postopératoires et des retards de cicatrisation, des bains de bouche antiseptiques sont généralement prescrits aux soldats (solution extemporanée de permanganate de potassium ou d'acide borique (Villain, 1917).

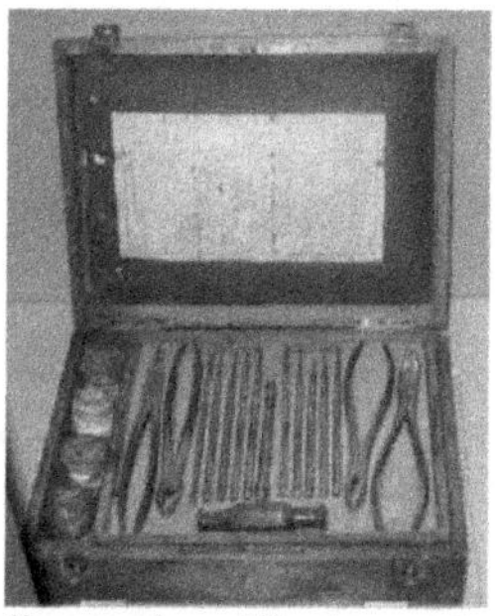

Fig. 5 : Photographie d'une caisse d'instruments mise à disposition des chirurgiens-dentistes pour effectuer extractions dentaires et obturations diverses (Peniguel, 2012, Musée du Service de santé des armées, Paris).

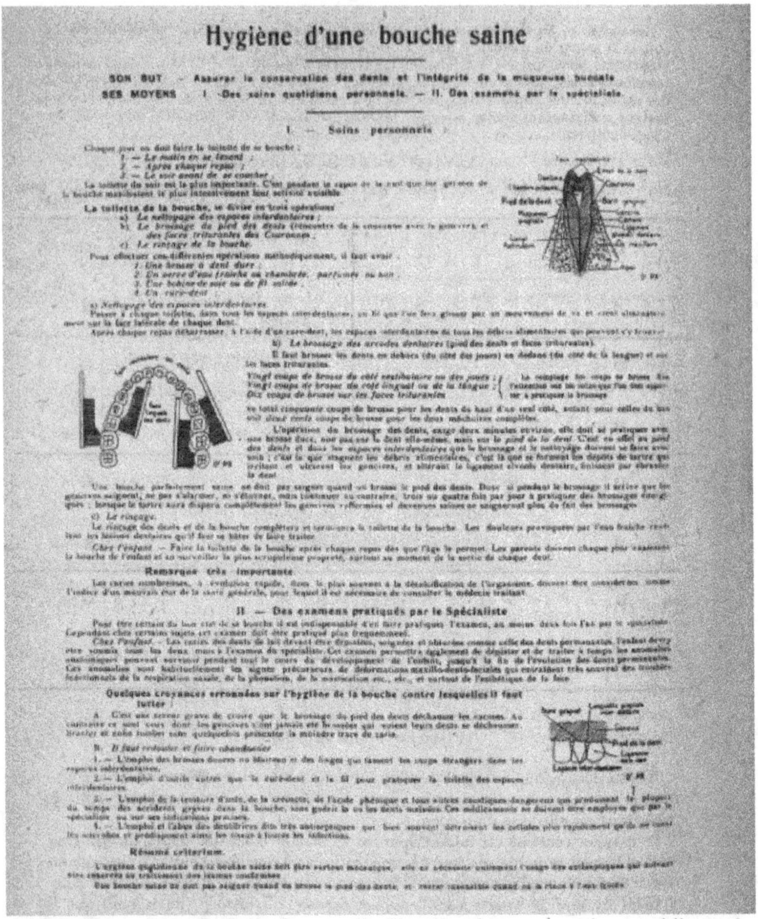

Hygiène d'une bouche saine

SON BUT — Assurer la conservation des dents et l'intégrité de la muqueuse buccale

SES MOYENS I - Des soins quotidiens personnels. — II. Des examens par le spécialiste

I — Soins personnels

II — Des examens pratiqués par le Spécialiste

Quelques croyances erronnées sur l'hygiène de la bouche contre lesquelles il faut lutter

Résumé criterium

Fig. 6 : Proposition de fiche de conseils d'hygiène bucco-dentaire quotidienne à distribuer aux soldats lors de leur prise en charge dans les structures de soins dentaires au cours de la Première Guerre mondiale (Robin, 1917).

Au-delà de leur rôle fonctionnel d'importance, les prothèses dentaires vont également constituer des éléments d'identification pour les soldats disparus au combat.

Références bibliographiques :

Augier S, Salf E. Les chirurgiens-dentistes français aux armées pendant la Grande Guerre. Hist sci médic. 1996 ; Tome XXX (1) : 53-9.

Bibliothèque santé Clermont Université. Guerre moderne : quelle place pour le chirurgien-dentiste ? [Internet]. 2015 [consulté le 28 septembre 2020].
Disponible sur : https://buclermont.hypotheses.org/1020.

Marchal V. Traitements et réhabilitation des blessés de la face lors du premier conflit mondial [Thèse d'exercice]. [Nancy] : Université Henri Poincaré. Faculté d'odontologie de Nancy ; 2006. 212 p.

Peniguel B. L'histoire du corps des chirurgiens-dentistes des armées. Médecine et armées. 2012 ; 40 (5) : 471-8.

Riaud X. 1916 : An 1 du dentiste militaire en France. Actual. Odonto-Stomatol. 2014 ; (268) : 16-23.

Robin P. Récupération des édentés. Dans : Villain G. Congrès dentaire interalliés, 10-11-12-13 novembre 1916 - Comptes rendus. Paris : Chaix ; 1917. 1087-1097.

Sauvez E. Rapport sur le rôle et l'organisation des cabinets dentaires de garnison. Dans : Villain G. Congrès dentaire interalliés, 10-11-12-13 novembre 1916 - Comptes rendus. Paris : Chaix ; 1917. 1161-1197.

Villain G. La nécessité des soins dentaires dans l'armée, quinze mois d'expérience : communication à la Société d'odontologie. Paris : Publication de l'odontologie ; 1916. 16 p.

Villain G. Congrès dentaire interallié, 10-11-12-13 novembre 1916 - Comptes rendus. Paris : Chaix ; 1917. 1555 p.

Wolff M. Évolution du statut du chirurgien-dentiste dans l'armée française lors de la Première Guerre mondiale : de la prophylaxie à la prothèse maxillo-faciale. [Thèse d'exercice]. [Strasbourg] : Université de Strasbourg ; 2017. 98 p.

MÉDAILLES

Avant l'interlude musical finissant la journée, quelques médailles ont été remises[1] :
- En souvenir de la journée et en remerciements tout d'abord pour leurs participations éminentes et leurs contributions de valeur au Pr Hubert Johanet et au Dr Philippe Marre, tous deux représentant l'Académie nationale de chirurgie ;
- En signe de reconnaissance pour leur amitié, pour leur aide inestimable à l'organisation de cette journée et d'autres au Pr Michel Germain et à Mme Isabelle Cavé ;
- En récompense accompagnant la remise du diplôme du prix Georges Villain d'histoire de l'art dentaire 2022 aux Drs Maxime Gatelier et Quentin Lecardinal venant célébrer leur travail remarquable.

Mme Mathilde Gandar, musicienne reconnue déjà présente en 2016, n'ayant pu venir pour raisons personnelles, a organisé avec le Pr Michel Germain le moment mélodieux de cette journée. Composée d'un violon et d'une violoncelliste, cette formation restreinte l'a représentée et est venue nous interpréter plusieurs morceaux de musique classique. Elle était composée de Marc Desjardins et d'Elma Vatès. Voici la liste des morceaux que ces deux musiciens ont joués devant nous :

1/ Sonate en ré m., A. Corelli ;
- Prélude
- Corrente
- Sarabande
- Giga
2/ Prélude et fugue en mi m., Invention en sol m., J. S. Bach ;
3/ La Tournée, C. Passionei ;
4/ Rondo, C. Stamitz ;
5/ Duo en ré m., J. Haydn ;
- Allegro Moderato
- Menuet

---

[1] Elles ont été dessinées par moi-même et réalisées par le magasin spécialisé *La vraie gravure* à Nantes.

- Finale

6/ Rondo, J. R. Zumsteeg.

Petit cadeau pour l’assemblée et vrai moment de détente concluant les débats avant le verre de l’amitié.

Conclusion

La journée fut belle, les sourires furent doux et amicaux, la joie de se rencontrer ou de se revoir tout autant. Si tout a été parfaitement huilé, que le timing a été respecté par tous et qu'aucun rouage de la journée ne s'est grippé, il n'en demeure pas moins que son organisation fut extrêmement ardue et que chaque détail a compté pour obtenir ce résultat, du plus superflu au plus prépondérant. Échelonnés sur environ une année, les dernières semaines de préparatifs précédant sa survenue ont révélé de nombreux écueils qui n'avaient pas existé lors de la mise en place des journées de 2014 et de 2016 et qui ont considérablement complexifié celle de 2022 : exigences inhabituelles, voire excessives, déplacées même, malgré une ligne de conduite préalable clairement définie, aussi bien du restaurant du soir que de différents acteurs, absence de dernière minute non excusée, absence de réponse à leurs mails de nombreux auteurs qu'il a fallu relancer de nombreuses fois…
Y aura-t-il une autre journée ? Peut-être, peut-être pas. Il est trop tôt pour l'affirmer. Laissons du temps au temps. Au vu des difficultés rencontrées, de l'investissement financier personnel qui a été important, du travail que cela a demandé pendant l'année écoulée et plus particulièrement les trois semaines avant, de la fatigue éprouvée également qui a été indéniable, je ne peux pas le garantir avec certitude. Nous verrons le moment venu lorsque le besoin s'en fera ressentir. Je reprendrai pour l'occasion la phrase ô combien célèbre de Blake à Mortimer (et réciproquement) tirée de la bande dessinée éponyme fameuse d'Edgar P. Jacobs : *« Wait and see ! »*
Toutefois, revoir des amis sincères, en rencontrer d'autres, leur respect et leur bienveillance à mon encontre, et la bonhomie de cet instant sont autant de motivations véritables et indéniables pour lesquelles laisser une trace s'est très vite révélé indispensable. Ceci est chose faite avec cet ouvrage.

Remerciements

Je tiens bien évidemment à remercier les Éditions L'Harmattan, son équipe directrice (Mrs Denis Pryen et Xavier Pryen), son équipe éditoriale (Mlles Virginie Hureau et Perrine Fourgeaud) pour leur soutien depuis seize ans et le travail qu'elles font. Merci également à Mmes Grivelet-Sonier et Meunier, et à M. Ayati pour leurs contributions au bon déroulement de cette journée.

Je tiens aussi à remercier les auteurs présents le 12 novembre 2022 et ceux qui n'ont pas pu venir. Par leur travail et leur générosité, ils ont donné vie à la collection et, aujourd'hui, ils la nourrissent. En particulier, j'ai une pensée très affectueuse pour le Pr Michel Germain et Mme Isabelle Cavé qui sont toujours présents quand je les sollicite.

Je n'oublie pas de signifier toute ma gratitude à l'Académie nationale de chirurgie dûment représentée par le Pr Hubert Johanet, son actuel secrétaire général, et par le Dr Philippe Marre, son ancien secrétaire général et ancien président.

Enfin, je tiens à dire merci à un Monsieur sans l'amitié duquel, finalement, je n'aurais jamais pu créer cette collection et vivre cette aventure : M. Thierry Feral, directeur de la collection Allemagne d'hier et d'aujourd'hui aux Éditions L'Harmattan.

Je n'oublie pas tous les autres (les Prs François Resche et Simon Bérénholc, et le regretté Dr Henri Lamendin notamment) à qui je dois tant et tant.

Je n'oublie pas non plus ma femme et mes enfants que j'aime tellement…

TABLE DES MATIÈRES

Structures éditoriales du groupe L'Harmattan

L'Harmattan Italie
Via degli Artisti, 15
10124 Torino
harmattan.italia@gmail.com

L'Harmattan Hongrie
Kossuth l. u. 14-16.
1053 Budapest
harmattan@harmattan.hu

L'Harmattan Sénégal
10 VDN en face Mermoz
BP 45034 Dakar-Fann
senharmattan@gmail.com

L'Harmattan Cameroun
TSINGA/FECAFOOT
BP 11486 Yaoundé
inkoukam@gmail.com

L'Harmattan Burkina Faso
Achille Somé – tengnule@hotmail.fr

L'Harmattan Guinée
Almamya, rue KA 028 OKB Agency
BP 3470 Conakry
harmattanguinee@yahoo.fr

L'Harmattan RDC
185, avenue Nyangwe
Commune de Lingwala – Kinshasa
matangilamusadila@yahoo.fr

L'Harmattan Congo
219, avenue Nelson Mandela
BP 2874 Brazzaville
harmattan.congo@yahoo.fr

L'Harmattan Mali
ACI 2000 - Immeuble Mgr Jean Marie Cisse
Bureau 10
BP 145 Bamako-Mali
mali@harmattan.fr

L'Harmattan Togo
Djidjole – Lomé
Maison Amela
face EPP BATOME
ddamela@aol.com

L'Harmattan Côte d'Ivoire
Résidence Karl – Cité des Arts
Abidjan-Cocody
03 BP 1588 Abidjan
espace_harmattan.ci@hotmail.fr

Nos librairies en France

Librairie internationale
16, rue des Écoles
75005 Paris
librairie.internationale@harmattan.fr
01 40 46 79 11
www.librairieharmattan.com

Librairie des savoirs
21, rue des Écoles
75005 Paris
librairie.sh@harmattan.fr
01 46 34 13 71
www.librairieharmattansh.com

Librairie Le Lucernaire
53, rue Notre-Dame-des-Champs
75006 Paris
librairie@lucernaire.fr
01 42 22 67 13

www.ingramcontent.com/pod-product-compliance
Lightning Source LLC
LaVergne TN
LVHW011301061026
849535LV00005B/1346